U0352300

新生儿婴儿护理百科

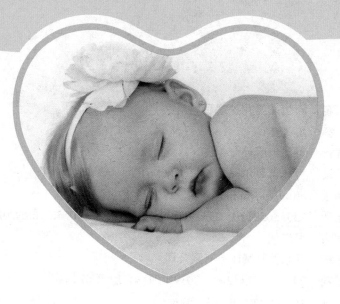

岳然/编著

青岛出版社
QINGDAO PUBLISHING HOUSE

图书在版编目（CIP）数据

新生儿婴儿护理百科 / 岳然 编著. — 青岛：青岛出版社, 2013.11
ISBN 978-7-5436-9821-5

Ⅰ.①新… Ⅱ.①岳… Ⅲ.①新生儿－护理 ②婴儿－护理 Ⅳ.①R174

中国版本图书馆CIP数据核字（2013）第266989号

书　　　名	新生儿婴儿护理百科
编 著 者	岳　然
出版发行	青岛出版社
社　　　址	青岛市海尔路182号（266061）
本社网址	http://www.qdpub.com
邮购电话	13335059110　0532-85814750（传真）0532-68068026
责任编辑	尹红侠
印　　　刷	北京德富泰印务有限公司
出版日期	2014年1月第2版　2019年6月第3版第8次印刷
开　　　本	16开（720mm×1000mm）
印　　　张	25.5
字　　　数	300千
书　　　号	ISBN 978-7-5436-9821-5
定　　　价	29.8元

编校印装质量、盗版监督服务电话：4006532017　0532-68068638
印刷厂服务电话：022-58708288
本书建议陈列类别：育儿类　生活类

前言

怀着一种激动的心情，看着心爱宝宝的降临，是为人父母感觉最幸福的一件事。初生婴儿是那么的惹人疼爱，睡着时那安详的小脸、粉嫩的肌肤，醒着时那圆圆的眼睛、甜美的笑容，一切都让人顿生怜爱。新爸妈面对这样一个可爱小天使，多么希望能与他沟通，多么希望能好好呵护他啊！他们迫不及待地希望尽快从新手父母学校毕业，成长为一名合格的父亲或母亲。

刚开始新手爸妈总是会手忙脚乱，因为小宝宝那么小，要很小心地把他抱在怀里，捧在手心里，好像一不小心就会把他捏坏似的。宝宝的一举一动牵动着爸妈的心，爸妈的眼睛一刻都不敢离开孩子。宝宝的呼吸、皮肤，宝宝的喝奶、排便，宝宝的哭、睡，大大小小的事都会令爸妈产生很多困惑。

为此，我们精心推出了这套孕产育儿百科丛书，丛书的编者系多年从事儿科和妇产科临床工作的资深专家，并由全国知名妇产育儿早教专家戴淑凤教授精心审定，全套丛书共分6册，分别是《怀孕分娩育儿百科》《怀孕知识百科》《十月怀胎百科》《胎教知识百科》《新生儿婴儿护理百科》《育儿知识百科》，本书《新生儿婴儿护理百科》是其中的一册。这套丛书内容涵盖孕前准备、孕期保健、孕期营养、孕期胎教、新生儿护理、婴幼儿护理、宝宝喂养、宝宝早教等各个方面，知识全面，讲解细致，是新手爸妈孕育宝宝的绝佳指南。

《新生儿婴儿护理百科》按照0~1个月、2~3个月、4~6个月、7~9个月、10~12个月、1岁1个月~1岁6个月、1岁7个月~1岁12个月、2~3岁等不同的月龄，分别详述宝宝的生长发育、营养需求与喂养指导、日常生活护理细节、早教启智与能力训练、孩子的习惯与教养等各种育儿知识。书中还配有可爱的手绘卡通图片和温馨的健康小贴士，能给新手爸妈带来轻松美好的阅读体验。

本书针对宝宝每个月龄的营养需求与喂养指导、日常生活护理、早教启智与能力训练、孩子的习惯与教养等各个方面给出了科学实用的解决方案，新手爸妈只要跟着做，就能快速解决各种育儿难题，养育健康聪明、活泼可爱的宝宝。

编　者

2019年3月

目录

Part 1 新生儿（0~1个月）

Part 2 2~3 个月的婴儿（31~90天）

Part 3 4~6个月的婴儿（91~180天）

宝宝的生长发育

营养需求与喂养指导

Part 4 7~9个月的婴儿（181~270天）

Part 5 10~12个月的婴儿（271~360天）

Part 6　1岁1个月～1岁6个月的幼儿

Part 7 1岁7个月~1岁12个月的幼儿

日常生活照料

早教启智与能力训练

Part 8 2～3岁的幼儿

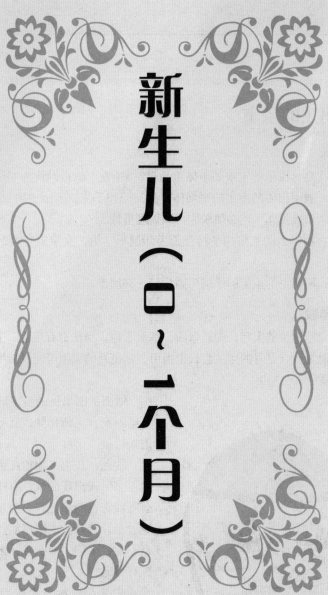

Part 1

新生儿（0～一个月）

宝宝的生长发育

🌰 刚出生的宝宝

生理指标

体重：足月出生的宝宝如果体重超过2.5千克，就可以认为度过了人生的第一关。一般刚出生的宝宝的平均体重为3～3.3千克。若宝宝体重不足2.5千克，称为"未成熟儿"，必须采取特殊护理措施。

身长：刚出生的宝宝的平均身长为50厘米，男、女宝宝有0.2～0.5厘米的差别。

头围：刚出生的宝宝的平均头围为33～34厘米。

新生儿样貌

四肢：刚出生的宝宝，四肢弯曲，拳头紧攥，当然也有宝宝出生后手指张开，但相对较少。足月的宝宝会长出指甲，不足月的宝宝可能没指甲，但一般三四天内就能很快长出。

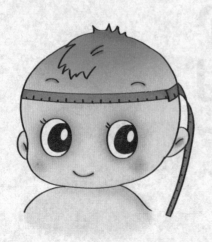

面部：刚出生的宝宝面部较平，鼻梁不挺，眼睛稍肿，眉毛、睫毛已清晰可见。

肤色：肤色多为粉红色，较瘦弱的宝宝可能出现皱纹。有些宝宝身上会有淡青色的印记，多出现在背部或屁股上，其具体成因不明，消失时间也不定，少则一两个月，多则一两年皆有可能。

头型：自然分娩或者使用吸引器助产的宝宝，头部因为外力作用会出现不同程度的变形，看上去稍尖一些，但这不会影响宝宝大脑的正常发育；剖宫产出生的宝宝，脑袋一般是圆的。

头发：刚出生的宝宝的头发呈褐色或深棕色，大多较为稀疏。但此时宝宝头发的多少并不能表明以后头发的好坏，因为它们会在6个月内全部脱落。

> **妈咪宝贝**
>
> 对于刚出生的宝宝，不管妈妈刚生完宝宝的这一天有多累，都应努力抱抱宝宝，让宝宝伏在妈妈胸口睡上一小觉。这样对母子关系的建立和日后安抚宝宝很有作用，宝宝的表情也会因此显得安恬及放松。

🌱 宝宝1周内

体重减轻

新生宝宝出生后的一周内体重可能会有所下降，一般到出生后7~11天才会恢复到出生时的体重，这是生理性体重下降，妈妈无须担心。但如果宝宝的体重下降超过出生体重的30%，或在出生后第13~15天仍未恢复到出生时的体重，这是不正常的现象，说明有某些疾病，如新生儿肺炎、新生儿败血症及腹泻或母乳不足等，应做进一步检查。

一周后只要宝宝身体健康，一般平均每天可增加30~40克，平均每周增加200~300克，到满月时体重会比刚出生时增加600~1200克。

出生黄疸

多数宝宝出生后2~3天会出现黄疸，即皮肤呈浅黄色，巩膜微带黄色，尿稍黄，无不适表现。第4~6天黄疸最明显，为生理性黄疸，大多在7天内消退。但若黄疸超过2周，或消退后又再次出现，可能是病理性黄疸，要及时采取措施。

脐带脱落

新生儿脐带在出生后3~6天内脱落，最好不要包扎。脱落后用75%的酒精消毒，局部干燥结痂后才可泡在盆中洗澡，未干结前应进行上下身分别擦浴。（详细的护理方法请参考后文"怎样护理新生宝宝的脐带"。）

排大小便

新生宝宝一般会在出生后24小时内排尿，但也有在24小时后排尿的新生宝宝。一般刚出生的宝宝排出的尿呈砖红色，这是正常现象，妈妈不必担心。

新生宝宝一般在出生后12小时开始排胎便。胎便一般呈深绿色或黑色黏稠糊状，3~4天即可排尽。如果宝宝出生后24小时还没有排便，妈妈就要立即请医生检查，看是否存在肛门等器官畸形。

🌰 宝宝满月了

生理指标

体重：满月后，宝宝体重达到多少是正常的？

这与婴儿出生时的体重有关。出生时体重越重，满月后的体重相对越大；出生体重越轻，满月后的体重相对越轻。

一般满月时，男宝宝的体重可在4.46~5.76千克，女宝宝的体重可在4.15~5.31千克，平均每周可增长200~300克。

身长：宝宝出生第一个月的身高增长是比较快的，到满月时可比刚出生时长5~6厘米。

头围：权威测量结果显示，满月宝宝的头围可达34厘米。一般满月前后，宝宝的头围比刚出生时增长两三厘米。

🌰 新生儿期的特殊生理现象

新生儿在出生后会出现一些特殊的生理现象，但这并不是病，妈妈可以大概了解一些，不必过于担心。

◎皮肤变黄：宝宝出生2~3天时会出现黄疸。一般生理性黄疸除了皮肤发黄外，全身状况良好，无病态。

◎脱皮：宝宝出生后3~4天全身开始"落屑"，有时甚至是一大块一大块地脱落，1~2周后一般就会自然落净，呈现出粉红色、非常柔软光滑的皮肤。不过，由于新生儿皮肤角质层较薄，脱皮时，父母千万不要硬往下揭，否则会损伤皮肤，引发感染。

◎马牙："马牙"是指新生儿口腔腭正中线附近或牙龈边缘出现的黄白色的、米粒大小的颗粒。"马牙"是上皮细胞堆积所致，对身体没有影响，一般不需要处理，经过数周或数月可自行消退。若父母发现宝宝出现"马牙"时，千万不要用针扎或用布擦，以免引发感染。

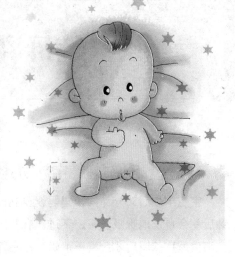

◎螳螂嘴：新生儿口腔内两颊部，会堆积一小堆脂肪垫，俗称"螳螂嘴"。和马牙一样属于正常现象，不需要处理，它们会自行消失。

◎抖动：新生儿会出现下颌或肢体抖动的现象，新手妈妈常常认为这是"抽风"，其实不然。因新生儿神经发育尚未完善，当他听到外来的声响时，往往会全身抖动，四肢伸开，这种反应并无大碍，妈妈不必紧张。

◎乳房肿大：新生儿出生后3～5天可能出现乳房肿大，甚至肿大到像鸽蛋那么大，有些宝宝的乳房还会有少量淡黄色乳汁分泌出来，一般到生后8～10天达最高量。男孩、女孩都可能发生，这也属于正常的生理现象，一般2～3天后自行消退。出现这种情况时，父母不要挤压宝宝的乳房。

月经和白带：有的新生女宝宝在出生后5～7天，阴道可能会有少量红色血液或白色黏液流出，类似于月经，一般持续1～2天后就会自行消失，不必治疗。

以上两种情况都是因为女性怀孕时体内激素与催乳素等含量逐渐增多，到分娩前达到最高峰，这些激素会促进母体乳腺发育和乳汁分泌，而胎宝宝在母体内也受到了影响，出生后会有所表现。

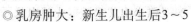

妈咪宝贝

新生宝宝会偶尔打喷嚏，但不是感冒引起的，妈妈千万不要随便给宝宝服用感冒药。遇到特殊情况，妈妈不要慌张，最好是咨询医生或向有经验的妈妈请教。

纯母乳喂养

🌢 产后没下奶能喂宝宝奶粉吗

　　宝宝出生后30分钟内，妈妈就要立即给宝宝喂奶。一般宝宝出生10~15分钟后就会自发地吮吸乳头。不过，有些妈妈不会一生产立即就有奶，而是在宝宝出生后1~2周后才会真正下奶。但不管妈妈有没有出奶，都必须让宝宝多吮吸、多刺激妈妈的乳房，使之产生"泌乳反射"，才能使妈妈尽快下奶，直至可以让宝宝享用。

　　有些妈妈担心几天没下奶，宝宝会饿，想在开奶前给宝宝喂些奶粉，这样可不可以呢?

　　在最初两天，主张不喂奶粉，而是时不时地让宝宝吮吸乳头。因为新生儿在出生前，体内已贮存了足够的营养和水分，可以维持到妈妈开奶，而且只要尽早给新生儿哺乳，少量的初乳就能满足刚出生的正常新生儿的需要。如果下奶前用母乳替代品喂宝宝，首先宝宝容易对牛奶过敏，其次宝宝吃习惯奶粉后会不爱吃妈妈的奶，妈妈就只能放弃母乳喂养，这对宝宝的成长不利。

　　但是，如果几天过后，妈妈仍然没有下奶，就不能盲目地坚持不给宝宝喂奶粉了。至于给宝宝喂奶粉后可能引起宝宝乳头错觉，以后不吸母乳，这里教妈妈们一个比较好的方法：把奶粉放在小杯子里面冲开，再放一根细的软管，一头放在杯子里，一头在宝宝吮吸乳头的时候从宝宝嘴角塞到他嘴巴里，这样，他一边吮吸乳头一边可以吃到奶粉。这个是"善意的欺骗"，宝宝不知道吃的是奶粉，以后就不容易产生乳头错觉。要记住一定要让宝宝充分吮吸乳房，下奶后逐步减少奶粉的量，实现纯母乳喂养。

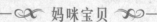

妈咪宝贝

　　如果一定要喂宝宝奶粉时，妈妈千万不要用奶瓶、奶嘴，否则等妈妈有奶后，再让宝宝吮吸妈妈的乳头，宝宝就不愿意了。

🌢 初乳对宝宝有什么重要意义

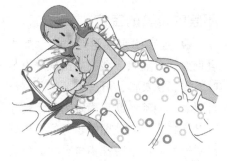

"初乳"一般是指母亲生产后2～3天或稍晚一些（5～7天内）所分泌的乳汁。初乳由于含有胡萝卜素而呈淡黄色，因含有蛋白质及有形物质较多而呈黏稠状。开始哺乳的前3天内乳房中的乳汁尚未充盈，每次哺乳宝宝只能吸出初乳2～20毫升。

有些妈妈受旧观念的影响，认为分娩后最初分泌的乳汁是"脏"的，或认为初乳没有营养价值，就挤掉丢弃了，这很可惜。初乳不仅不"脏"，反而最富有营养价值。初乳含有丰富的免疫球蛋白、乳铁蛋白、溶菌酶和其他免疫活性物质，有助于新生儿胎便的排出，防止新生儿发生严重的下痢，并且可以增强新生儿的抗感染能力。初乳中还含有丰富的蛋白质及微量元素，可以促进宝宝的生长发育。

研究发现，如果新生婴儿及时得到母亲的初乳，那么他们长到8岁时，智商水平及健康状况明显超过不吃初乳的同龄儿童，而且不吃初乳的宝宝的免疫系统发育不完善，容易患病，如反复呼吸道感染、哮喘、肺炎等。可见，初乳对新生宝宝来说非常重要，所以，妈妈要尽早给宝宝开奶，让宝宝吮吸到初乳。妈妈就把初乳当做一份独一无二的礼物送给宝宝吧。

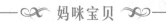

❀ 妈咪宝贝 ❀

母亲应该尽量用母乳来哺育自己的宝宝，如果因为种种的原因不能进行母乳喂养，也应该把宝贵的初乳哺育给宝宝。

🌢 哪些情况下不宜给宝宝喂母乳

对妈妈来说，不少疾病都会导致妈妈不宜用母乳喂养宝宝。而对宝宝来说，虽然母乳是宝宝最佳的天然食品，然而并不是所有宝宝都能接受母乳喂养。

不宜给宝宝喂母乳的妈妈

① 患急性乳腺炎、传播性疾病如乙型肝炎等期间不宜哺乳；

② 妈妈患严重心脏病、慢性肾炎不宜哺乳；

③ 妈妈患尚未稳定的糖尿病不宜哺乳；

④ 妈妈患有癫痫不宜哺乳；

⑤ 妈妈患癌症不宜哺乳；

⑥ 妈妈感冒高热期间不宜哺乳。

不宜吃母乳的宝宝

❶ 宝宝如有代谢性病症，如半乳糖血症（症状：喂奶后出现严重呕吐、腹泻、黄疸、肝脾大等）不宜母乳喂养。明确诊断后确定为先天性半乳糖症缺陷，应立即停止母乳及奶制品喂养，应给予特殊不含乳糖的代乳品喂养。

❷ 患严重唇腭裂而致使吮吸困难的宝宝不宜母乳喂养。

> **❀ 妈咪宝贝 ❀**
>
> 除以上情况外，还有一些喂奶时的禁忌，妈妈要引起注意，如不宜穿工作服喂奶，特别是从事医护、实验室工作的妈妈应注意；不宜在生气时喂奶；不宜在喂奶时跟宝宝逗笑；不宜化浓妆喂奶；喂奶期间不宜穿化纤内衣。

❂ 给宝宝哺乳的正确姿势是什么

每次哺乳前，妈妈应先将双手洗净，用温热毛巾擦洗乳头、乳晕，同时双手柔和地按摩乳房3～5分钟，以促进乳汁分泌。

哺喂方法

❶ 躺着喂奶：分娩后的第一天妈妈会很累，这个时候一般建议妈妈躺着喂奶。喂奶的时候，妈妈侧躺着，让宝宝躺在床上而不要躺在妈妈胳膊上，这个时候宝宝的身体也要侧过来和妈妈面对面。把宝宝的鼻头对着妈妈的乳头，

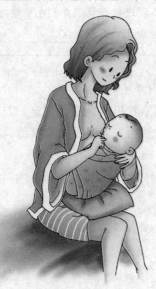

要把宝宝搂紧，注意搂紧的是宝宝的臀部而不是头部。

另外，妈妈要注意，躺着给宝宝喂奶时，千万不要睡着了。如果宝宝的头部被抱紧，而妈妈处于睡着的状态，就特别危险，可能会因为妈妈的乳房把宝宝的鼻子堵住而造成呼吸困难甚至窒息。

❷ 坐着喂奶：一般是在宝宝出生一段时间以后。妈妈应当坐在沙发或者床上比较舒服的地方，在医院的话可以把病床摇起来，尽量坐得舒服些。抱宝宝的姿势也需要注意，正确

的姿势应该是宝宝的肚皮和妈妈的肚皮紧贴着，在宝宝身下垫个枕头，手要托着宝宝的臀部，让宝宝的头和身子成一条直线，鼻头对乳头。然后再将乳头轻轻送入宝宝口中，使宝宝用口含住整个乳头，并用唇部包覆大部分或全部乳晕。

很多妈妈喜欢用手夹着乳头往宝宝嘴里放，这是不对的。正确的方法是：把乳头用手C字形托起，让宝宝含住乳晕。

如何掌握宝宝的哺乳时间和量

从理论上讲，母乳喂养是按需哺乳，没有严格的时间限制。但从生理角度看，新生儿的胃每3小时左右会排空一次。因此，给新生宝宝的喂奶间隔应控制在3小时以内。

哺乳的时间和量

新生儿期，绝大多数宝宝需要每2～3小时喂奶一次，24小时喂奶10～20次，每次喂奶20～30分钟。不过，出生第一周内的宝宝，喂奶间隔时间可适当缩短，可以每隔1～2小时喂奶一次。下面是母乳喂养宝宝的喂奶时间，以供参考：

1～7天，按需哺乳。每隔1～2小时喂奶一次，每次喂10～15分钟。

8～14天，每3小时喂奶一次，每次喂15～20分钟，每次喂30～90毫升。

15～30天，每隔2～3小时喂奶一次，每次15～20分钟。

以上的时间安排只是原则性的，妈妈要根据宝宝的具体情况，找到适合你和宝宝的喂奶时间。宝宝吃饱了，给奶也不吃；宝宝饿了，不喂奶就会哭。所以，如果到了喂奶时间，宝宝不吃，那就过一会儿再喂；如果还没到喂奶时间，宝宝就哭闹，喂奶就不哭了，就不要等到了时间再喂。

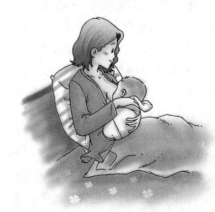

喂奶时注意事项

❶ 两侧乳房轮流喂奶比较好。一般来说，宝宝在开始吃奶5分钟后即可吸到一侧总奶量的80%～90%，8～10分钟吸空一侧乳房，这时应再换吸另一侧乳房。让两个乳房每次喂奶时先后交替，这样可刺激产生更多的奶水。

❷ 吃完奶后，应将宝宝直立抱起，使宝宝的身体靠在妈妈身体的一侧，下巴搭在妈妈的肩头，用手掌轻轻拍宝宝后背，至宝宝打出气嗝。这样做可以避免吐奶。

> **❦ 妈咪宝贝 ❧**
>
> 如果晚上到了该给宝宝喂奶的时间，宝宝还没醒，就不要惊动他了，可延后一到两个小时，等他饿了自然会醒来吃奶。

❤ 如何判断宝宝是否吃饱了

妈妈对宝宝是否吃饱很是关心，由于宝宝无法直接用言语和妈妈沟通，妈妈就要学会通过观察来判断宝宝是否已经吃饱。如果宝宝吃完奶后，有以下表现，就表明宝宝已经吃饱了，妈妈无须担心。

❶ 喂奶前乳房丰满，喂奶后乳房较柔软。如果妈妈喂奶前乳房饱满，乳房皮肤表面青筋显露，用手挤时很容易将乳汁挤出，宝宝吃奶时有连续咽奶声，几分钟后吸奶的动作逐渐减慢，最后仅含着乳头或放掉乳头，表示母乳充足。喂完奶后乳房变得柔软，宝宝也就吃饱了。

❷ 宝宝吃奶后应该有满足感。如喂饱后他对你笑，或不哭了，或马上安静入睡，就说明宝宝吃饱了。如吃奶后还哭，或咬着奶头不放，或者睡不到两个小时就醒，说明奶量不足，或宝宝没吃饱就被强行停止了。

❸ 如果宝宝吃饱了，一般尿布会24小时湿6次或6次以上；每天大便2～4次，色泽金黄，呈黏糊状、稠粥状或者成形。如宝宝尿量少，大便量少或出现多次稀薄发绿的大便，在没有生病的情况下，即可判断妈妈奶量不足或宝宝没吃饱。

❹ 看体重增减。一般来说，足月新生宝宝头一个月平均体重每天可增长30～40克，头一个月增加600～1200克。如果宝宝体重增长缓慢，说明母乳不足。

如果经过上面表现的观察，妈妈仍不确定宝宝是否吃饱，可以每次在宝宝吃完奶后，用手指点宝宝的下巴，如果他很快将手指含住吮吸则说明没吃饱，应稍加奶量。

> **❦ 妈咪宝贝 ❧**
>
> 一般而言，只要妈妈乳汁正常分泌，宝宝在出生后的头两天只吸2分钟左右的乳汁就会饱，3～4天后可慢慢增加到20分钟左右，每侧乳房约吸10分钟。

母乳喂养的宝宝需要喝水吗

从理论上讲，宝宝在出生后的前4个月，如果是采取母乳喂养的话是不需要喝水的，因为母乳中含有大量水分，完全能够满足宝宝对水的需求量。不过，由于宝宝的新陈代谢旺盛，需水量较成人多些，如果妈妈本身不爱喝水，宝宝又出汗较多，可以给宝宝喝少量的水，以免宝宝因缺水引起身体不适。尤其是在炎热的夏天，宝宝如果出汗比较多，建议给宝宝喝少量的白开水。

一般可每天给宝宝喂1~2次白开水，时间可选在两次喂奶之间。在屋外时间长了、洗澡后、睡醒后、晚上睡觉前等都可以给宝宝喂点水，但必须注意在喂奶前不要给他喝水，以免影响喂奶。

至于一次给宝宝喂多少水，可随宝宝自己的意思，也就是说若喂他他不愿意喝的话，也就不用喂了，说明母乳已经能够满足宝宝对水的需求量了。千万不可强行给宝宝喂水，因为喂水会减少吃奶的量，不利于营养素的摄入。

注意：烧开后冷却4~6小时的凉开水，是宝宝最理想的饮用水；宝宝出汗时应增加饮水次数，而不是增加每次饮水量。

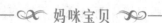

妈咪宝贝

对于混合喂养或人工喂养的宝宝，需要更多的水，除了喂奶以外，两次喂奶的间期，妈妈还需要给宝宝喂30~50毫升的温开水。不但可以帮助宝宝体内生理代谢的进行，还可以清洁口腔。

夜间给宝宝喂奶需要注意什么

夜晚是睡觉的时间，妈妈在半梦半醒之间给宝宝喂奶很容易发生意外，所以妈妈晚上给宝宝喂奶时要注意以下几点：

保持坐姿喂奶

建议妈妈应该像白天一样坐起来喂奶。喂奶时，光线不要太暗，要能够清晰看到宝宝皮肤的颜色；喂奶后仍要竖立抱，并轻轻拍背，待打嗝后再放下。观察一会儿，如宝宝安稳入睡，就保留暗一些的光线，以便宝宝溢乳时及时发现。

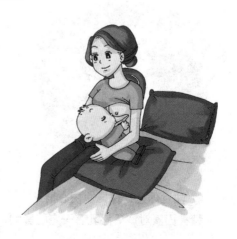

延长喂奶间隔时间

如果宝宝在夜间熟睡不醒，就要

尽量少惊动他，把喂奶的间隔时间延长一些。一般来说，新生儿期的宝宝，一夜喂2次奶就可以了。另外在喂奶过程中应注意，要让宝宝安静地吃奶，避免宝宝夜晚受惊吓，也不要在宝宝吃奶时与之戏闹，以防止呛咳。每次喂完奶后应将宝宝抱直，轻拍宝宝背部使宝宝打出嗝来，以防止溢奶。

不要让宝宝叼着奶头睡觉

有些妈妈为了避免宝宝哭闹影响自己休息，就让宝宝叼着奶头睡觉，或者一听见宝宝哭就立即把奶头塞到宝宝的嘴里。这样会影响宝宝的睡眠，也不能让宝宝养成良好的吃奶习惯，而且还有可能在妈妈睡熟后，乳房压住宝宝的鼻孔，造成宝宝窒息死亡。

> **妈咪宝贝**
>
> 睡觉前，妈妈应将夜间所需用品放在床边，以免晚上来来回回走动，影响宝宝睡眠。而且在寒冷的冬天，妈妈一晚上要起来几次，还容易受凉感冒。

🖤 母乳不足用什么方法催奶

首先不管妈妈有没有奶，或是有奶但奶量不足，都应让宝宝多吮吸。奶量实在不足时，可补充配方奶给予混合喂养，但不可停掉母乳而专门喂配方奶。同时要采取一些措施来促进乳汁的分泌。

下奶方法

❶ 进食催乳食物

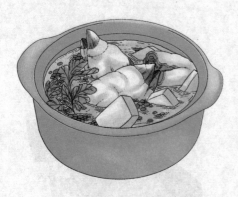

母亲要多吃些有营养、能促进乳汁分泌的食物和汤水，如鲫鱼通草浓汤（不放盐）、黄豆猪蹄汤、鲜虾汤等，都能催奶分泌。

另外，还可用药物催乳，用王不留行（中药名，有活血通经、消肿止痛、催生下乳的作用）10克、当归10克煎服，连服7天。或者补充维生素E，每次100毫克，每天2~3次，连服3天，也有增加奶量的作用。

❷ 注意休息，保持愉快心情

精神因素对产后泌乳有一定的影响，产后妈妈要注意保持好心情，暂且忘掉烦恼，把家务事先扔在脑后，充分地休养身体。不要总是对宝宝是否吃饱、是否发育正常等问题过多地担心。充分地相信自己，并保持乐观的情绪，这样才能使催乳素水平增高，从而使奶水尽快增多。

❸ 对乳房进行按摩

每次哺乳前，先将湿热毛巾覆盖在左右乳房上，两手掌按住乳头及乳晕，按顺时针或逆时针方向轻轻按摩10～15分钟。通过按摩既能减轻产妇的乳胀感，又能促使奶水分泌。

没有母乳只能用奶粉代替

如果采用一切办法都没有母乳就要开始考虑婴儿奶粉了。虽然母乳喂养的优点多，但如今的配方奶粉的营养也不比母乳差多少，只要妈妈们分阶段正确给宝宝喂养奶粉，宝宝一样会健康成长。

> **妈咪宝贝**
>
> 每次哺乳时，双侧乳汁都要吸净，有剩余的也要全部挤出，这样可以多分泌乳汁。妈妈不要积攒奶水，因为奶水是越吸越多的。

🌼 乳汁分泌过多如何解决

母乳不足是很多妈妈遇到的问题，这方面新手妈妈们很能理解，但乳汁分泌过多也是个问题，不好解决。

乳汁分泌过多的情况妈妈不容易发现。妈妈奶水很好，乳头也没什么不适，宝宝大小便都正常，生长发育也正常。可就是每当给宝宝喂奶时，宝宝就打挺、哭闹，刚把奶头放入宝宝口中，宝宝很快就吐出来，甚至拒绝吃奶；奶水向外喷出，甚至喷宝宝一脸；当宝宝吮吸时，吞咽很急，一口接着一口，很容易呛奶。这就是乳汁分泌过多，是"乳冲"造成的。

解决乳冲的办法

用剪刀式喂奶法。妈妈一手的食指和中指成剪刀样，夹住乳房，让乳汁慢慢流出。另外，如果妈妈乳汁分泌较多，最好不是让乳汁减少，而是让宝宝吃空一侧乳房，用吸奶器把另一侧乳房的奶吸出来。有医生建议喂奶前先将乳汁挤出一些，以减轻乳胀，这种做法不是很好。因为挤出去的"前奶"，含有丰富的蛋白质和免疫物质等营养成分，"后奶"的脂肪含

> **妈咪宝贝**
>
> 当乳汁分泌过多时，妈妈不要想办法减少乳汁的分泌量，因为宝宝以后对乳汁的需求量会越来越大。

量较多，若每次都是挤出"前奶"的话，宝宝就多吃了脂肪，少吃了蛋白质等其他营养成分，造成营养不均衡。所以，如果需要挤奶，也应该将挤出来的"前奶"用奶瓶喂给宝宝，或用剪刀式喂奶法给宝宝喂奶，没喂完的"后奶"再挤去。

❧ 宝宝不认乳头怎么办

有些新生儿触及妈妈乳头时又哭又闹不吃奶，或一触及即改为撮口做吮吸状不吃奶，这些现象被称为乳头错觉，也就是宝宝不认乳头，这样会影响母乳的喂养，必须及时纠正。

宝宝不认乳头的原因

❶ 有些妈妈产后最初几天由于种种原因，没有给宝宝喂母乳，而是喂牛奶或糖水，导致宝宝不认乳头。

❷ 由于乳头扁平内陷，宝宝很难含接乳头。

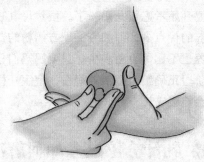

压迫乳头

纠正方法

纠正乳头错觉应根据具体情况而定，首先，哺乳时母亲应以坐姿哺乳为好，使乳房下垂，便于宝宝含接。如果乳房过分充盈，可先温敷几分钟，挤出部分乳汁使乳房变软，便于宝宝含接。

如果妈妈的乳头扁平内凹，则应在医务人员的指导下采用乳头吸出法将乳头吸出。

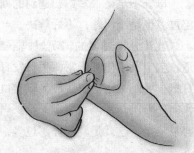

侧向移动

如果宝宝一触及妈妈乳头就哭闹，妈妈应有耐心，反复多试几次。妈妈可先挤出少许乳汁到宝宝口中，诱发宝宝吞咽反射。宝宝尝到母乳的味道就会停止哭闹，并进行吮吸。如果宝宝的嘴张大待乳汁流入再咽，也可以使用上述方法以促使宝宝

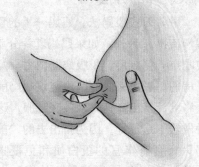

从8个方向按摩

吮吸。

如果宝宝触及乳头就撮口吮吸，妈妈可轻弹宝宝的足底，在宝宝张嘴欲哭时，将乳头及大部分乳晕迅速放入其口中，使宝宝有效吮吸。

> **妈咪宝贝**
>
> 虽然纠正乳头错觉有一定难度，但不能因此而放弃母乳喂养，以保证宝宝吃到最珍贵最富有营养的乳汁。

♨ 宝宝吃奶时间太长是怎么回事

宝宝吮吸时间长没有什么好处，妈妈应改掉宝宝的这个习惯。

宝宝吃奶时间长的原因

❶ 妈妈乳汁分泌不足

妈妈的奶量不足时，宝宝会希望通过延长吮吸时间来满足对乳汁的需求。这时，妈妈就要想办法促进乳汁的分泌了，具体的方法请参考前文"母乳不足用什么方法催奶"的内容。

❷ 喂奶间隔短

妈妈不知道宝宝怎样才算是吃饱了，老是担心宝宝会饿着，只要一听到宝宝哭，就给他喂奶。这样宝宝每次都吃不到充足的乳汁，所以吃奶时间就相对较长。

虽然哺乳是遵循按需喂养的规律，但仍然是有哺乳间隙的，至少2小时。对于吃奶间隔时间过短的宝宝，妈妈应该有意识地延长哺乳间隔时间，就能改掉宝宝吃奶时间过长的习惯。

❸ 吃奶不专心

很多宝宝都有含着妈妈乳头玩的坏习惯，觉得这样可以得到妈妈更多的爱。妈妈不能无限制地满足宝宝的要求，在宝宝吃饱的情况下，要及时停止喂乳。也就是说，如果宝宝吮奶20分钟后，妈妈没有听到吞咽声，就可以停止喂奶了。

妈妈中断宝宝吮吸行为后，如果宝宝以哭闹或其他方式抗议时，妈妈可采取转移目标或暂时回避的方式来安慰宝宝，这样会逐渐改掉宝宝的坏习惯。

> **妈咪宝贝**
>
> 巧妙拉出乳头的办法是：当宝宝吸饱乳汁后，你可用手指轻轻压一下宝宝的下巴或下嘴唇，这样做会使宝宝松开乳头；也可将食指伸进宝宝的嘴角，慢慢地让他把嘴松开，这样再抽出乳头就比较容易了。

宝宝吃母乳总拉稀怎么办

有些宝宝出生后没几天就开始每天多次排出稀薄大便，呈黄色或黄绿色，每天少则2~3次，多则6~7次，这让妈妈很着急担心。但是宝宝一直食欲很好，体重也令人满意。那么这是怎么回事呢？会不会影响宝宝的健康呢？

上面提到的这种现象在医学上称为"宝宝生理性腹泻"，属正常现象。那是因为宝宝刚出生，胃肠功能还不是很好，母乳营养成分太高，无法都吸收，所以才拉稀。只要宝宝状态良好，妈妈大可放心。这种宝宝尽管有些拉稀，但身体所吸收的营养仍然很好，甚至超过一般宝宝。

不过，也有宝宝拉稀是因为妈妈吃了不适合的食物，如：性质过于寒凉的食物、太过油腻的食物或吃了不洁的食物。如果妈妈有类似的情况要及时改善。

对于生理性腹泻的宝宝，不需要任何治疗，不必断奶，一般在出生后几个月到半年的时候，也就是宝宝能吃辅食时，这种现象会缓解或消失，在此期间注意加强日常护理即可。因生理性腹泻多见于面部湿疹（奶癣）比较严重的宝宝，唯一的问题是大便次数较多，所以，妈妈要及时给宝宝换尿布和清洗臀部，并用消毒油膏涂抹，以保护局部皮肤，以免引起红臀，甚至局部感染。

另外，父母在发现宝宝出现生理性腹泻时，要注意与其他腹泻进行区别，仔细观察宝宝的大便性状、精神状况、尿量、体重增长情况，最好去医院确诊一下。

> **妈咪宝贝**
>
> 对于生理性腹泻的宝宝不能让他禁食，或减少进食量，父母应遵循少量多餐的原则，保证宝宝摄取量大于消耗量，要让宝宝吃饱。

妈妈乳头凹陷怎么给宝宝哺乳

有部分妈妈，由于产前未做好乳头的准备工作，等到宝宝出生后却发现乳头呈凹陷状，无法正常哺乳。于是，很多年轻的父母急不可耐地用手拉，但这种方法的效果不是很好，往往造成乳头感染、损伤，有的甚至引起乳腺炎。

纠正方法

❶ 用一次性20毫升注射器一支，取下注射器针头，在注射器1毫升标记处剪去注射器头部。

❷ 抽出注射器活塞，将注射器尾部紧扣乳头，插入活塞。操作者左手持针筒，右手持活塞柄向后慢慢抽动活塞，如此重复一两次就可使乳头突起。

❸ 乳头突起后，用温热毛巾擦洗乳头，即可让宝宝吮吸。经宝宝多次吮吸，乳头就不会再内陷。

❹ 对于一次未完全纠正的妈妈，可每隔3~6小时重复一次。

哺乳方法

喂奶的时候，可先用食指和拇指在乳头旁将乳头提起，尽量将乳头及乳晕一起送入宝宝的口中，直到宝宝吸住乳头后再松手。如宝宝还是吸不到乳头，妈妈可用手指牵出乳头后，把特制橡皮乳头固定在乳晕皮肤上，使乳头突出能够保持一段时间。将橡皮乳头和乳房皮肤接触处固定，等2~3个小时乳头就会突起。

另外，也可用吸奶器将乳汁吸出，再用奶瓶喂给宝宝，多次有效地吮吸及吸奶器负压的吸引，就会将内陷的乳头逐渐吸出，可以达到正常哺乳的要求。

> **妈咪宝贝**
>
> 　　凹陷的乳头往往容易积存污垢，妈妈要注意卫生护理。给宝宝喂奶前应先涂上油脂软化污垢，然后用皂水清洗干净（不要留有肥皂味），再用温热毛巾擦洗乳头、乳晕。

🔸 妈妈乳头破裂如何哺乳

妈妈乳头破裂对哺乳肯定是有一些影响的，但可采用下面的方法来减轻乳头的疼痛和促使破裂愈合。

❶ 首先要特别注意局部的卫生，以防感染。如果只是较轻的小裂口，可以涂些小儿鱼肝油，喂奶时注意先将药物洗掉。乳头破裂严重者应请医生进行处理。

❷ 每次喂奶前后，都要用温开水洗净乳头、乳晕，保持干燥清洁，防止再发生裂口。

❸ 哺乳时应先从疼痛较轻的一侧乳房开始，以减轻对另一侧乳房的吮吸力，并使乳头和一部分乳晕含吮在婴儿口内，以防乳头皮肤破裂加剧。

❹ 哺乳后穿戴宽松内衣和胸罩，并放正乳头，有利于空气流通和皮肤破裂处的愈合。

❺ 如果乳头疼痛剧烈或乳房肿胀，宝宝不能很好地吮吸乳头，可暂时停止哺乳24小时，但应将乳汁挤出，用小杯或小勺喂养宝宝。

怎样预防乳头破裂

❶ 哺乳妈妈乳头破裂多半是因为哺乳姿势不正确引起的，因此哺乳时一定要将乳头和乳晕一起送入宝宝的口中，尤其是刚刚纠正乳头凹陷的妈妈。

❷ 每次喂奶时间以不超过20分钟为好，如果乳头无限制地被浸泡在宝宝口腔中则易扭伤乳头皮肤，而且婴儿口腔中也有细菌，可通过破损的皮肤致乳房感染。

❸ 喂奶完毕后一定要使用正确的方法使宝宝松开乳头，硬拉乳头易致乳头皮肤破损。

> **妈咪宝贝**
>
> 妈妈应经常用干燥柔软的方巾轻轻擦拭乳头，以增加乳头表皮的坚韧性，避免宝宝吮吸时发生破损。另外，不要用肥皂、酒精等刺激物清洗乳头，否则容易造成乳头过于干燥而破裂。

🌰 妈妈患乳腺炎能否给宝宝哺乳

乳腺炎通常发生在产后第一个星期到第二个星期，习惯以某侧乳房喂食宝宝的新妈妈感染率更高。妈妈如果乳腺发炎，会感到乳房胀痛，能摸到肿块，并有压痛，同时伴有轻度发热。那么，妈妈患乳腺炎时能给宝宝喂奶吗？

如果一侧乳房患有乳腺炎，用另一侧的健康乳房给宝宝喂奶即可；如果两侧乳房均患有乳腺炎，则建议先暂停哺喂母乳。医生开的抗生素药剂并不会影响母乳的成分或通过母乳影响宝宝的健康，但是因为乳头或乳晕上已有伤口，若再加上吮吸的刺激，可能会让妈妈感到很不舒服。加上妈妈也会担心宝宝若碰触到伤口，细菌可能会跑入宝宝体内的顾虑，因此，多半会建议妈妈将患有乳腺炎的该侧乳房先暂停哺喂。

此外，患有乳腺炎的乳房更要将奶水排空，避免奶水继续囤积在乳房内。若妈妈实在无法自行处理，可以找原接生医生或家人帮忙将奶水挤出。同时，妈妈要注意卧床休息，多饮水，加强营养，乳房要用乳罩托起。

治疗乳腺炎的方法

治疗乳腺炎的方式以口服抗生素为主，平时的居家护理只需以消毒过的棉花棒蘸生理食盐水清洁乳头、乳晕、乳房即可。如果感染状况太严重，就得以外科手术治疗，切开乳房将化脓之处取出、清理干净。

> **妈咪宝贝**
>
> 橘核有预防乳汁淤积的功效，可以把30克橘核用水煎服，喝2～3剂，可以预防妈妈产后乳汁淤积，在一定程度上也可预防产后乳腺炎的发生。

人工喂养

人工喂养需要注意些什么

由于种种原因，很多妈妈不得不放弃母乳喂养宝宝，改为人工喂养。这时妈妈的心里一定有些遗憾，但也不必过于内疚，只要科学喂养，宝宝也可以健康成长。那么，人工喂养需要注意些什么呢？

❶ 定时定量喂养：虽然在奶粉的包装说明中一般都详细列出了宝宝的月龄和奶粉的用量，但仅供参考。因为个体有差异，用量的大小不可能完全一致，应该视具体情况而定。

❷ 奶嘴孔的大小：新生宝宝吮吸的奶嘴的孔不宜过大，一般在15～20分钟吸完为宜。但也不宜过小，如果奶嘴孔过小，吸起来费力，宝宝就不愿意吸奶瓶了。奶嘴孔的大小以奶流出的速度适中为宜。随着月龄的增加，可以适当加大奶嘴孔。

❸ 人工喂养的姿势：喂奶时，不要将奶嘴直接放入宝宝口里，而是放在嘴边，让宝宝自己寻找，主动含入嘴里；奶瓶不要倾斜过度，奶嘴内应全部充满奶液以防吸入空气而引起溢乳。

❹ 适量补充水分：人工喂养的宝宝必须在两顿奶之间补充适量水，尤其是在炎热的夏天，更要注意补充水分。每次以30～50毫升的温开水为宜。

❺ 补充维生素：由于人工喂养提供的营养不能满足宝宝的营养需求，所以应在出生后2周就开始补充鱼肝油和钙剂。鱼肝油中含有丰富的维生素A和维生素D。可每日一次，每次1～2滴。

妈咪宝贝

宝宝的大便正常与否与牛奶的调配有密切的关系，如果奶中脂肪过多，宝宝不仅大便增多，而且易出现不消化的奶瓣；如果奶中蛋白质过多，糖分过少，大便就易干燥或有奶块；如果糖分过多，大便就会发酸变稀，且有泡沫和气体。

🌢 记得给人工喂养的宝宝喂水

人工喂养的宝宝一定要注意喂水，因为婴儿的个体消化吸收系统差异，无论是母乳+配方奶粉混合喂养还是人工喂养，均易因缺水等原因产生便秘情况。对于大多数宝宝来说都是需要补水的。

那么每天给宝宝喂多少水合适呢？这要根据宝宝的年龄、气候等情况而定。一般情况下，白天在两次喂奶中间，应加喂1次水，每次可多可少，新生儿喂25～30毫升即可。天气较炎热，宝宝出汗较多或冬季较干燥时，或在宝宝发热、尿黄、呕吐及腹泻的情况下，需增加喝水的次数。

总之除了给宝宝喝婴儿配方奶粉外，给宝宝补水是让宝宝健康成长的必不可少的环节，但是因人而异。给宝宝补水少了肯定不行，也未必越多越好，希望每位妈妈都能把握合适的补水量，让宝宝健康快乐地成长。

另外要注意，夜间最好不要喂宝宝水，否则会影响宝宝睡眠；宝宝喝白开水为宜，不要在开水里加糖或者蜂蜜。

> **妈咪宝贝**
>
> 6个月后可让宝宝喝煮菜水、也可喂些鲜果汁，不要加糖。不要以饮料代替水，饮料中含糖量较多，有些还含有色素和防腐剂，对宝宝的成长不利。

🌢 如何选购配方奶粉

一些在市面上存在的劣质奶粉弄得许多妈妈惊恐万分，那么，如何给宝宝选择优质合格的配方奶粉呢？

❶ 成分：除营养均衡外，应针对宝宝需求做机能性选择，对于奶粉中所添加的特殊配方，也应有临床实验证明或报告。

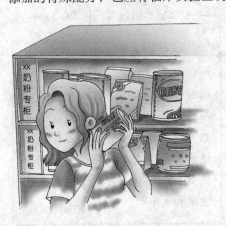

❷ 品牌：挑选奶粉时应首先考虑较大的生产厂家生产的，尤其是选择从研发、生产、销售（长期的）、制造皆由同一家公司完成的奶粉品牌。进口奶粉除在欧美各国有销售品牌，还应具备第三国销售证明。

❸ 包装：包装外明确标有营养成分、营养分析、制造日期、保存期限、使用方法。

❹ 服务：一般正规的奶粉公司

会对消费者提供售后服务及长期专业咨询。

❺ 注意手感、颜色和口感。好的奶粉用手捏起来松软平滑，无不规则的大小块状物；将奶粉倒在洁净的白纸上，观察奶粉的颗粒是否均匀、颜色是否为乳黄色和有无杂质（如面粉）；奶粉冲泡后无结块，液体呈白色，品尝奶香味浓。

❻ 适合的才是最好的。并非一定要给宝宝吃某个品牌的产品，也不是越贵就越好，而且适合别的宝宝的奶粉品牌，不一定适合自己的宝宝，一定要根据宝宝的自身情况来选择。不论价格的高低，只要宝宝适合、爱吃，吃了之后不会闹肚子，大便不干燥，体重和身高等指标正常增长，而且宝宝睡得好，食欲也正常，无口气，无眼屎，无皮疹，就可以了。

> **妈咪宝贝**
>
> 各种奶粉的成分基本上大同小异，妈妈不要被那些打着具有"特殊成分"或"功效"的奶粉所迷惑，更不要以为贵的就是好的，以免受骗。

特殊的宝宝怎样选配方奶粉

这里所说的特殊宝宝是指早产、营养不良、对牛奶蛋白过敏或对乳糖不耐受的宝宝，正常宝宝吃的配方奶就不一定适合他们了。怎样为这些宝宝选配方奶粉呢？

宝宝营养不良

营养不良的宝宝由于肠道对乳糖和脂肪吸收不良，同时伴有维生素和微量元素缺乏，应选择一些低乳糖，以中链脂肪酸作脂肪源，强化维生素及锌、铁、钙、镁的配方奶粉。

如果宝宝还同时伴有牛奶蛋白过敏或蛋白质吸收不良，可选用营养要素配方奶。这类配方奶具有免乳糖，以中链脂肪酸作脂肪源，分解的乳清蛋白作蛋源，强化维生素及微量元素的特点。

宝宝对牛奶蛋白过敏

这类宝宝可以选择食用以大豆蛋白作为蛋白质来源生产加工的配方奶粉或豆奶粉。

宝宝对乳糖不耐受

婴儿一出生即无乳糖酶的，无论饮用母乳、牛乳均可导致明显腹泻，停止喂乳或代之以米汤类食物，腹泻即消失，这可能与遗传有关。目前，市场上已经有含乳糖酶的奶粉，可以试试。

早产宝宝

选择专为他们设计配制的早产儿配方奶。待长到足月大的时候，再换用普通婴儿配方奶粉。

> **妈咪宝贝**
>
> 对于这类特殊宝宝，建议妈妈尽量采取母乳喂养，实在没有母乳时再选择合适的配方奶粉。

❋ 选购奶瓶、奶嘴时注意什么

奶瓶和奶嘴的选择是否合适关系到人工喂养的宝宝吃奶的情况。有些人工喂养的宝宝会对牛奶产生排斥，很大一部分原因就是奶嘴不合适引起的。

选择合适的奶瓶

人工喂养的宝宝需要奶瓶、奶嘴、奶粉勺、镊子、能容纳6～8个奶瓶的锅等。奶瓶一般可分为大（250毫升）、小（125毫升）两种，基本上，各需准备4～6个，才能够应付宝宝一天的需要。

奶瓶要选用结构简单、口大、易清洁、能煮沸消毒的奶瓶。普通常用的有玻璃奶瓶、塑料奶瓶。瓶口以宽口奶瓶为好，以免将奶粉洒出奶瓶，使用方便。

选择合适的奶嘴

奶嘴要多买些，以方便更换。现在市场上的奶嘴一般分为天然乳胶、矽胶、乳胶合成三种。应选购符合国家要求检验合格者，以触感柔软、弹性佳为宜。并尽量选用与妈妈的乳头相似的奶嘴，对不喜欢橡胶味道的宝宝，可以换成异戊二烯胶或硅胶做成的奶嘴。

另外，奶嘴的形状和大小要适合宝宝的嘴，尤其是奶孔的大小要合适，将奶瓶倒立，每秒钟可流出1～2滴奶的奶孔大小是最合适的。喝水的奶嘴孔一般小于喂奶的奶嘴孔，应用时应区分清楚。

> **妈咪宝贝**
>
> 奶嘴要平均每3个月更换1次，可根据宝宝的需要适时进行更换。前3个月可用小圆孔的奶嘴，3个月以上可改换成中圆孔奶嘴。大圆孔奶嘴适用于6个月以上的宝宝。

❋ 奶瓶、奶嘴如何清洗消毒

宝宝使用奶瓶和奶嘴进行人工喂养时，必须进行消毒，保持清洁。给宝宝喂完奶后要倒出剩余的奶，然后反复刷洗奶嘴、奶瓶，口朝下放好，准备消毒。消毒的方法有很多种，妈妈要选择哪一种消毒方法需依照家里的条件来定。

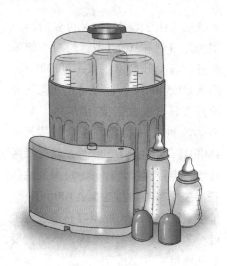

❶ 煮沸消毒：将奶瓶放入消毒锅内，加入清水将奶瓶全部浸泡，水煮沸5～10分钟后，将奶嘴放入沸水中煮1～2分钟，消毒完成。将消毒好的奶瓶和奶嘴放置在干净的器皿上晾干，盖上纱布备用。

❷ 蒸气消毒：将清洗干净的奶瓶（倒放）和奶嘴放在蒸气消毒锅内，消毒锅要先加入一定量的水，再按下开关，几分钟就可完成消毒过程（消毒锅的使用说明上会注明时间）。

妈咪宝贝

奶是细菌最好的培养基地，如果吃剩的奶长时间地留在奶瓶里，很容易繁殖细菌，这时候再去清除掉已经长出的细菌是相当费事的。因此，用奶瓶给宝宝喂完奶后要立即将奶瓶、奶嘴清洗干净。

❸ 微波炉消毒：在奶瓶中加入10～20毫升水，用保鲜膜包好；奶嘴沉没在装有水的容器中，用微波炉加热2分钟左右就完成消毒过程了。

不要用手去触摸消毒过的奶瓶口和奶嘴部。

为了宝宝的健康，妈妈一定要坚持每天用消过毒的奶瓶和奶嘴给宝宝喂奶，特别是3个月以内的宝宝。

🌰 什么时候给宝宝添加鱼肝油

宝宝生长发育快，对维生素D的需求量较多，由于自身合成的量不足，需要额外补充。所以，专家建议宝宝从出生2周后开始添加鱼肝油，但是要在规定的剂量范围内服用，同时适当补充一些钙粉。但如果人工喂养，配方奶喝得较多，也可以不补充钙粉，只补充鱼肝油。

另外，早产儿、双胎儿、人工喂养儿、冬季出生的婴儿，更容易缺乏维生素D。所以，对于这类宝宝，要特别注意尽早添加鱼肝油。

每日需要量：婴儿每日需维生素A 1000～1500IU，而维生素D需要量为400IU。

喂多少：浓鱼肝油制剂很多，父母和医生都要看详细说明书，按维生素A

和维生素D的比例一般又可分为2：1型、3：1型和10：1型。2：1型的浓鱼肝油每毫升含维生素A10000IU，维生素D5000IU，故父母选此类鱼肝油只要每日喂食宝宝3滴即可。3：1型的浓鱼肝油胶囊每粒含维生素A1800IU，维生素D600IU，通常每两日喂食宝宝1粒即可。10：1型的浓鱼肝油胶囊每粒含维生素A10000IU，维生素D1000IU，此型容易造成宝宝维生素A和维生素D过量，不适合婴幼儿使用。

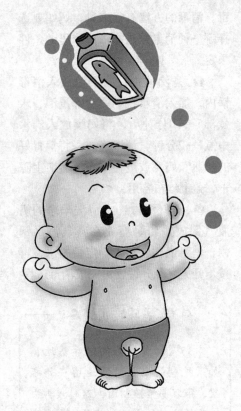

提醒：❶ 冬季户外晒太阳少，易缺钙，需适当补充鱼肝油。夏天阳光充足，晒太阳多，可促进体内维生素D合成，一般不需补充鱼肝油。

妈咪宝贝

父母注意，喂养各种婴儿配方奶粉及强化食品时，务必阅读配方中维生素A和维生素D的含量，以免误用过量。过量服用鱼肝油，对宝宝的身体有害。

❷ 服用鱼肝油过程中，要观察宝宝的大便，发现有消化不良现象时应适当减少用量，待宝宝适应、大便正常后再逐渐增加。

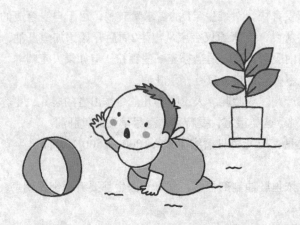

混合喂养

❧ 混合喂养需要注意些什么

母乳喂养和人工喂养同时进行，称为混合喂养。因为有些混合喂养的宝宝会出现乳头错觉，有拒奶、烦躁等现象，造成母乳喂养困难，所以在混合喂养时，需要注意一些问题。

不要将母乳和配方奶混合

有些妈妈觉得把母乳吸出来和配方奶混在一起喂宝宝非常方便，其实这种方法并不好。首先，宝宝的吮吸比人工挤奶更能促进母亲乳汁的分泌；其次，如果冲调配方奶的水温较高，会破坏母乳中含有的免疫物质；再次，这样做不容易掌握需要补充的配方奶的量。

夜间最好是母乳喂养

夜间妈妈比较累，尤其是后半夜，起床给宝宝冲奶粉很麻烦。另外，夜间妈妈处于休息状态，乳汁分泌量会相对增多，宝宝的需要量又相对减少，母乳一般已经足够满足宝宝的需要。但如果母乳分泌量确实太少，宝宝吃不饱，这时就要以奶粉为主了。

充分利用有限的母乳

当添加奶粉后，有些宝宝就喜欢上吃奶粉，因为橡皮奶嘴孔大，吮吸很省力，吃起来痛快。而母乳流出来速度较慢，吃起来比较费力，宝宝就开始对母乳不感兴趣了。

但妈妈要尽量多喂宝宝母乳，如果不断增加奶粉量，母乳分泌就会减少，对继续母乳喂养很不利。母乳是越吸越多的，如果妈妈认为母乳不足而减少喂母乳的次数，会

> **妈咪宝贝**
>
> 1岁以内的宝宝，不要经常更换奶粉，主要是宝宝肠胃适应性差，经常更换奶粉的牌子容易造成腹泻。新奶粉应从少量开始逐渐增加。

使母乳越来越少。母乳喂养与奶粉喂养的次数要均匀分开，不要很长一段时间都不喂。

❧ 补授法好还是代授法好

　　一般混合喂养有两种方法，一种是补授法，一种是代授法。

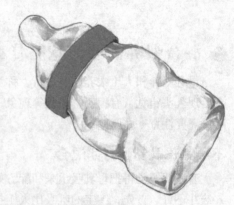

补授法

　　补授法是指先喂母乳，等母乳喝完后，再给宝宝喂些配方奶。喂奶粉时可选用仿真乳头，这种乳头吮吸起来比较费力，跟吸母乳的感觉比较接近，宝宝容易接受。

　　混合喂养时，如果想长期用母乳来喂养，最好采取补授法。因为每天用母乳喂，不足部分用人工营养品补充的方法可相对保证母乳的长期分泌。如果因为妈妈母乳不足，就减少喂母乳的次数，就会使母乳量越来越少。

代授法

　　代授法是指妈妈根据乳汁的分泌情况，每天用母乳喂3次，其余3次或4次用人工营养品来喂宝宝。如果宝宝的消化系统不是很好，最好不要采取代授法，因为一顿既吃母乳又吃奶粉或牛奶，不利于宝宝消化。如果宝宝一次吃母乳没吃饱，妈妈不要马上给宝宝喂奶粉，可以将下一次喂奶时间提前。另外，每次冲奶粉时，不要放太多，尽量不让宝宝吃搁置时间过长的奶粉。

添加配方奶的量

　　混合喂养添加配方奶的原则是先从少量开始，如一次30毫升，然后观察宝宝的反应。如果宝宝吃后不入睡或不到1小时就醒，张口找乳头甚至哭闹，说明他还没吃饱，可以再适当增加量，比如一次50~60毫升。以此类推，直到宝宝吃奶后能安静或持续睡眠1小时以上。

─── ❧ 妈咪宝贝 ❧ ───

　　如果6个月内宝宝月体重增长超过500克，说明喂养量已能满足其生长需要。由于每个宝宝的需要不尽相同，所以父母只有通过仔细观察和不断地尝试，才能了解自己宝宝真正的需要量。

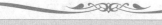

日常生活护理细节

如何对新生宝宝进行阿普加评分

（每一项的分值为0分、1分和2分，最高分是2分。）评分的主要项目如下，妈妈可以对照分值看看自己的宝宝是否健康活泼。

测评项	测评结果	测评分值
胎心率	无法听到宝宝心跳	0分
	胎心率＜100次/分钟	1分
	胎心率＞100次/分钟	2分
宝宝的呼吸情况	宝宝的呼吸微弱	0分
	宝宝的呼吸缓慢而且没有任何规律	1分
	宝宝呼吸良好	2分
宝宝的肌肉伸展能力	宝宝的四肢软弱无力	0分
	宝宝的四肢不能完全弯曲，较少运动	1分
	宝宝活泼好动	2分
宝宝对外界事物刺激后所做出的反应	宝宝对刺激毫无反应	0分
	受到刺激后，宝宝只是表情有所改变	1分
	受到刺激后，宝宝大声哭闹	2分
宝宝的皮肤颜色	宝宝脸色苍白或是青紫色	0分
	宝宝只有四肢为青紫色，身躯还是粉红色	1分
	宝宝全身肤色粉红	2分
总分		

测评结果：分数越高，宝宝越健康！

在宝宝出生后5分钟之内，爸爸妈妈就可以对宝宝做出生检查并试着打分。

宝宝不同的哭声具有怎样的含义

宝宝一哭，妈妈就心急，其实妈妈若仔细观察，就会发现，宝宝的哭声是不一样的，当然也代表了不一样的意思。

❶ 饥饿。当宝宝饥饿时，哭声很洪亮，哭时头来回活动，嘴不停地寻找，并做着吮吸的动作。只要一喂奶，哭声马上就停止。而且吃饱后会安静入睡，或满足地四处张望。

❷ 感觉冷。当宝宝冷时，哭声会减弱，并且面色苍白、手脚冰凉、身体紧缩，这时把宝宝抱在温暖的怀中或加盖衣被，宝宝觉得暖和了，就不再哭了。

❸ 感觉热。如果宝宝哭得满脸通红、满头是汗，一摸身上也是湿湿的，被窝很热或宝宝的衣服太厚，那么减少铺盖或减衣服，宝宝就会慢慢停止啼哭。

❹ 便便了。有时宝宝睡得好好的，突然大哭起来，好像很委屈，就可能是宝宝大便或者小便把尿布弄脏了，这时候换块干净的尿布，宝宝就安静了。

❺ 不安。宝宝哭得很紧张，妈妈不理他，他的哭声会越来越大，这就可能是宝宝做梦了，或者是宝宝对一种睡姿感到厌烦了，想换换姿势可又无能为力，只好哭了。

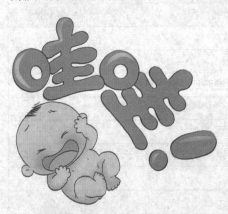

这时候妈妈拍拍宝宝告诉他"妈妈在这，别怕"，或者给宝宝换个体位，他就会接着睡了。

❻ 生病。宝宝不停地哭闹，用什么办法都没用。有时哭声尖而直，伴发热、面色发青、呕吐，或是哭声微弱、精神萎靡、不吃奶，这就表明宝宝生病了，要尽快请医生诊治。

一些宝宝常常在每天的同一个时间"发作"，可能不是因为什么原因，而是宝宝就是想哭。这个时候，要学会安抚宝宝，给宝宝唱歌、帮助他打嗝等都能有效地让宝宝停止哭泣。

❀ 宝宝的居室有什么要求

新生儿身体幼小娇嫩，一定要合理安排宝宝的生活环境。

❶ 安置宝宝的房间最好朝南，经常有阳光照射，同时朝南的房间相对比较干燥一些，病菌不容易繁殖。

❷ 不要让新生儿住在刚粉刷或刚油漆过的房间里，以免中毒。

❸ 宝宝房内可以加装窗帘，避免阳光直射房内，刺激宝宝的眼睛。到了晚上，把窗帘拉下也可以增加宝宝的安全感。

❹ 要保持室内空气新鲜，春夏秋季经常开窗通风，冬天也要定时开窗换气，使室内混浊空气、灰尘和微生物排出室外。但注意，开窗时不要让风直接吹到宝宝身上。

❺ 新生儿的居室温度应保持在18~22℃，出生第一周温度需略高一些，可调至24℃，另外，昼夜温度要均恒。湿度一般为50%左右。如果宝宝房间里比较干燥，妈妈可以买一个加湿器放在宝宝房间里。

❻ 屋内要保持清洁卫生。每天应打扫屋内卫生，进行湿性打扫，家具用湿布擦拭。

❼ 室内要保持安静，避免嘈杂的声音，大人讲话声音要轻柔，同时，要避免太多客人来看望宝宝。

❽ 宝宝房间的灯光要柔和，不要太刺眼，可以使用类似自然光的灯泡或卤素灯照明，也可以装上数段式转换的灯，偶尔改变室内光线，给宝宝多种不同的视觉感受。另外，要注意宝宝的房间不可常开灯。妈妈可选择一个灯光强度较弱的台灯，方便晚上起来给宝宝喂奶、换尿布等。

> **妈咪宝贝**
>
> 宝宝的房间里不要摆放花草。有些宝宝对花草过敏；有些花草散发出浓郁的气味，会减退宝宝的嗅觉并压抑食欲等。

❀ 让宝宝自己睡还是和妈妈一起睡

宝宝出生后，妈妈可以给宝宝一张专门的小床，让宝宝自己睡。但是，在出生后的前6周，妈妈都应该将宝宝的小床放在自己的床边，因为宝宝需要频繁的哺乳。

母婴同室有利于母婴安全，刺激母乳分泌，方便妈妈随时哺喂，有利于促进宝宝健康发育和母婴感情，因此提倡母婴同室。但是母婴不宜同床，母婴同床睡觉，妈妈翻身的时候，有可能压着宝宝，对宝宝造成严重伤害。

选择和装点宝宝的小床

❶ 宝宝床的表面要光滑，没有毛刺和任何突出物；床板的厚度可以保证宝宝在大一些的时候在上面蹦跳安全；结构牢固，稳定性好，不能一推就晃。

❷ 床的拐角要比较圆滑，如果是金属床架，妈妈最好自己用布带或海绵包裹一下，以免磕碰到宝宝。

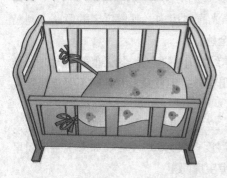

❸ 床栏杆之间的间距适当，宝宝的脚丫卡不进去，而小手又可伸缩自如。床栏最好高于60厘米，使宝宝站在里面翻不出来。

❹ 摇篮床使用中要定期检查活动架的活动部位，保证连接可靠，螺钉、螺母没有松动，宝宝用力动时也不会翻倒。

❺ 选购好小床后，妈妈还可以用可爱的玩具和鲜艳的色彩装点宝宝的小床。因为宝宝不仅要躺在小床里睡觉、游戏，还要在小床里学站、练爬，甚至蹦蹦跳跳。

> **妈咪宝贝**
>
> 小婴儿不宜睡软床，应睡木床、平板床、竹床等。被褥最好是质地柔软、保暖性好、颜色浅淡的棉制品。

🖤 什么样的衣物和被褥适合新生宝宝

很多妈妈都喜欢给宝宝买衣服，不过，宝宝在1~2岁之间，生长速度很快，衣服使用期会比较短，妈妈在给宝宝购买衣物时应注意：

衣服的选择

大小：为刚出生的宝宝选衣服时宜买大忌买小，一定要保证宝宝至少可以穿2个月。

质地：宝宝衣服的材料应该柔软、舒适、缝合处不能坚硬，最好是纯棉或纯毛的天然纤维织品，要特别注意宝宝的衣服的腋下和裆部是否柔软，因为这些地方是宝宝经常活动的关键部位，如果面料不好会导致宝宝皮肤受损；

样式：对于新生宝宝来说，前开衫或宽圆领的衣服最佳。不宜购买带有花边的衣服，宝宝可能会把手指插到其中的孔内。

颜色：宝宝的内衣裤应选择浅颜色或素色的，因为一旦宝宝出现不适和异常，极易弄脏衣服，妈妈能及时发现。

睡衣和睡袋

对于新生宝宝而言，没有必要区分白天与夜间穿的衣服，最合适的睡衣就是连体衣裤。如果天气比较冷，给宝宝用睡袋比较好，可以防止宝宝蹬被子。

帽子的选择

如果给宝宝买帽子，一定要选有带子的那种，如果没有带子，一定要缝上带子。大多数宝宝不喜欢戴帽子，如果没有带子加以固定，宝宝会把帽子拉掉的。

> **≫◦ 妈咪宝贝 ◦≪**
>
> 要注意，为了能够让宝宝锻炼手的抓握能力，妈妈最好不要给宝宝戴手套。同时，要经常给宝宝剪指甲，防止宝宝抓伤自己。

◆ 如何给新生宝宝穿、脱衣服

新生宝宝穿、脱衣服除了要选择易穿、脱的衣服外，还要掌握技巧。

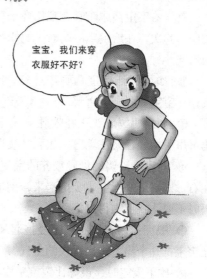

宝宝，我们来穿衣服好不好？

给宝宝穿衣服的方法

❶ 把宝宝放在一个平面上，确保尿布是干净的，如有必要，应更换尿布。

❷ 穿汗衫时先把衣服弄成一圈并用两拇指在衣服的颈部拉撑一下。把它套过宝宝的头，同时要把宝宝的头稍微抬起。把衣袖口弄宽并轻轻地把宝宝的手臂穿过去；另一侧也这样做。

❸ 把汗衫往下拉。解开连衣裤的纽扣，妈妈这样做的时候，要密切注意着宝宝。

❹ 把连衣裤展开，平放备穿用。抱起宝宝放在连衣裤上面。

❺ 把衣袖弄成圆形，通过宝宝的拳头，把他的手臂带出来。当妈妈这样做的时候，把袖子提直。另一侧做法相同。

❻ 把宝宝的右腿放进连衣裤底部。左腿做法相同。

给宝宝脱衣服的方法

❶ 把宝宝放在一个平面上，从正面解开连衣裤套装。

❷ 因为妈妈可能要给宝宝换尿布，先轻轻地把双腿拉出来。

❸ 把宝宝的双腿提起，把连衣裤往上推向背部到他的双肩。

❹ 轻轻地把宝宝的手拉出来，另一侧做法相同。

❺ 如果宝宝穿着汗衫，把它向着头部卷起，握着他的肘部，把袖口弄成圆形，然后轻轻地把手臂拉出来。

❻ 把汗衫的领口张开，小心地通过宝宝的头，以免擦伤他的脸。

> **❦ 妈咪宝贝 ❧**
>
> 不管是穿还是脱，妈妈的手法都要轻柔。平时要勤剪指甲，及时磨平，避免在照顾宝宝时划伤宝宝。

❧ 如何防止宝宝溢奶、呛奶

防止溢奶或呛奶

首先给宝宝换尿布宜在喂奶前进行，避免吃奶后因换尿布宝宝大声哭闹而溢奶。其次，在给宝宝喂奶时，妈妈的思想不能开小差，应仔细观察宝宝吃奶的情况。

❶ 如果听到宝宝咽奶声过急，或宝宝的口角有乳汁流出，就要拔出奶头，让宝宝休息一下再喂。

❷ 如果妈妈乳头正在喷乳（乳汁像线样从乳头喷出），应停止喂奶。妈妈可用手指轻轻夹住乳房，让乳汁缓慢地进入宝宝的口腔。

❸ 对容易溢奶的母乳喂养的宝宝，喂奶过程中可暂停1～2次，每次2分钟左右，妈妈最好把宝宝竖抱起来，拍拍后背，排出空气后，再继续喂。每次喂奶时不要让宝宝吃得过饱。

❹ 喂完奶后，要将宝宝竖抱起来，让宝宝趴在妈妈肩头上，轻拍后背，让宝宝打几个嗝，排出吞入的空气。

❺ 放下宝宝时，最好让宝宝采取右侧卧位。

❻ 切忌在喂奶后抱宝宝跳跃或做活动量较大的游戏。

呛奶的紧急处理

若宝宝平躺时发生呕吐，应迅速将宝宝的脸侧向一边，以免吐出物流入咽喉及气管；还可用手帕、毛巾卷在手指上伸入宝宝口腔内甚至咽喉处，将吐、溢出的奶水快速清理出来，以保护呼吸道的顺畅。

如果发现宝宝憋气不呼吸或脸色变暗时，表示吐出物可能已经进入气管了，应马上使宝宝俯卧在妈妈膝上或硬床上，用力拍打宝宝的背部4～5次，使其能将奶咳出，随后，妈妈应尽快将宝宝送往医院检查。

随着宝宝逐渐地长大，溢奶和呛奶现象会逐渐减轻，6个月左右的时候就会自然消失了，所以父母不要担心。

💧 宝宝用什么样的尿布好

选择尿布

纸尿裤和传统的棉布尿布都有各自的优越性，妈妈可以结合两种尿布的优点，交叉使用。白天宝宝不睡觉时，可以使用棉布尿布，一旦尿湿了就及时更换，小宝宝的皮肤娇嫩、敏感，棉布尿布非常吸水、透气，而且无刺激，既保护了宝宝娇嫩的皮肤，又省钱；晚上给宝宝使用纸尿裤，因纸尿裤持续时间长，在宝宝睡觉时，不会打扰他的睡眠，而且不容易浸透和漏出大小便，能保证宝宝充足的睡眠。

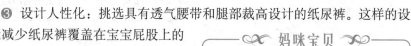

选购纸尿裤的注意事项

❶ 纯棉材质：纯棉材质的纸尿裤透气性能好，且触感柔软。舒服的触觉，能让宝宝拥有安全感。

❷ 吸湿力强：纸尿裤中间要有一个吸水的里层，这样的纸尿裤能迅速将尿液吸入里层并锁定，能防止回渗，使表面保持干爽，让宝宝的屁屁感觉舒适。

❸ 设计人性化：挑选具有透气腰带和腿部裁高设计的纸尿裤。这样的设计能减少纸尿裤覆盖在宝宝屁股上的面积，让更多的皮肤接触到新鲜空气，有助于预防尿布疹。

❹ 尺寸合适：宝宝肚子与尿裤之间不会出现空隙，更不会在宝宝的大腿上留下深深的印痕。妈妈最好在购买纸尿裤时给宝宝试用一下。

❺ 边缘柔软：有很多妈妈反映宝

由于穿上纸尿裤会形成一个潮湿的环境，不利于皮肤的健康，所以取下纸尿裤后不要马上更换新的纸尿裤，让宝宝皮肤适当透气，保持皮肤干爽，有利于减少尿布疹的发生概率。

宝被尿不湿的边缘割伤，所以，妈妈们在选择纸尿裤时不要忘了检查一下其边缘是否光滑柔软。

如何通过大便判断宝宝的健康

宝宝的大便是与喂养情况密切相关的，同时也反映了胃肠道功能及相关疾病。妈妈应该学会观察宝宝的大便，观察大便需观察它的形状、颜色和次数。

❶ 新生儿出生不久，会出现黑、绿色的焦油状物，这是胎便。这种情况仅见于宝宝出生后的第2～3天。

❷ 宝宝出生后1周内，会出现棕绿色或绿色半流体状大便，充满凝乳状物。这说明宝宝的大便变化，消化系统正在适应所喂食物。

❸ 一般来说，母乳喂养的宝宝大便多为均匀糊状，呈黄色或金黄色，有时稍稀并略带绿色，有酸味但不臭，偶有细小乳凝块。宝宝每日排便2～4次，有的可能多至4～6次也算正常，但仍为糊状。宝宝此时表现为精神好、活泼。添加辅食后粪便则会变稠或成形，次数也减少为每日1～2次。

❹ 若是用配方奶粉来喂养，大便则较干稠，而且多为成形的、淡黄色的，量多而大，较臭，每日1～2次，有时可能会便秘。若出现大便变绿，则可能是腹泻或进食不足的表现，父母要留意。

❺ 有时候宝宝放屁带出点儿大便污染了肛门周围，偶尔也有大便中夹杂少量奶瓣，颜色发绿，这些都是偶然现象，妈妈不要紧张。关键是要注意宝宝的精神状态和食欲情况，只要精神佳，吃奶香，一般没什么问题。

> **妈咪宝贝**
>
> 如果宝宝长时间出现异常大便，如水样便、蛋花样便、脓血便、柏油便等，则表示宝宝有病，应及时去咨询医生并治疗。

宝宝大小便后如何处理

男宝宝

❶ 打开尿布，擦去尿液或粪便。

❷ 举起宝宝双腿（其中一个手指在其两踝之间），用温开水清洗宝宝肛门和屁股。

❸ 用温开水清洁大腿根部及阴茎部的皮肤褶皱。注意清洁阴茎下和睾丸

下面。清洁睾丸下面时，应轻轻托起睾丸，清洗阴茎时，应顺着阴茎皮肤，不要拉扯阴茎皮肤，不要将包皮上推。

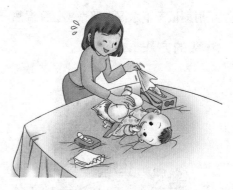

❹ 用小、干、软毛巾抹干尿布区，并在肛门、臀部大腿内侧、睾丸附近擦上护臀霜。

女宝宝

❶ 打开尿布，擦去尿液和粪便。擦去粪便时应注意由前往后，不要污染外阴。擦洗大腿根应注意由上向下，由内向外。

❷ 举起宝宝双腿，用温开水清洗宝宝的肛门和屁股。

❸ 清洗外阴部，注意要由前往后擦洗，防止肛门细菌进入阴道。

❹ 用小、干、软的毛巾抹干尿布区，并在肛门、臀部、阴唇外阴周围擦上护臀霜。

注意事项

❶ 用温开水清洗臀部，忌用生水，以防病菌。

❷ 注意水的温度要适宜，用手背或肘部去试温，以不冷不热为准，忌过冷或过热。

❸ 清洗臀部时，室温要适中。

> **❀✿ 妈咪宝贝 ✿❀**
>
> 在清洗女宝宝外阴时，切记，不可清洗阴唇里面，以免感染，招致疾病。

♦ 如何给新生宝宝洗澡

在洗澡之前，妈妈要先将自己的手洗干净，摘下戒指等硬物。准备好婴儿沐浴露、小毛巾、大浴巾、水温计、澡盆、换洗的衣服、尿布、脐带护理盒。

关闭门窗，以避免宝宝着凉，室内温度控制在25～28℃，冬天可打开空调或电暖气，以增加室内温度。

放洗澡水的时候，一定要遵循"先凉水后热水"的原则，让水的温度逐渐升上来。浴室中如果还有其他电器用品的话，记得一定要拔掉插头，以免宝宝有触电的危险。

放好洗澡水之后，可以拿水温计测一下，一般水温在38～40℃。或妈妈用手肘测试一下水温，略微感觉到温热，就差不多了。

洗头的方法

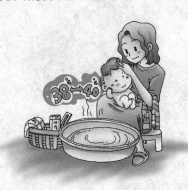

妈妈坐在浴缸的边缘上，让宝宝横跨在妈妈的双腿上，面对着妈妈（如果宝宝害怕水，这是特别有用的）。利用方巾用水将头发打湿，用指腹轻轻按摩宝宝头皮（不要用手抓），同时要注意用手指头盖上宝宝的两只耳朵，以免耳朵进水。再用清水将头发冲洗干净，最后将方巾拧干，把头发擦干。

洗澡的方法

脱掉宝宝的衣服（洗头时不要全部脱掉，以免着凉），在入水之前，先用温水将方巾蘸湿，轻轻地拍打宝宝的胸口、腹部，让宝宝对水有个初步的感觉，这样就不至于一入水而感到突然不适应。然后将宝宝放在浴盆中，下面垫一块柔软的浴巾或海绵，用手掌支起颈部，手指托住头后部，让头高出水面，再由上而下轻轻擦洗身体的每个部位。如皮肤褶皱处有胎脂，应细心地轻擦。若不易去除，可涂橄榄油或宝宝专用按摩油后轻轻擦去。

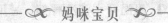
妈咪宝贝

给新生儿、婴儿洗澡后不要擦爽身粉。如宝宝有潮红，可用煮沸冷却后的植物油或红霉素软膏涂擦。

🌢 宝宝的囟门如何护理

人的头颅是由两块顶骨、两块额骨、两块颞骨及枕骨等骨组成。婴儿出生时，这些骨骼还没有完全闭合，在头顶前才有一个菱角空隙为前囟门；在头顶后还有一个"人"形的空隙为后囟门。

宝宝出生时，前囟门约为2.0×2.0厘米大小，一般1～1.5周岁时闭合，后囟门一般在2～4个月就闭合。囟门是人体生理过程中的正常现象，用手触摸前囟门时有时会触及到如脉搏一样的搏动感，这是由于皮下血管搏动引起的，若未触到搏动也属正常。囟门同时又是一个观察疾病的窗口，医护人员在检查婴儿时常常摸摸囟门来判断一些疾病。所以说宝宝的囟门是可以触摸的，并不像很多新手爸妈所想的那样，囟门不能碰、不能清洗。

宝宝的囟门若长时间不清洗，会堆积污垢，这很容易引起宝宝头皮感染，继而病原菌穿透没有骨结构的囟门而发生脑膜炎、脑炎，所以囟门的日常清洁护理非常重要。

注意清洗

❶ 囟门的清洗可在洗澡时进行，可用宝宝专用洗发液而不宜用强碱肥皂，以免刺激头皮诱发湿疹或加重湿疹。

❷ 清洗时手指应平置在囟门处轻轻地揉洗，不应强力按压或强力搔抓，更不能用硬物在囟门处刮划。

❸ 如果囟门处有污垢不易洗掉，可以先用麻油或精制油蒸熟后润湿浸透2～3小时，待这些污垢变软后再用无菌棉球按照头发生长的方向擦掉，并在洗净后扑上婴儿粉。

妈咪宝贝

正常的囟门表面与头颅表面的深浅是一致的，或稍有一些凹陷。如果囟门过度凹陷，可能是由于进食不足或长期呕吐、腹泻所造成的脱水引起的，最好去医院检查一下。

怎样护理新生宝宝的脐带

照顾新生宝宝，回家后头几天最需要注意的就是脐带护理。宝宝出生后7～10天，脐带会自动脱落，在脐带脱落前，为了避免脐带感染，一天至少要帮宝宝做3次脐带护理。那么具体做法是怎样的呢？

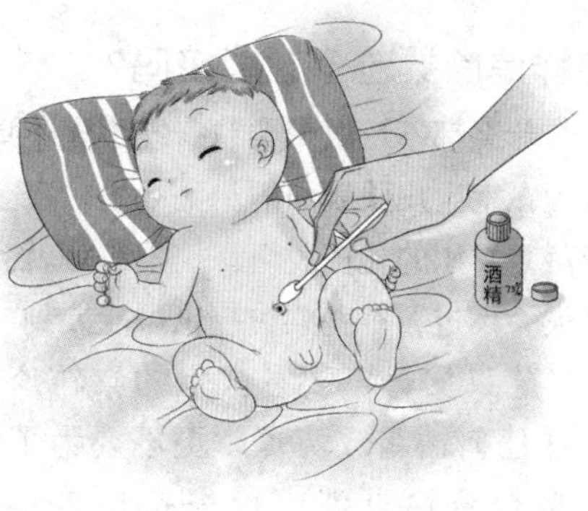

用品准备

棉签、浓度为75%的医用酒精、医用纱布、胶带。

护理方法

❶ 将双手洗净，一只手轻轻提起脐带的结扎线，另一只手用酒精棉签仔细在脐窝和脐带根部细细擦拭，使脐带不再与脐窝粘连。再用新的酒精棉签从脐窝中心向外转圈擦拭消毒。

❷ 消毒完毕后把提过的结扎线也用酒精消消毒。

❸ 脐带脱落后，仍要继续护理肚脐，每次先消毒肚脐中央，再消毒肚脐外围。直到确定脐带基部完全干燥才算完成。

❹ 如果脐带根部发红，或脐带脱落后伤口不愈合，脐窝湿润、流水、有

脓性分泌物等现象，要立即将宝宝送往医院治疗。

❺ 妈妈还要注意，干瘪而未脱落的脐带很可能会让幼嫩的宝宝有磨痛感，因此妈妈在给宝宝穿衣、喂奶时注意不要碰到它。如果这个时期的宝宝突然大哭，又找不到其他原因，那可能就是脐带磨疼他了。

❀ 妈咪宝贝

一定要保证脐带和脐窝的干燥。因为即将脱落的脐带是一种坏死组织，很容易感染细菌，所以，脐带一旦被水或被尿液浸湿，要马上用干棉球或干净柔软的纱布擦干，然后用酒精棉签消毒。脐带脱落之前，不能让宝宝泡在浴盆里洗澡，可以先洗上半身，擦干后再洗下半身。

❀ 宝宝脸上的"粟粒疹"能挤吗

有些宝宝出生后，脸上、身上容易出现一些大小约1毫米的白色小疹子，这到底是怎么回事呢？这叫"粟粒疹"。新生儿的粟粒疹是长在婴儿鼻部和面颊上的一种细小的白色或黑色的突出在皮肤表面的皮疹，像粟粒一样。粟粒疹是不足3个月的新生婴儿的常见皮疹，主要是因为婴儿的皮脂腺功能尚未完全发育成熟所致。

怎样消除粟粒疹，能挤吗？

什么都不用做。粟粒疹既不疼不痒，也不会自行感染，不用治疗。当死皮堆积在宝宝皮肤表面的小毛孔里，宝宝就会长粟粒疹。等到这些小疙瘩的表皮掉落，堆积的死皮脱下来，粟粒疹就会好了。一般在两三周后粟粒疹就会自行消失。不过，有些粟粒疹也可能要到一两个月以后才能消失。

建议父母不要在宝宝的粟粒疹上抹任何油霜或药膏，更不要为了让粟粒疹快点消失而去挤掉，那样可能会留下疤痕。使劲擦洗也不行，不仅没用，而且还可能会刺激宝宝敏感的皮肤。

再次强调，切不可用手去挤捏宝宝的粟粒疹，以免引发皮肤感染等症状。

❀ 妈咪宝贝

有些父母可能会觉得宝宝现在长了粟粒疹，长大就会长青春痘，事实上并不一定会这样。因为宝宝长不长青春痘跟遗传有关，如果父母青春期或成年后长过痘，那宝宝在青春期很可能也会长青春痘。

🔸 可不可以给新生宝宝枕枕头

正常情况下，新生儿睡觉时是不需要枕头的。因为新生儿的脊柱是直的，平躺时，背和后脑勺在同一平面上，不会造成肌肉紧绷而导致落枕；加上新生儿的头大，几乎与肩同宽，侧卧也很自然，因此无须用枕头。如果头被垫高了，反而容易形成头颈弯曲，影响新生儿的呼吸和吞咽，甚至可能发生意外。如果为了防止吐奶，可以把新生儿的上半身适当垫高一些，而不是只用枕头将头部垫高。

3个月后可给宝宝枕枕头

宝宝长到3个月后开始学习抬头，脊柱颈段开始出现生理弯曲，同时随着躯体的发育，肩部逐渐增宽。为了维持睡眠时的生理弯曲，保持身体舒适，就需要给宝宝用枕头了。

选择合适的枕头

高度：宝宝在3～4个月时可枕1厘米高的枕头，以后可根据宝宝的发育情况，逐渐调整枕头的高度。

软硬度：宝宝的枕头软硬度要合适。枕头过硬易造成扁头、偏脸等畸形，还会把枕部的一圈头发磨掉而出现枕秃；过松而大的枕头，会使月龄较小的宝宝出现窒息的危险。

枕芯：枕芯的质地应选择柔软、轻便、透气、吸湿性好的材料，可选择灯芯草、荞麦皮、蒲绒等材料填充，也可用茶叶、绿豆皮、晚蚕沙、竹菇、菊花、决明子等材料填充。塑料泡沫枕芯透气性差，最好不用。

大小：宽度与头长相等即可。

枕套：枕套最好用柔软的白色或浅色棉布制作，易吸湿透气。一般推荐使用纯苎麻，它在凉爽止汗、透气散热、吸湿排湿等方面效果最好。

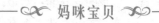

妈咪宝贝

枕芯一般不易清洗，所以要定期晾晒，最好每周晒一次。而且要经常活动枕芯内的填充物，保持松软、均匀。最好每年更换一次枕芯。

🔸 宝宝应该采取什么样的睡姿

宝宝的头型与枕头无关，与宝宝的睡姿有关。刚出生的宝宝，头颅骨尚未完全骨化，各个骨片之间仍有成长空隙，直到15个月左右囟门闭合前，宝宝的头部都有相当的可塑性。

所以妈妈要注意，千万不要让宝宝只习惯某一种睡姿，这样，宝宝头部某一方位的骨片由于长期承受整个头部重量的压力，其生长的形状必然会受影响，容易把头型睡偏。妈妈应该每2～3个小时就给宝宝更换一次睡眠姿势。一般认为，平卧和侧卧是宝宝最好的睡姿选择，能保证宝宝头部正常发育，睡出漂亮的头型。但是一定不能忘记，侧卧时，还是应采取左侧卧和右侧卧交替的方法。

给宝宝换睡姿的方法

宝宝在睡眠比较浅的时候不要动他，他会不接受，会哭闹不安，会转到他喜欢的位置接着睡。在宝宝睡着15～20分钟，比较沉的时候，帮助他改变一下体位，是循序渐进的改变，开始少一点，然后再多一点。

> **妈咪宝贝**
>
> 宝宝3个月后，妈妈可以给宝宝枕枕头，但这时的宝宝有足够的力量移动头部，通常在其进入睡眠状态后1个小时左右，头往往会离开枕头，所以，妈妈必须经常关注和看护好睡眠中的宝宝，避免出现枕头滑开，遮住宝宝口鼻，从而令宝宝发生意外的情况。

🖤 给宝宝戴饰物好吗

自古以来，人们都会给宝宝佩戴金锁、银锁、银手镯等饰品，上面还刻着"吉祥如意""长命百岁"等吉祥的祝福语。其中包含了父母及亲朋好友对宝宝的祝福，希望他能健康、快乐地成长。但宝宝毕竟太小，佩戴金属类饰品难免会存在一些安全隐患。

首先，宝宝的皮肤非常娇嫩，所戴饰物会刺激磨擦局部皮肤，使皮肤受到损伤。一些低档首饰在造型上有尖、爪等，而且做工粗糙，有的接口不对位，有的毛坯打磨不光滑，容易刺激或刮伤皮肤。如果病菌侵入繁殖，还可能造成继发感染，引起全身性疾病。

其次，宝宝生性好动，常会把东西放进嘴里，通过咬来探索。一些首饰原料属于重金属，如金、银等，若把它们含在嘴里，可能会造成宝宝重金属中毒。此外，首饰上的一些细小饰物（如小铃铛）很容易被宝宝误吞到体内，或卡在喉咙，造成窒息。

所以，为了宝宝的安全，建议父母不要给宝宝戴饰品。可以将亲朋好友送的饰品放入首饰盒（宝宝专用）替宝宝保存好，等宝宝大点再戴。

> **妈咪宝贝**
>
> 如果宝宝戴金属饰品后，接触部位出现红肿、丘疹、水疱等，极有可能是宝宝属过敏体质，金属饰品引起了过敏反应，这时应及时将宝宝送医院诊治。

❀ 怎样礼貌地拒绝过多的探视者

我国有一些风俗习惯是在宝宝生下后3天、7天、满月时摆酒席庆贺，这时来往的亲朋好友很多，问候产妇、看看宝宝，这个亲一下、那个抱一抱，这样会把有些客人携带的病菌传给宝宝，使宝宝受到感染。

虽然在母体中获得的免疫能力，能够让新生儿6个月内成功抵抗外部细菌的侵袭，但过多探视，成人呼吸道中的微生物可能成为新生儿的致病菌。新生儿的生活环境要安静舒适，空气新鲜，远离感染源。过多探视，对新妈妈产后恢复也不利，休息不好，乳汁分泌就减少，给母乳喂养带来困难。

所以，刚分娩后大家来探视，妈妈应该简短礼貌地回复大家的询问，尽量少说话多休息，或由家人出面接待。尤其是患有慢性病或感冒的亲友最好不要让其接近产妇和宝宝。家人可以含蓄地告诉客人：宝宝正在睡觉，不然醒后哭闹，使得母亲更加疲惫，或说现在感觉有点累等委婉的措辞。

在含蓄而委婉拒绝探视宝宝这个问题上，爸爸要发挥重要作用，爸爸可以提前用手机告诉亲朋好友适宜的探视时间，合理安排，避免人员过多、时间过长。以保证妈妈体力和精力的顺利恢复。

还可以提前通过E-mail、QQ等发信息告诉大家妈妈和宝宝的近况，表示要听从医生的话多注意休息，尽量避免探视，还可以用数码相机拍下宝宝的照片上传到论坛，让同事朋友一睹小宝贝的风采。

> **✖❀ 妈咪宝贝 ❀✖**
>
> 有亲朋好友来访，父母可在客厅热情接待和交谈，让客人从窗户或门口瞧宝宝一眼。

❀ 宝宝黄疸期间如何照看

由于只要超过生理性黄疸的范围就是病理性黄疸，因此出院后对宝宝的观察非常重要。以下是黄疸儿居家照顾须知：

❶ 仔细观察黄疸变化

黄疸是从头开始黄，从脚开始退，而眼睛是最早黄，最晚退的，所以可以先从眼睛观察。如果不知如何看，建议可以按压身体任何部位，只要按压的皮肤处呈现白色就没有关系，是黄色就要注意了。

❷ 观察宝宝日常生活

只要觉得宝宝看起来愈来愈黄，精神及胃口都不好，或者体温不稳、嗜睡，容易尖声哭闹等状况，都要去医院检查。

❸ 注意宝宝大便的颜色

要注意宝宝大便的颜色，如果是肝脏、胆道发生问题，大便会变白，但不是突然变白，而是愈来愈淡，如果身体也突然变黄，就必须去医院检查。

❹ 家里不要太暗

宝宝出院回家之后，尽量不要让家里太暗，窗帘不要拉得太严实。白天宝宝接近窗户旁边的自然光，电灯开不开都没关系，不会有什么影响。但不要让宝宝直接晒到太阳，以免晒伤。

> **❦ 妈咪宝贝 ❦**
>
> 妈妈要注意勤喂母乳，因为有些宝宝出现黄疸是由于喂食不足引起的。

❧ 新生宝宝要接种哪些疫苗

新生儿期需要注射卡介苗和乙肝疫苗。

卡介苗接种介绍

接种卡介苗可以增强宝宝对于结核病的抵抗力，预防严重结核病和结核性脑膜炎的发生。目前我国采用的是减毒活疫苗，安全有效。宝宝在出生后，就要及时接种卡介苗。

注射卡介苗的注意事项：接种后在接种部位有红色结节，伴有痛痒感，结节会变成脓包或溃烂。此类现象属疫苗的正常反应，一般2~3个月自行愈合。

注射卡介苗的禁忌：当新生儿患有高热、严重急性症状、免疫不全、出生时伴有严重先天性疾病、低体重、严重湿疹以及可疑的结核病时，不应接种卡介苗。

如果宝宝出生时没接种，可在2个月内到当地结核病防治所卡介苗门诊或者疾病预防控制中心的计划免疫门诊补种。

乙肝疫苗接种介绍

接种乙肝疫苗的目的是预防乙型肝炎。乙肝疫苗必须接种三次才可保证有效。一般时间为：第1次：24小时内；第2次：1个足月；第3次：6个足月。

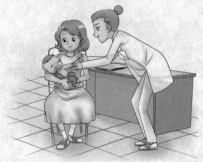

注射乙肝疫苗的注意事项：接种后宝宝一般反应轻微，少数会有不超过38℃的低热，伴有恶心及全身不适。约10%的接种者在注射部位有

局部发红、肿胀和硬结。一般不用处理，1～2天可自行消失。

注射乙肝疫苗的禁忌：肝炎，发热，慢性严重疾病，过敏体质的宝宝禁用。如果是早产儿，则要在出生一个月后方可注射。

疫苗接种后要注意观察什么

近年来由于新闻或报纸杂志偶有报道因接种疫苗后发生猝死或严重并发症的例子，父母都会有些担心：接种疫苗后，会不会还没受到保护就已产生了副作用。

疫苗接种后父母要观察宝宝是否会产生不适反应，以便及时就医。

接种疫苗后的反应	接种疫苗后的照护方式
注射部位局部红肿、疼痛、硬块	注射后6～8小时发生肿痛，反应激烈者，会形成硬块。接种部位24小时内，可用冷敷减轻疼痛；24小时后，可用温敷消肿帮助吸收
轻度发热	一般只要给退热药即可，至于退热药的选择，要避免阿司匹林与水杨酸制剂，因为有可能引起雷氏症候群
烦躁不安、哭闹	大多在注射以后12小时内发作，可以持续1小时。安抚观察即可
长疹子	一般只要观察即可，偶尔才需使用到抗过敏药物。主要是因为有些疫苗中含有微量的新霉素和多黏菌素，应小心用于对这些抗生素过敏的患者
高烧超过40.5℃	48小时以内发作。一般只要给退烧药即可。有些幼儿可能因为发热而引起热痉挛，这与个人体质有关，多数都是良性的
超过3小时以上的持续性哭闹	48小时以内发作，发生率为1%。要特别注意食欲、活动力是否也跟着降低。若极度昏睡、低张力、全身虚脱或尿量减少，则必须就医请医生处理
神经学病症	严重反应如痉挛、神经疾病及脑部疾病等极少发生
过敏性休克	发生率极低，通常为立即型过敏反应，可能危及生命

新生儿能力训练

❧ 新生宝宝具备什么样的能力

人刚生下来，就具备73种潜能。比如，刚出生的宝宝就具备吮吸能力；出生8小时的宝宝，就会模仿成人吐舌头；3个月的婴儿，存在爬行反射、行走反射、游泳反射等7种无条件反射。

看的能力：新生宝宝刚出生就有看的能力，并能记住所看到的东西。34周早产儿与足月儿有相同的视力。宝宝出生后，父母应多与宝宝对视，因为眼睛看东西的过程能刺激宝宝大脑发育，而且与宝宝对视，还能向宝宝表达你们对他的爱。

听的能力：新生宝宝的听觉是很敏感的。如果妈妈在宝宝耳边轻轻地说话，宝宝会转向说话的一侧。宝宝喜欢听妈妈的声音，因为妈妈的声音会让宝宝感到亲切，宝宝不喜欢听过响的声音和噪声。

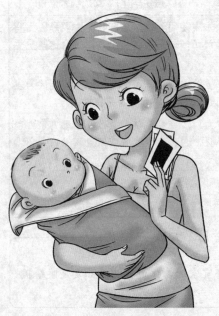

说的能力：新生儿说的能力就是哭的能力。整个新生儿期，宝宝都在哭，妈妈要学会听懂这种特殊的语言。

触觉能力：刚出生的宝宝对不同的温度、湿度、物体的质地和疼痛都有触觉感受能力。也就是说他们有冷热和疼痛的感觉，喜欢接触质地柔软，和体温相近的物体，如妈妈的身体。另外，嘴唇和手是宝宝触觉最灵敏的部位。

味觉能力：新生宝宝有良好的味觉。给出生后只有一天的新生宝宝喝不同浓度的糖水，他们会有不同的反应。如给宝宝喝酸橘子水时，他会皱起眉头。

嗅觉能力：新生宝宝能认识和区别不同的气味。宝宝比较喜欢妈妈本身的体香，排斥化妆品的味道，所以，妈妈在哺乳期间不要化浓妆。

🌢 怎样锻炼新生宝宝的听力

听心跳声：当新生儿哭闹时，妈妈可将宝宝抱在左胸部位，让宝宝听听妈妈的心跳声，他会立即停止哭泣。当妈妈不在时，可将录下的心跳声播放给宝宝听，也能起到同样的效果。因为心跳声与他在子宫内听见的母亲心跳声的节奏相同，使他有安全感。

听听音乐：妈妈在宝宝清醒时，尤其是在吃奶时，可以放些节奏缓慢、优美的音乐给宝宝听。但注意不要在短时间内频繁更换曲子，而应该在一段时间内只放一首短小、悦耳的曲子，让宝宝经常听。妈妈可每天让宝宝听2～3次音乐，可以增强宝宝的听觉能力和记忆力。

和宝宝说话：宝宝最喜欢听妈妈的声音，妈妈应在日常生活中多与宝宝说话，可以轻声呼唤宝宝的名字，还可结合当时的情境，对宝宝讲一些情境语言。如宝宝吃饭时，可以说："宝宝吃奶，快长大。"宝宝睡醒了，妈妈可以说："宝宝醒了吗？让妈妈看看。"注意，讲话的声音要轻柔，要富有感情。

给宝宝念儿歌：宝宝一般对朗朗上口的儿歌比较容易产生兴趣。妈妈可以经常给宝宝哼哼儿歌，如在哄宝宝睡觉时，或在宝宝醒来时。儿歌容易刺激宝宝的大脑皮层，使宝宝记忆深刻。

听玩具声：新生儿喜欢听八音琴、铃声、玩具动物叫声，每次训练只让他听一种声音，反复地训练听觉。

其他：还可以制造一些"有利"的噪声让宝宝听，如开门声、洗衣机声、洗澡时的拍水声等。

🌢 如何训练新生宝宝的视觉

看黑白：刚出生的宝宝只能看到离眼睛20～25厘米远的东西，等到1个月之后就能看到90厘米甚至更远的东西了。宝宝一般比较喜欢黑白图案。妈妈可将黑纸和白纸各一张放在出生10天左右的新生宝宝面前，先给他看看黑纸，然后再看白纸，各注视半分钟再将黑白纸同时出示，让他同时看两种不同颜色的纸，训练眼球在两张纸之间来回移动。

看彩球：宝宝睡醒以后，妈妈可用一个鲜红色的玩具或彩色的球、红色的绒布娃娃等逗引宝宝，看他有无视觉反应。宝宝看到玩具后，若盯住它看，妈妈可将玩具移动，看宝宝的眼睛是否会跟着玩具移动。玩2～5分钟，玩具移动的速度要慢一些。

看亮光：新生儿出生后已有光感，可在房内挂光亮适度、柔和的乳白色灯或彩色灯，光线不要直射宝宝的脸。训练时，可以一会儿开灯，一会儿关灯，以锻炼宝宝瞳孔扩张与收缩。宝宝2周后可用红布包住手电筒，将亮光对准宝宝眼上方15～20厘米处，沿水平线向左右或前后方向慢慢摇动数次。

认玩具：在宝宝吃饱后，清醒时，妈妈把各种常见的不同大小、形状、质地的物品拿给宝宝看，并告诉新生宝宝物品的名称，可能的话还可以拿着宝宝的手抚摸一下物品。这个训练可以在出生半个月后进行，可以锻炼宝宝的视觉能力，为宝宝手眼协调做准备，同时训练新生宝宝的注意力。

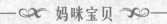

妈咪宝贝

视觉训练，刚开始以每次2～3分钟为宜。妈妈不可整天让宝宝盯着天花板，使新生宝宝得不到视觉刺激。

🌑 如何用不同气味训练宝宝的嗅觉

嗅觉能形成一个人记忆中最强有力的部分，如果你能够尽早及适当地对宝宝的嗅觉进行刺激，宝宝的思维能力就能够得到极大的锻炼。

把带有不同气味的物品让宝宝来"欣赏"就是训练宝宝嗅觉的一个比较好的方法。例如，妈妈的衣物，厨房的气味，米饭的香味，各种炒菜的味道，香皂特殊的芳香。有的家庭比较喜欢养花，植物在花儿开放的时候一般都会释放出花香，这也是训练宝宝嗅觉的好素材，包括植物的茎叶，都有其属于自己的特殊的气味。经过经常练习，感官能力的改善是有可能实现的。

这些练习会使受到忽视的感官得到培养，还可以培养宝宝积极的注意力，从而会使宝宝在生活中逐步锻造出强有力的意志。

身边训练宝宝嗅觉的素材有：

❶ 花的气味：茉莉花、玫瑰花、兰花、菊花。

❷ 瓜果的气味：苹果、橘子、桃子、香蕉、柠檬、香瓜。

❸ 蔬菜的气味：韭菜、芹菜、大蒜、大葱、洋葱头。

❹ 饮料的气味：白酒、啤酒、果酒、香油。

> **妈咪宝贝**
>
> 妈妈要注意，食堂、动物园、厕所、食品店、医院等，这些场所最好不要让宝宝停留太久，如果宝宝的嗅觉非常好，这些不好的气味会让他觉得很不舒服。

训练新生宝宝触觉宜采用什么方法

触觉的正常发展，对于新生宝宝大脑的发展和全身动作的发展十分有利。新生儿最早出现的感觉是皮肤感觉，所以妈妈要多抚摸宝宝，以发展宝宝的触觉。

触摸乳房：在喂奶前，妈妈将宝宝抱在怀里，握着他的小手去触摸自己的乳房，然后再喂奶。他多次触摸乳房后，可以建立条件反射，知道饿了可在此处觅食。

触摸脸：宝宝睡醒后，妈妈用手指轻轻抚摩新生宝宝的脸，抚摩的动作要缓慢，要非常轻，一边抚摩一边唱儿歌。若妈妈接触宝宝时，宝宝有转头的反应，妈妈可以在他脸颊上亲吻一下，以资鼓励。

触摸手：妈妈要经常用手轻柔地抚摩宝宝的每一根手指，使他紧握的小手放开，并在每次抚摩后用不同的物体如：硬的木棒、软的毛巾等去触碰他的手掌心，使他感觉到不同物体的触觉刺激。

触摸身体：可在给宝宝洗澡前或换尿布后，全裸或半裸时，妈妈用手抚摩小宝宝的身体，由胸部、腹部抚摩到腿、两臂，然后翻转身体抚摩后身，从颈部往下抚摩到背部、臀部，轻轻抚摩，使宝宝的皮肤受到触觉的刺激。

> **妈咪宝贝**
>
> 洗澡后触摸宝宝身体时，要注意将室温调至合适的温度，以免宝宝光着身子着凉。

如何利用宝宝的行走反射促进大脑发育

行走反射是指宝宝天生所具备的"行走"的能力。这一反射在宝宝出生后56天左右就自然消失。所以，父母应及早地、充分地利用宝宝的这一能力并加以动作训练，可使宝宝提早学会走路，从而促进脑的发育成熟、智力发展。

时间：从出生第8天开始到第56天结束。每天4次，每次3分钟。于喂奶后半小时进行。

方法：托住宝宝的腋下，用两个大拇指控制好头部让他的光脚板接触平面，他就会做协调的迈步动作。这就是先天的非条件反射——行走反射。

妈妈注意：

❶ 早产儿及佝偻病患儿，不宜做此项练习。

❷ 动作要轻柔，边做边喊口令"一二一"，或逗引宝宝。

❸ 注意宝宝的情绪，若情绪不好应立即停止。

❹ 一般除腹泻、发热等患病情况外，要坚持进行。这样，56天过后，宝宝就会形成条件反射，扶站即走，乐此不疲。一般在10个月左右就可独立迈步行走。

> ### 妈咪宝贝
>
> 宝宝一出生就有抓握的本领，即握持反射。所以，妈妈可在出生20天后，对宝宝进行训练。妈妈可拿花环棒、笔杆、筷子之类的物品让宝宝试握。但要注意别伤到宝宝。

◆ 怎样对新生宝宝进行动作训练

抬头训练：妈妈竖抱宝宝，使宝宝的头部靠在自己的肩上，然后妈妈不要用手扶住宝宝头部，让宝宝的头自然直立片刻。每日4～5次。可以促进宝宝颈部肌肉张力的发展。

俯腹抬头训练：宝宝空腹时（吃奶前），将他放在妈妈或爸爸的胸腹前，自然俯卧，妈妈把双手放在宝宝背部按摩，并逗引宝宝抬头。也可使宝宝俯卧在床上，用玩具逗引宝宝抬头片刻，边练习边说"宝宝，抬抬头"，同时用手轻轻按摩宝宝背部，使宝宝感到舒适愉快，背部肌肉得到放松。这个训练可以训练宝宝头、颈部的肌肉，还可使宝宝扩大视野，智力得到开发。

手部动作训练：把宝宝平放在床上，让他随意握拳、挥拳。妈妈不要总是把宝宝的小手藏在衣服里，而应该让他经常看自己的手、玩手，充分地去抓、握、拍、打、敲、挖……宝宝手掌的皮肤有丰富的触觉神经末梢感受器，手部动作可以使宝宝感受丰富多彩的外部世界。

蹬脚训练：使宝宝仰卧于床上，妈妈将几件发响软塑玩具放于墙边，并用一块有一点硬度的板立在软塑玩具前面，使宝宝在无意识地随意蹬踏中，逐渐引发有意识地用力踏蹬，从而训练宝宝双腿的灵活性及交替蹬踢能力。需要注意的是，硬板比较凉，妈妈不要让宝宝光脚蹬踏板。这个训练可以锻炼宝宝的腿部力量，为宝宝今后学爬做准备。

给宝宝做四肢运动

❶ 打开一个有节奏的体操运动音乐。

❷ 将宝宝放在床上，双手轻轻握住宝宝的手或脚。

❸ 随着体操的节奏帮助宝宝做四肢运动。

> **妈咪宝贝**
>
> 做动作训练时，如果宝宝紧张、烦躁，可暂缓，改为皮肤按摩，使宝宝适应。

什么样的玩具适合新生宝宝

新生儿的小手还不会抓握，也不会摆弄玩具，但他的眼睛会看，耳朵会听，小手会触摸，因此需要通过玩具来发展他的视觉、听觉、触觉。新生儿的玩具必须是色彩鲜艳、有响声、能活动、小型、光滑而无锐利尖角边缘的，这可以使新生儿能看、能听、能触摸，能引起他兴奋而自发地活动手脚。

可以选择悬挂的彩球、彩灯、妈妈脸谱画、大幅人像画、红色塑料玩具，以及八音琴、响铃棒、拨浪鼓，能捏出声响的橡塑娃娃或动物等音响玩具，还有诸如小皮球、小木棒、塑料圆环、布娃娃类的触摸玩具。

防止宝宝眼内斜

大多数妈妈喜欢在宝宝的床栏中间系一根绳，上面悬挂一些可爱的小玩具，逗引宝宝追着看。这样做可以发展宝宝的视觉能力，但如果经常这样做，就会使宝宝的眼睛较长时间地向中间旋转，有可能发展成内斜视，俗称"斗鸡眼"。所以，妈妈应该掌握正确的方法，即把玩具悬挂在围栏的周围，并经常更换玩具的位置。玩具不要挂得太近，使宝宝看得很累，最好常抱宝宝到窗前或户外，看远处的东西。

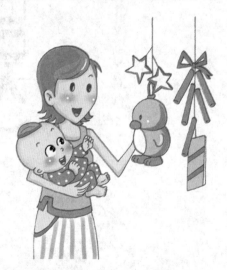

> **妈咪宝贝**
>
> 宝宝玩具不宜选得太多，触觉、听觉玩具一定要选质量轻、易抓握、小型柔软的。

Part 2

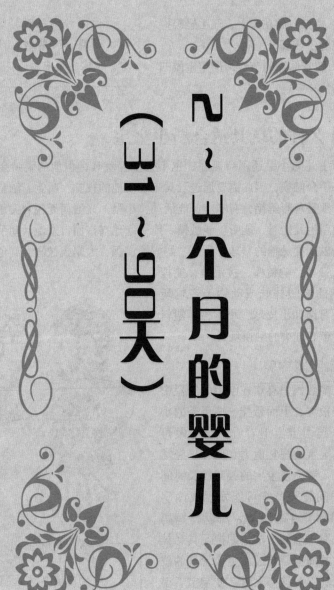

2~3个月的婴儿（31~90天）

宝宝的生长发育

◆ 2个月的宝宝

体重：进入第2个月，宝宝仍处于高速生长的阶段。这个月宝宝体重呈阶梯性、跳跃性地增长。到第2个月月底，男宝宝的平均体重能达到7.17千克左右，女宝宝的平均体重能达到5.75千克左右。

身高：前3个月的宝宝身高平均每月增加4.3厘米。满2个月的宝宝身高可达59厘米左右。影响身高的因素有很多，包括喂养、营养、疾病、环境、睡觉、运动、遗传等。但这个月宝宝的身高不受遗传影响。

头围：根据近期的权威测量统计结果显示：满月宝宝的头围可达37.6厘米；2个月宝宝的头围平均已达到39.2厘米（36.2~41厘米），比出生时增长了5.2厘米，显然超出了应增长平均值（1.5~2.0厘米）。

◆ 3个月的宝宝

体重：这个月的宝宝仍然发育得很快，体重基本可以增加0.9~1.25千克。一般来说，到第二个月底，宝宝的正常体重为：男宝宝6.39~7.95千克，女宝宝5.83~7.29千克。

身高：这个月宝宝的身高可增长2.9厘米左右，到了第二个月末，宝宝身高可达62厘米。另外，有的宝宝先长，有的宝宝后长，但只要没有疾病，妈妈就不要为宝宝一时的身高不理想而担心。

头围：这个月宝宝的头围可增长1.4厘米。婴儿期定时测量头围可以及时发现头围过大或过小。头围过小或过大，都要请医生检查。头围过小提示宝宝小头畸形、大脑发育不全、脑萎缩；头围过大则说明宝宝有脑积水、脑瘤、巨脑症等疾病。

妈咪宝贝

身体、体重、头围的测量，要量得标准，一开始最好请专业人员指导，避免自己测量造成误差。如果测得的数值明显落后于平均值，要及时看医生。

🌑 宝宝的能力发展

2个月的宝宝：这个月的宝宝脱离了新生儿期，逐渐适应环境，更加招人喜爱。宝宝在8周时，俯卧位时下巴离开床的角度可达45°，但不能持久，等到宝宝3个月时，下巴和肩部就能都离开床面抬起来，胸部也能部分离开床面，而用上肢支撑部分体重了。宝宝俯卧时，父母要注意看护，防止宝宝因呼吸不畅引起窒息。这个月宝宝双脚的力量也在加大，只要不是睡觉吃奶，手和脚就会不停地动，虽然不灵活，但他动得很高兴。

3个月的宝宝：这个月的宝宝翻身时，主要是靠上身和上肢的力量，还不太会使用下肢的力量，所以，往往是仅把头和上身翻过去，而臀部以下还是仰卧位的姿势。这时如果妈妈在宝宝的臀部稍给些推力，或移动宝宝的一侧大腿，宝宝会很容易把全身翻过去。

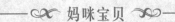

妈咪宝贝

妈妈要根据宝宝的能力发展状况，采取适合宝宝各年龄段的训练方法，有关训练方法可参考每章"早教启智与能力训练"的内容。

🌑 宝宝的特殊生理现象

◎鼻根部、手足心发黄：2～3个月的宝宝如果出现手足心、鼻根部发黄，但眼睛巩膜却蓝蓝的，可能是添加了橘子汁引起的。没有关系，可以暂时停止，或减少摄入量，会很快好的。

◎头部奶痂：由于一些原因，有的宝宝头部、眉间可能会有厚厚一层奶痂，颜色发黄，这不要紧。父母不要直接往下揭痂，否则会损伤宝宝的皮肤，要将甘油（开塞露也可以）涂在奶痂上浸泡，等到奶痂变柔软，轻轻一擦就自行脱落了。不要急于一次弄干净，每天弄一点，慢慢弄净。

◎奶秃：这个时期的宝宝会出现脱发现象。出生后本来黑亮浓密的头发变得稀疏发黄了，妈妈总认为是宝宝营养不良。这么大的宝宝出生脱发是一种生理现象，民间俗称奶秃。随着月龄的增大，开始添加辅食，脱落的头发会重新长出来。

◎小便次数减少：有的妈妈发现宝宝满月后小便次数减少了，于是担心是不是宝宝缺水了。其实不是的，虽然宝宝小便次数减少了，但量增多了，原来尿布垫两层就可以，现在垫三层也会尿透。所以，并不是缺水了，是宝宝长大了，妈妈应该高兴。

◎大便溏稀、发绿：宝宝这时的大便可能会夹杂着奶瓣或发绿、发稀。这不要紧，不要认为是宝宝消化不良或患肠炎了。大便次数也可能会增加到每日6~7次，这也是正常的。只要宝宝吃得好，腹部不胀，大便中没有过多的水分或便水分离的现象，就一般没问题。

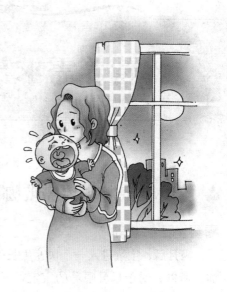

◎夜哭郎：有的宝宝白天睡得很好，到了晚上就开始哭闹，睡一会儿就哭，还非常难哄，有时候越哄越哭，爸爸妈妈一点办法也没有。这时，如果确定宝宝没有任何问题，父母首先不要急躁，不要过分哄。实在哄不好，就让他哭会儿。要注意白天不要让他睡太多，白天睡足了，晚上自然睡不着。

❧ 妈咪宝贝 ❧

吃饱喝足，身体没有任何不适，宝宝在睡眠中也时常会露出笑容。如果宝宝哪里不舒服了、渴了、饿了、躺腻了，就会皱起眉头，甚至哭闹起来。

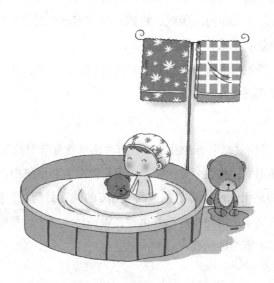

营养需求与喂养指导

本阶段宝宝主要需要哪些营养

需要全面的营养

满月后，宝宝进入一个快速生长的阶段，对各种营养素的需求也随之增加。所以，对于母乳喂养的宝宝，妈妈要注意在饮食上保持营养均衡，平时多摄入一些能促进乳汁分泌的食物，每天保证吃5餐，食物种类要尽量丰富、营养。不要吃刺激性太强的食物，以免影响乳汁的味道而使宝宝不愿进食母乳。

补充鱼肝油和钙

每天喂宝宝吃1粒浓缩鱼肝油和4～6片钙片（每天2～3次，每次2片）。目前我国已有宝宝专用的维生素D和钙，宝宝专用维生素D为400IU（预防量；钙片则以碳酸钙为最佳）。人工喂养和混合喂养的宝宝所饮用的配方奶粉中，维生素D及钙均已强化在内，所以，妈妈在给宝宝补充维生素D和钙时要咨询医生，根据吃奶量多少来补充维生素D和钙。

喂母乳的妈妈也可多吃一些含钙较高的食物，如海带、虾皮、豆制品、芝麻酱等，或直接吃钙片。

3个月补充维生素C

3个月的宝宝要注意补充维生素C。维生素C能有效对抗宝宝体内的自由基，防止发生坏血病。维生素C一般存在于新鲜蔬菜和水果中，因为宝宝不能直接食用蔬菜和水果，所以容易造成维生素C的缺乏。所以，等到宝宝3个月时，妈妈要注意给宝宝增加一些绿叶菜汁、番茄汁、橘子汁和鲜水果泥等，这些食品中均含有丰富的维生素C。

妈妈多吃补脑食品

第3个月是宝宝脑发展的黄金时期，所以，为了保证宝宝的大脑发育，喂母乳的妈妈要注意多摄入一些补脑的食品。常见的补脑食品有：动物肝脏、花生、橘子、香蕉、苹果、小米、玉米、红糖、金针菇、菠菜等多种食品。

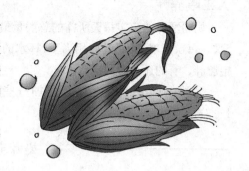

—— 妈咪宝贝 ——

喝配方奶的宝宝要多喝水，因为绝大多数宝宝喝了奶粉会上火，多喝水可以缓解这种情况。一般宝宝每日每千克体重需要100~150毫升水。

本阶段宝宝每天需要吃多少奶

宝宝知道饱饿

这个阶段的宝宝每日所需的热量是每千克体重100~120卡。如果宝宝每日摄入的热量低于100卡，则可能是由于热量摄入不足，导致体重增长缓慢或落后；如果每日摄入热量高于120卡，可能由于热量摄入过多使体重超过标准，成为肥胖儿。

人工喂养的宝宝可根据每日喂的牛奶量计算热量，母乳喂养和混合喂养儿不能通过乳量来计算每日所摄入的热量。实际上，计算每日摄入多少热量没有必要，如果按照宝宝自己需要供给奶量，绝大多数宝宝都知道饱饿，饱了就不会吮吸了。

母乳喂养

一般情况下，在这个月中母乳喂养的宝宝吃奶的次数是有规律的，除夜里之外，白天只要喂5次，每次间隔4小时，夜晚只喂一次母乳即可。

母乳的量是否能够满足宝宝的需要，可以用称体重的方法来衡量。如果宝宝体重每天能增加20克左右，10天称一次，每次增加200克，说明母乳喂养可以继续，不需增加任何代乳品；当宝宝体重平均每天只增加10克左右时，或夜间经常因饥饿而哭闹时，就可以再增加1次哺乳。

人工喂养

奶粉喂养的宝宝每天所需的总奶量最好保持在1000毫升以内。如果每天喂5次，每次可喂200毫升，相当于1杯水的量，如果超过了这个范围，容易使宝宝肥胖，有的还会导致厌食。

另外，3个月的宝宝可以添加一些果汁和蔬菜汁，每次1~2勺，每天1~2次。

妈咪宝贝

宝宝黄金配餐		
时间	食物类型	添加量
6:00	母乳或母乳+配方奶	120~160毫升/次
9:00	添喂婴儿营养米粉	适量
11:00	母乳或母乳+配方奶	120~160毫升/次
13:00	蔬菜汁或水果汁	90毫升
16:00	母乳或母乳+配方奶	120~160毫升/次
18:00	菜泥或水果泥、米汤	20~30克/次
21:00	母乳或母乳+配方奶	120~160毫升/次
00:00	母乳或母乳+配方奶	120~160毫升/次

宝宝睡着了，需要叫醒他喂奶吗

如果母乳充足，到了这个月仍可以纯母乳喂养，吃奶间隔时间可能会延长，可从3小时一次，延长到4小时一次。到了晚上，如果宝宝睡得很香，也可能延长到6~7个小时，一般宝宝饿了自然会醒过来，妈妈无须将宝宝叫醒。睡觉时宝宝对热量的需要量减少，上一顿吃进去的奶量足以维持宝宝所需的热量。

当然，如果超过6个小时，妈妈怕宝宝饿的话，可把乳头放到宝宝嘴里，宝宝会自然开始吮吸，再慢慢将宝宝唤醒比较好。或妈妈可以给宝宝换尿布，触摸宝宝的四肢、手心和脚心，轻揉其耳垂，将宝宝唤醒。

如果上述方法无效，妈妈可以用一只手托住宝宝的头和颈部，另一只手托住宝宝的腰部和臀部，将宝宝水平抱起，放在胸前，轻轻地晃动数次，宝宝便会睁开双眼。宝宝清醒后，妈妈就可以给宝宝哺乳。

宝宝吃几口就睡，要不要叫醒?

有些宝宝吃奶前哭闹了很久，所以比较疲劳，没吃几口就累了，这时妈妈应该把宝宝叫醒，让宝宝吃饱后再睡。否则，宝宝很快就会饿醒，然后又会因饿而哭闹，哭累了就会又吃几口就睡，形成不良的生活习惯，既影响宝宝的生长发育，又影响妈妈的生活安排。所以，如果宝宝没吃几口就睡了，妈妈应将乳头动几下，刺激宝宝的唇部，或捏捏宝宝耳朵，挠挠脚心，把宝宝弄醒，使他继续吃奶，直至吃饱。

> **妈咪宝贝**
>
> 混合喂养或人工喂养的宝宝，也应每隔3～4小时喂奶一次。

◆ 宝宝打嗝后仍然溢奶怎么办

有些妈妈在宝宝每次吃完奶后，会竖抱起宝宝并轻轻拍打他的背，使其打出嗝，可是有些宝宝每次打出嗝后，再躺下时还是会溢奶，甚至会吐奶，这该怎么办呢?

在宝宝打嗝后不要马上让他躺下，应先让宝宝背靠着大人的身体坐着入睡。宝宝经常会在吃完奶后20～30分钟再打嗝，如果宝宝在坐位打嗝，就不会大量溢奶。因为宝宝的胃如同竖着放的瓶子，上部全是空气，膈肌收缩时，排出空气，不会带出大量奶液。等打嗝过后再把宝宝放在床上，让他右侧卧位躺下。

怎样让宝宝停止打嗝

有的宝宝吃完奶后，总是不停地打嗝，很难受。有没有方法可以让宝宝停止打嗝呢?

让宝宝坐在妈妈腿上，妈妈用右手拇指压在宝宝的胸骨下端与肝脏之间约1/2的位置，半分钟至1分钟后打嗝会停止。因为用外力触动膈肌的敏感部位，能使膈肌不自主的收缩停止。另外，宝宝打嗝时，还可以用玩具逗逗他，给他放一些轻柔的音乐，以转移其注意力；或用手拍拍他的背，也可以减少打嗝的频率。

人工喂养的宝宝需注意，喂奶时要让奶液充满奶嘴，不要一半是奶液，一半是空气，这样容易使宝宝吸进空气，引起打嗝，同时造成吮吸疲劳。

> **妈咪宝贝**
>
> 打嗝本身对宝宝的健康并无任何不良影响，妈妈不必担心。

🔸 宝宝吃奶吃吃停停是怎么回事

3个月以内的宝宝，吃奶时总是吃吃停停，吃不到三五分钟，就睡着了；睡眠时间又不长，半小时或1小时又醒了。这是怎么回事呢？

❶ 妈妈乳量不够，宝宝吃吃睡睡，睡睡吃吃。

❷ 人工喂养的宝宝，由于橡皮奶头过硬或奶洞过小，宝宝吮吸时用力过度，容易疲劳，吃着吃着就累了，一累就睡，睡一会儿还饿。

解决方法

❶ 妈妈的奶量不足，给宝宝喂奶时要用手轻挤乳房，帮助乳汁分泌，宝宝吮吸就不大费力气了。两侧乳房轮流哺乳，每次15~20分钟。也可以先喂母乳，然后再补充代乳品（如配方奶）。

❷ 人工喂养的宝宝，确定奶嘴洞口大小适中的方法，一般是把奶瓶倒过来，奶液能一滴一滴迅速流出。另外，喂奶时要让奶液充满奶嘴，不要一半是奶液一半是空气，这样容易使宝宝吸进空气，引起打嗝，同时造成吮吸疲劳。

❸ 无论母乳喂养或人工喂养，婴儿吃奶后能安稳地睡上2~3个小时，说明吃奶正常。如果母乳不足，宝宝吃吃睡睡，妈妈可轻捏宝宝耳垂或轻弹其足心，叫醒喂奶。

不爱吃奶的宝宝

有的宝宝吃得少，好像从来不饿，对奶也不亲，给奶就漫不经心地吃一会儿，不给奶吃，也不哭闹，没有吃奶的愿望。对于这样的宝宝，妈妈可缩短喂奶时间，增加喂奶频率。一旦宝宝把奶头吐出来，把头转过去，就不要再给宝宝吃了，过两三个小时再给宝宝吃，这样每天摄入的奶的总量并不少，足以供给宝宝每天的营养需求。

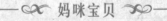

妈咪宝贝

给宝宝喂奶时，妈妈要选择安静无外界干扰的地方。妈妈在喂奶时也不要逗宝宝，让宝宝安静地吃。

🔹 哺乳期妈妈如何用药

妈妈在哺乳期间可能会出现一些不适，如乳腺疾病、感冒、产褥感染等，需要用药治疗，但妈妈又担心药物会影响乳汁，进而对宝宝不利。这种进退两难的场面该如何解决呢？到底妈妈在哺乳期间如何用药才安全呢？

处于哺乳期的妈妈用药物时应该十分谨慎。为了防止宝宝发生药物不良反应，哺乳的妈妈生病用药时应遵循以下几条原则：

❶ 不是非用不可的药物尽量不用，如果是必须使用的药物，应严格按规定剂量和疗程使用。

❷ 在同类型药物中，尽量选用对母婴危害较少的药物。

❸ 尽量减少联合用药，减少辅助用药。

❹ 为了将药物的不良影响降至最低，由医生确定哺乳期可以服用的药物。妈妈最好在哺乳后马上服药，

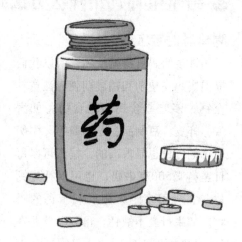

并且，尽可能地推迟下次给宝宝喂奶的时间，至少要隔4个小时，以便将更多的药物排出体外，降低奶水中的药物浓度。

❺ 当必须使用哺乳期禁用的药物时，应暂停哺乳。

当然，有些小剂量的药物，妈妈在哺乳期是可以按正常情况服用的。不过，为了将药物的不良影响降至最低，妈妈使用药物前，一定要向医生说明自己正在喂奶的情况，尽量使用不会通过母乳传递的药物，切勿自己随便乱服药。

※ 妈咪宝贝 ※

哺乳期新妈妈禁忌药物	
抗生素	四环素、内服红霉素、氯霉素等抗生素
碘胺类	碘胺类药物属弱酸性，哺乳期新妈妈尽量不要使用
中枢抑制类	苯妥英钠、苯巴比妥、安地西泮、甲氯丙酯（安宁）、氯氮卓宁等
吗啡类	6个月内的宝宝对吗啡类镇痛剂最为敏感，可引起宝宝呼吸抑制等严重反应，哺乳期新妈妈应该禁用
其他	碘化物或放射性碘剂、硫脲嘧啶、香豆素类药物、麦角制剂以及甲苯碘丁脲、阿托品等

给宝宝补钙用什么方法好

喝母乳的宝宝怎么补钙

许多妈妈自身就缺钙，所以我们提倡妈妈在孕期和哺乳期就应注意补充钙，多吃些含钙多的食物，如海带、虾皮、豆制品、芝麻酱等。牛奶中钙的含量也是很高的，妈妈可以每日坚持喝500克牛奶，也可以补充钙片，另外可多晒太阳以利于钙的吸收。如果母乳不缺钙，母乳喂养儿在3个月内可以不吃钙片，只需要从出生后3周开始补充鱼肝油即可。尤其是寒冷季节出生的宝宝更要注意补充钙及维生素D。

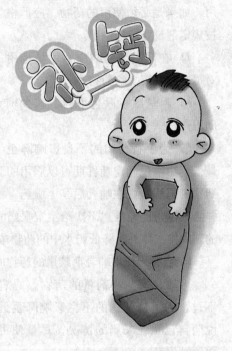

人工喂养的宝宝怎么补钙

如果是人工喂养的宝宝应在出生后2周就开始补充鱼肝油和钙剂。鱼肝油中含有丰富的维生素A和维生素D。如果是早产儿更应及时、足量补充。注意：维生素D的补充每日不能超过800IU，否则长期过量补充会发生中毒反应。

不可盲目补钙

有的父母误解了钙的作用，以为单纯补钙就能给宝宝补出一个健壮的身体。把钙片作为"补药"或"零食"长期给宝宝吃是错误的。如果盲目给宝宝吃钙片，反而可能造成宝宝体内钙含量过高。一般只要宝宝平时吃奶正常，并尽早添加一些蔬菜、水果和豆制品（豆奶、豆浆等），就能满足宝宝每天所需的钙了，没必要再补充大量的钙。

妈咪宝贝

宝宝这时期的辅食最好不要添加食盐，或添加极少量的盐。吃盐多，不仅尿钙量增加，骨钙的流失也会增加，这样不管补多少钙都是做无用功。

🌰 需要给宝宝补DHA、ARA吗

人类80%以上的脑组织的生长发育是在出生后第一年内完成的，早期的营养对大脑智能更好地发育会产生持久的影响。而二十二碳六烯酸DHA、花生四烯酸ARA是宝宝大脑与智力发育不可缺少的营养成分，对于提高宝宝的智力和视敏度大有益处。

对于此阶段的宝宝，妈妈应以母乳为宝宝的主食，因为母乳中含有均衡且丰富的DHA和ARA，可以帮助宝宝最大程度地发育大脑。但如果妈妈因为种种原因无法进行母乳喂养而选择用婴儿配方奶粉喂养宝宝时，应该选择含有适当比例的DHA和ARA的奶粉，以便为宝宝日后的健康成长做好最佳准备。

等到宝宝日后能吃辅食了，妈妈可在辅食中适当增加含DHA和ARA的食物。

宝宝的需求量

世界卫生组织建议婴幼儿期的宝宝每天补充100毫克DHA，以满足宝宝智力及身体发育的需要。

富含DHA的食物

除了母乳，蛋黄和海洋鱼类中（如秋刀鱼、沙丁鱼、鱿鱼、鲑鱼、鲭鱼、鲣鱼等）都含有丰富的DHA。鱼体内含PHA最多的是眼窝部分，其次是鱼油。谷物、大豆、薯类、奶油、植物油、蔬菜、水果等食物中几乎不含DHA。

> **妈咪宝贝**
>
> 不要用成人服用的深海鱼油为宝宝补充DHA，深海鱼油中含有大量的EPA，很容易造成EPA摄入过量，对宝宝的健康不利。

🌰 宝宝肚子经常叽里咕噜的正常吗

宝宝肚子出现咕噜咕噜的叫声，是胃肠道蠕动的声音，可能是胃的叫声或肠鸣音，响声不只局限于某一个地方。正常情况下在宝宝饥饿时可听到，但在胃肠胀气、胃肠消化功能紊乱、肠蠕动过快时也会有比较明显和频繁的响声。当发现宝宝肚子有咕噜咕噜的叫声时，首先应观察宝宝精神、吃奶以及大便的情况，若无异常改变，那么可不必担心。

　　另外，宝宝吞食过多的空气也会引起肚子叽里咕噜地响，如用奶瓶给宝宝喂食时，没将奶液充满奶瓶嘴的前端；奶瓶的奶嘴孔大小不适当，或瓶身倾斜时，空气经由奶嘴缝隙被宝宝吸入肚内。所以，妈妈要选择大小合适的奶嘴，并采用正确的喂奶方式来喂养宝宝。喂奶之后，轻轻拍打宝宝背部来促进打嗝，使肠胃的气体由食道排出。

　　有的宝宝在大便前哭闹，妈妈能听到宝宝肚子里发出的叽里咕噜的响声，可能是宝宝有些不适应。如果宝宝大便后即恢复正常，一般没有太大问题。如果宝宝大便次数明显增多或者影响宝宝饮食、精神等，应到医院详细检查治疗。

妈咪宝贝

　　如果宝宝添加辅食后肚子发出叽里咕噜的响声，妈妈要暂时停止给宝宝喂容易在消化道内发酵并产生气体的食物，例如：甘薯、苹果、甜瓜等辅食。

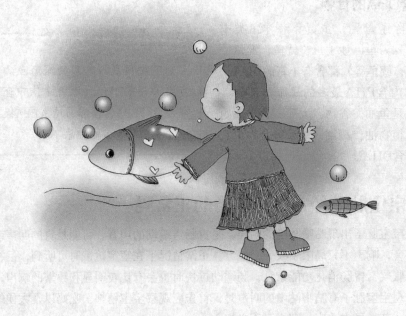

日常生活护理细节

🌱 宝宝每天睡多长时间合适

年龄越小，需要的睡眠时间就越长。新生儿平均每天要睡18～20小时，除了吃奶之外，几乎全部时间都用来睡觉；2～3个月时睡16～18小时；4～9个月时睡15～16小时；1岁时睡14～15小时；2～3岁时睡12～13小时；4～5岁时睡11～12小时；6～13岁时睡9～10小时。

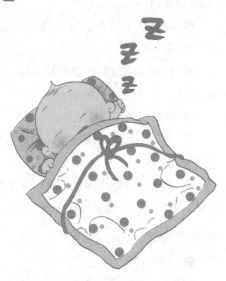

为什么随着年龄的增长，睡眠时间逐渐缩短呢？因为睡眠是一种生理性保护，由于新生儿视觉、听觉神经均发育不完善，对外界的各种声光刺激容易产生疲劳，所以睡眠时间长。随着年龄的增长，各系统发育逐渐完善，接受外界事物的能力和兴趣也越来越强，睡眠时间也逐渐缩短。

现代试验表明，当人在睡眠时生长激素分泌旺盛，这种生长激素正是使婴儿得以发育、功能得到完善的重要因素。所以说在婴幼儿时代，多睡对生长发育有很大的好处。但人与人之间都存在个体差异，不能强求一致，相同年龄的宝宝，每日睡眠时间可能会相差2～3个小时。有些宝宝虽然睡觉少，但精力旺盛，食欲良好，没有一丝困倦的表现，那就不必担心。

如果宝宝不但睡得少，而且白天精神萎靡，不爱活动，那么做父母的就应好好找一找原因，是因为环境吵闹，还是床铺被褥不合适，需要立即加以调整。另外，一些宝宝在病后，特别是发热性疾病退热以后，机体需要恢复，睡眠时间可能会比平时延长，这是机体的正常调节，经过充足的睡眠，宝宝的身体就会很快复原了。

—∞❀ 妈咪宝贝 ❀∞—

> 最好让宝宝养成按时睡觉的习惯，不要让他白天睡太多，以免晚上睡不着。

◆ 给宝宝按摩的方法

给宝宝按摩不仅是父母与宝宝情感沟通的桥梁，还有利于宝宝的健康。妈妈要经常给宝宝按摩。

按摩前的准备工作

❶ 准备宝宝按摩油或乳液，铺在宝宝身下的柔软毛巾，一张曲风轻柔的音乐碟。

❷ 在宝宝吃过奶休息好后开始，不要在宝宝刚吃完奶时，就立即开始给他按摩。

❸ 将室温调到25℃左右。

❹ 为了不至于弄疼宝宝，妈妈需将指甲剪短，并用温水洗一下，再给宝宝按摩。

❺ 把宝宝放在小床上，也可让宝宝躺在妈妈的大腿上，然后用轻柔的声音对宝宝说话，令宝宝放松下来。

开始按摩了

❶ 从脚开始

握住宝宝的小脚，妈妈的大拇指可以自如地在宝宝脚底来回揉搓，用轻柔的力道，按摩几分钟。随后可以顺着宝宝的小脚丫向腿部挺进：握住宝宝的小腿和大腿，让膝盖来回伸展几次，再用手掌在宝宝大腿和小脚丫之间抚摩。

❷ 按摩宝宝的上肢

手和胳膊的按摩和腿部按摩的方法相似：先握住宝宝的小手，用大拇指按摩掌心，其他指头按摩手背；然后分别握住宝宝的上臂和前臂，按摩几个来回；再在肩膀和指尖之间轻柔地按摩。这种按摩会促进宝宝的血液循环，如果一边按摩一边和宝宝说话，更能增进母子间的亲密感。

❸ 抚摩宝宝的脸

妈妈用柔软的食指和中指（注意不要留指甲），由中心向两侧抚摩宝宝的前额。然后顺着鼻梁向鼻尖滑行，从鼻尖滑向鼻子的两侧。多数宝宝会喜欢这种抚摩手法，他们以为是在做游戏。但是如果你的宝宝不喜欢这种抚摩游戏就先停止做这个动作，隔天不妨再试一试。

❹ 摸摸宝宝的小肚子

从宝宝的肩膀开始，由上至下按摩宝宝的胸部和肚子，然后用手掌以画圆圈的方式按摩，这种按摩方法可以促进宝宝呼吸系统的发育，增大肺活量。随后让手掌以宝宝的肚脐为圆心按摩至少40次，对于常常肚子疼或是常常便秘的宝宝，这种按摩非常有效。

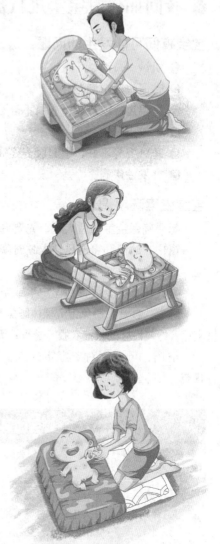

❺ 按摩宝宝的侧身

当宝宝转身的时候，不要错过按摩体侧的好时机：妈妈可以用虎口穴按摩宝宝的侧面，从肩胛部开始，经胯骨再按摩至锁骨。

❻ 按摩宝宝的背部

给宝宝按摩背部的话，记得让宝宝抬起头来。宝宝保持这个姿势的时候，也可以轻轻地按摩宝宝的后脑勺，宝宝会用劲对抗这种压力，这样也可以锻炼宝宝的颈部肌肉。另外，用双手顺着宝宝的肩膀一直按摩到屁股，会使宝宝特别放松。

❼ 给宝宝做个全身按摩

全身按摩就是给宝宝热身。妈妈坐在地板上，伸直双腿，为了安全起见可在腿上铺一块毛巾，让宝宝脸朝上躺在妈妈的腿上，头朝妈妈双脚的方向。在胸前打开再合拢宝宝的胳膊，这样做能使宝宝放松背部，并使肺部得到更好的呼吸。然后上下移动宝宝的双腿，摸拟走路的样子，这个动作能使宝宝的大脑得到刺激。

❧∾ 妈咪宝贝 ∾❧

按摩不仅要注意手法，更要控制时间，一般不要超过30分钟。当宝宝不配合妈妈按摩时，应立即停止。

🖤 夜间如何对宝宝进行护理

宝宝夜间可能发生的问题：

❶ 饥饿、口渴。

❷ 憋尿、尿布潮湿。

❸ 室温过冷或过热、衣服不舒适。

❹ 被蚊虫叮咬。

❺ 睡卧姿势不好，引起肢体疼痛麻木、呼吸困难。

❻ 突发性疾病。

宝宝就寝环境调适

想要确保宝宝舒适入睡，先要调适好室内的温度、环境：

窗户：睡前开窗通风，入睡时就将窗户关上。如夜里开窗，也尽量不要让宝宝睡在风口。

婴儿床：不要放置在窗户下或空调风口下。

睡衣、寝具：避免宝宝裸体睡觉，保护好宝宝的小肚子。天气凉爽时可让宝宝穿着透气性好的长袖衣服、长裤；天热时则可用薄被单将宝宝的肚子围起来。

空调：风向不对着宝宝的床，睡眠时尽量将空调调整到自然风和微风状态。

唾手可得的必需品清单	
必需品名称	使用方法
哺乳用品	母乳喂养：母乳喂养的宝宝比较省事，妈妈哺乳前只要用事先准备好的干净毛巾擦拭乳房即可进行授乳 人工喂养：需要准备奶瓶1~2个；冷热纯净水（以便调成泡奶的温水）、奶粉。这些东西最好离床头柜、床前灯、婴儿床远一些，以免睡得迷迷糊糊的把热水碰洒，伤害或惊吓到宝宝
尿布	为了防止宝宝得尿布疹，夜间也要注意更换尿布。尽量备足数量后放在触手可及的地方，比如你的枕边或婴儿床的下方
毛巾/衣物	宝宝吐奶或授乳时碰洒等都可能污染宝宝的衣物，所以，每晚妈妈要准备一两条毛巾和一两件衣服放在床头柜的抽屉里
干/湿纸巾	清理大小便、喂奶、倒水都少不了纸巾

安抚用品	可以选一样宝宝最爱的小东西（玩具）放在容易够到的地方，用于晚上安抚兴奋的宝宝。音乐风铃和胎教音乐也可以达到相同的目的
常用药品及温度计	基本的测温仪器及常用药品应该放置在卧室的小抽屉里，以备不时之需

—◆◇ 妈咪宝贝 ◇◆—

　　将晚上宝宝所需的东西放在卧室指定的位置，最好能贴上标签，方便寻找，以免宝宝哭闹时手忙脚乱，找不到所需物品。

◆ 宝宝睡颠倒觉如何调整

了解宝宝的睡眠规律

　　要了解宝宝的睡眠规律，但不要过多地打搅他。当宝宝在睡眠周期之间醒来时，不要立刻抱起、哄、拍或玩耍，这样很容易形成宝宝每夜必醒的习惯。只要不是喂奶时间，可轻拍宝宝或轻唱催眠曲，不要开灯，让夜醒的宝宝尽快入睡。在后半夜，如果宝宝睡得很香也不哭闹，可以不喂奶。随着宝宝月龄增长，逐渐过渡到夜间不换尿布，不喂奶。如果妈妈总是不分昼夜地护理宝宝，那么宝宝也就会养成不分昼夜的生活习惯。

让宝宝养成按时睡眠的好习惯

　　睡觉是宝宝的生理需要，当他的身体能量消耗到一定程度时，自然就要求睡觉了。因此，每当宝宝到了睡觉的时间，只要把他放在小床上，保持安静，他躺下一会儿就会睡着；如果暂时没睡着，让他睁着眼睛躺在床上，不要逗他，保持室内安静，等不了多久，宝宝就会自然入睡。

建立一套睡前模式

　　先给宝宝洗个热水澡，换上睡衣；然后给宝宝喂奶，吃完奶后不要马上入睡，应等半个小时左右，此期间可拍嗝，顺便与宝宝说说话，念1~2首儿歌，把一次尿，然后播放固定的催眠曲（可用胎教时听过的音乐）；随后关灯，此后就不要打扰宝宝了。

白天睡多长时间

　　试着限制宝宝白天的睡眠时间，以1次不超过3个小时为宜。弄醒宝宝的方法有很多，如打开衣被换尿布、触摸皮肤、挠脚心、抱起说话等。

━━∽⊱ 妈咪宝贝 ⊰∾━━

　　有的父母常常抱着宝宝睡觉，手拍着宝宝，嘴里哼着儿歌，脚不停地来回走动；或给宝宝空奶嘴吮吸，引诱宝宝入睡，这些坏毛病容易使宝宝养成依赖大人、缺乏自理能力的不良习惯。

宝宝头睡偏了怎么办

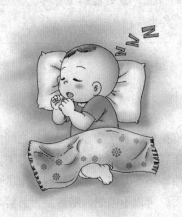

　　宝宝出生后，头颅都是正常对称的，但因为婴幼儿时期骨质密度低，骨骼发育又快，所以在发育过程中极易受到外界条件的影响。1岁以内的宝宝，每天的睡眠占了一大半的时间。如果睡觉时宝宝总把头侧向一边，受压一侧的枕骨就变得扁平，就会出现头颅不对称的现象。所以，从宝宝出生开始，妈妈就要有意识地预防宝宝睡偏头。

　　睡偏头和宝宝的睡眠姿势有关，妈妈们都知道最好不要让宝宝采取俯卧的睡眠姿势，那么是要仰卧还是侧卧则需根据宝宝的个人喜好和情况来决定了。通常仰卧不会引起睡偏头。

　　如果宝宝是侧卧的话，首先要注意宝宝睡眠时头部的位置，保持枕部两侧受力均匀。另外，宝宝睡觉时习惯于面向母亲，吃奶时也把头转向母亲一侧。为了防止宝宝睡偏头，妈妈应该经常和宝宝调换睡觉的位置，这样，宝宝就不会把头转向固定的一侧了。

　　如果宝宝已经睡偏了头，妈妈也应用上述方法进行纠正，即经常更换宝宝的睡姿。若宝宝超过了1岁半，骨骼发育的自我调整便很困难，偏头不易被纠正，会影响宝宝的外观美。所以，妈妈一定要在1岁之前就纠正宝宝的偏头现象。

━━∽⊱ 妈咪宝贝 ⊰∾━━

　　仰睡可以预防睡偏头，但长期仰睡可能会把后脑睡成扁头，这对脑神经、血管、细胞、骨骼等的生长发育不利，所以妈妈要经常更换宝宝的睡姿。

从宝宝入睡状态看健康状况

宝宝的健康状况或疾病的潜伏与发作，都可以从宝宝的睡眠状态中观察到。妈妈经常仔细观察宝宝的睡眠，可以及时了解其健康状况，早些发现疾病，及时排除或就医。

正常睡眠

宝宝正常的睡眠是入睡后安静，睡得很沉，呼吸平稳，头部略有微汗，面目舒展，时而有微笑的表情。

异常睡眠

如果宝宝出现卜列睡眠现象，可能是一些疾病潜伏或发病的征兆，要引起重视。

❶ 睡眠不安，时而哭闹乱动，不能沉睡。这种情况通常是由于宝宝白天受到不良刺激，如惊恐、劳累等引起的。所以平时不要吓唬宝宝，不要让宝宝过于劳累。

❷ 全身干涩发烫，呼吸急促，脉搏比正常要快（1岁以内的宝宝，呼吸每分钟不超过50次，脉搏每分钟不超过130次）。这预示着宝宝即将发热，要注意给他补充水分。

❸ 入睡后易醒，头部多汗，时常浸湿头发、枕头，出现痛苦难受的表情，睡时抓耳挠腮，四肢不时乱动，有时惊叫。出现这种情况，宝宝可能患有外耳道炎、湿疹或中耳炎。应该及时检查宝宝的耳道有无红肿现象，皮肤是否有红点出现，如果有的话，要及时将宝宝送医院诊治。

父母要注意，有些宝宝的睡眠异常现象不是病理的，有些宝宝晚上睡着后出现惊哭，是由于白天兴奋过度或者做噩梦所致；有些宝宝入睡时突然滚动或哭闹，则可能是排尿的表现。对这些现象应针对性地进行处理。

> **妈咪宝贝**
>
> 等到宝宝再大点时，可能晚上还会有不断咀嚼的情况发生。这可能是宝宝得了蛔虫病，或是白天吃得太多，消化不良。可以去医院检查一下。

宝宝爱吃手正常吗？需要注意什么

一般来说，婴儿期的宝宝如果有啃手指的行为，是正常现象，不是病，长大后一般不会养成吃手的习惯。爸爸妈妈不必担心，没必要强行阻止，但要经常帮宝宝洗手，保持手部的卫生。

吃手指

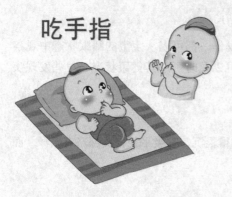

父母发现宝宝一直啃手指难免忧心，一方面担心不卫生，另一方面还担心会对宝宝牙齿的发育不好，可要阻止吧，又不忍心宝宝因此不高兴，到底吃手有没有坏处呢？

当宝宝能把手放在嘴巴里啃的时候，说明宝宝的运动和控制能力已经很协调了，这是智力发展的一种信号。此外，宝宝咬着自己的小手睡觉会有很大的安全感，能满足他吮吸、舔啃的心理需要。如果婴儿期啃手指的行为受到强制约束，口敏感期的需要得不到满足，宝宝长大后可能形成具有攻击力的性格。

不过，也应避免宝宝对啃手产生依赖，可做一些预防措施，不要等到宝宝2～3岁还要啃手指，这时再纠正就很困难了。父母可以参考以下预防措施：

❶ 妈妈应尽量亲自给宝宝喂母乳，让宝宝体验温暖。

❷ 奶嘴要合适，以满足宝宝长时间吮吸的需要。

❸ 宝宝睡醒后不要让他单独在床上太久，以免宝宝感到无聊而把手放进嘴里。

❹ 当宝宝有啃手指的倾向时，多用玩具逗逗他，多跟他说话、唱歌、玩积木或看图书等，让宝宝忘记吮手指。

> **妈咪宝贝**
>
> 从2～3个月开始宝宝喜欢吮吸手指，属正常行为，一般到8～9个月后就不再吃手指了，如果宝宝继续吮吸，就必须引起注意，父母要耐心帮他纠正。

🔅 宝宝老让人抱着睡，放下就哭怎么办

"抱睡"是宝宝过分依恋的表现

喜欢被妈妈抱在怀里是宝宝的天性。在妈妈的怀里，宝宝会感到最安全、最幸福。但是家人若是一味地迁就宝宝，一哭就抱或者抱在手上哄着睡，甚至睡着了也不放下，慢慢地宝宝就有了过分依恋即依赖心理，最后就变成只有抱着才肯睡觉了。特别是当宝宝半夜醒来时得不到妈妈的安慰，他就很难再自己入睡，这对培养宝宝独立入睡的习惯和形成夜间深睡眠、浅睡眠的自然转换都会造成不良影响。

妈妈应该让宝宝独睡

父母应该从宝宝很小开始，慢慢让宝宝自己在婴儿床上睡觉，逐步培养其独立入睡的能力。另外，妈妈在宝宝睡前一定要做好准备工作，如果宝宝是饿着肚子或憋着尿入睡，又或者是环境太冷、太热那肯定是睡不好的。

让宝宝渐渐习惯妈妈不在身边

妈妈应在适当的情况下，和宝宝一天分离两三个小时，但是妈妈不要突然消失，也不要突然出现，这是一个渐变的过程。比如妈妈需要去外面买点东西不方便带上宝宝，妈妈可以跟宝宝说："宝宝，妈妈出去买点东西，一会儿就回来啊！"然后把宝宝交给婆婆或其他家人看一两个小时。回来后要记得亲亲宝宝，并对宝宝说："宝宝，妈妈回来了。"让宝宝慢慢地习惯妈妈在身边是正常的，妈妈不在身边也是正常的。否则就有可能导致宝宝的心理不稳定。

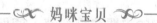

妈咪宝贝

"抱睡"不利于宝宝独立个性的培养，也不利于养成良好的睡眠习惯，长期"抱睡"还不利于宝宝脊柱的正常发育。有的妈妈喜欢边抱边晃宝宝，很容易使宝宝脑部受损。

❀ 逗笑宝宝应注意什么

爱笑的宝宝长大后多性格开朗，有乐观稳定的情绪，这非常有利于其发展人际交往能力，使其更乐于探索，好奇心比较强，这样会使宝宝学到更多的知识，也更有利于宝宝的智力发展。情绪好，生长激素分泌好，健康少生病，更有利于体格的生长发育，使其更加健康。

笑是宝宝愉快情绪的表现，让宝宝经常展开笑容，将使宝宝更容易开放心理空间，接受、容纳更多的外界信息，并且乐意接近他人，有利于培养良好的情绪、情感。所以，父母学会逗笑宝宝，对宝宝特别有益。不过，逗宝宝发笑也是一门学问，需要把握好时机、强度与方法。不是任何时候都可以逗宝宝发笑的，如进食时逗笑容易导致食物误入气管引发呛咳甚至窒息，晚睡前逗笑可能诱发宝宝失眠或者夜哭。另外，逗笑要适度，过度大笑可能使婴幼儿发生瞬间窒息、缺氧、暂时性脑贫血而损伤大脑，或者引起下颌关节脱白。

如何逗笑宝宝

❶ 多向宝宝微笑，或给予新奇的玩具、动画片等激发其天真快乐的反应，让宝宝早笑、多笑。

❷ 用手帕盖住宝宝的脸，几秒钟后，迅速扯下手帕，同时，发出喵的叫声，宝宝的眼睛会一亮，接下来就是咯咯直笑。

❸ 妈妈可以动一动脑筋，在实践中摸索出更多让宝宝咯咯笑的办法。

妈咪宝贝

虽然多笑对宝宝很有利，但大笑有伤害，有损身体健康，容易发生意外。所以，大人在逗宝宝笑时，一定要把握分寸和尺度。

❖ 宝宝的衣物如何清洗、消毒

宝宝的衣服沾到奶渍、便便等，要如何清洗

奶渍千万不可用热水清洗，因为牛乳中的蛋白质遇热凝固的特性，会让衣物上的奶渍更难脱落，应选用冷水洗。此外，如果衣服不慎弄脏，可以先在脏污处涂抹上洗衣肥皂，接着，不要急着冲水，先静置10分钟后再用手轻轻搓揉冲洗。

是否要用宝宝专用洗衣液

清洗宝宝的衣物应用婴儿或儿童专用的洗衣液或洗涤用品，包括洗衣皂、柔顺剂等。注意洗涤成分中不要含有磷、铝、荧光增白剂等有害物质。

宝宝衣物是不是可以用洗衣机洗

建议，宝宝衣物3岁以前手洗，3岁以后才放进洗衣机清洗，且若用洗衣机清洗，也要放入洗衣袋中。清洗宝宝的衣物之前，一定要依照衣服上的洗涤标签清洗，注意清洗衣物所需的水温、能否用洗衣机清洗、是否需要熨烫等。

手洗要冲多久才算干净

冲到没有泡泡产生为止。衣物清洁剂容易让化学物质残留在衣物上，造成衣物纤维残留洗衣精、漂白水、柔软剂等成分，对于皮肤较敏感的宝宝来说，很容易引起接触性皮肤炎。建议在冲洗衣物的时候，多冲洗几次，让衣服几乎不会再产生泡泡，才算冲洗干净。

如何消毒

宝宝衣服洗好后用开水烫一下，一方面是为了避免白色衣物变黄；另一方面又起到了去奶味和杀菌的作用，还可以恢复衣物的柔软度，但必

妈咪宝贝

宝宝的衣物不应与大人的衣物混洗，如果是内衣和外衣同洗，也要先洗内衣，再洗外衣，并且注意不要同时将它们浸泡在一起。

须是在衣物质量允许的情况下才行。有条件的可以放到阳光处晒干。

❧ 怎样给宝宝选购和使用围嘴

围嘴的选购要点

❶ 市场上围嘴产品有围嘴式的，有背心式的，也有罩衫式的，有些颈部可调节大小，适合宝宝跨月龄使用。

❷ 围嘴一般采用纯棉材料，透气、柔软、舒适、吸水性好，宝宝喝水、吃饭、流口水时都不用担心弄湿衣服。有些采用粘胶设计，穿起来更方便。

❸ 不要使用橡胶、塑料或油布做成的围嘴，尤其是较冷的天气或宝宝有皮肤过敏时最好不要使用。如果使用，最好在这类围嘴的外面罩一块纯棉布的围嘴。

❹ 围嘴不宜过大，四周也不要有很多荷叶边或机织的花边，式样大方、活泼就可以了。

围嘴的使用要点

❶ 系带式的围嘴不要系得太紧，喂完饭或宝宝独自玩耍时，最好不要戴，以免造成意外。

❷ 围嘴的作用主要是防脏，不要把它当作手帕来使用。揩抹口水、眼泪、鼻涕等最好仍用手帕。

❸ 围嘴应经常保持整洁和干燥，这样宝宝才会感到舒服，乐于使用。

妈咪宝贝

宝宝在这一时期开始流口水，而且这种现象会一直持续到1～2岁。此时，妈妈最好给宝宝戴上围嘴或用手帕擦拭，既可以使宝宝更干净、更漂亮，也可以养成好的卫生习惯。

❧ 怎样清理宝宝的鼻屎

空气中的许多尘埃会随着呼吸进入鼻腔，可宝宝的鼻纤毛发育还不完善，不能及时把鼻腔里的脏东西排出去，使宝宝很不舒适甚至影响呼吸。妈妈不要用自己的手指去抠，否则容易伤到宝宝。

清理宝宝鼻屎的正常方法

❶ 准备吸鼻器（婴幼儿用品专卖店有出售）、小毛巾、小脸盆、细棉棍等用具。

❷ 在小脸盆里倒好温水，把小毛巾浸湿、拧干，放在鼻腔局部热湿敷。也可用细棉棍蘸少许温水(甩掉水滴，以防宝宝吸入)，轻轻湿润鼻腔外三分之一处，注意不要进入太深，避免引起宝宝不适。

③ 使用吸鼻器时，妈妈先用手捏住吸鼻器的皮球将软囊内的空气排出，捏住不松手。一只手轻轻固定宝宝的头部，另一只手将吸鼻器轻轻放入宝宝鼻腔里。

④ 松开软囊将脏东西吸出，反复几次直到吸净为止。

如果家里没有准备吸鼻器，妈妈可以在宝宝鼻孔内滴入少量凉开水或一些消炎的滴鼻液或眼药水，待污垢软化后再用手轻轻捏一捏宝宝的鼻孔外面，鼻屎有可能会脱落，或诱导宝宝打喷嚏将其清除。

> **❈ 妈咪宝贝 ❈**
>
> 使用棉棒湿润和吸鼻器时，要轻轻固定好宝宝的头部，避免其突然摆动；使用吸鼻器后，用温水和柔和清洁剂清洗吸鼻器，再用清水洗干净，晾干备用。

❀ 让宝宝游泳应注意什么

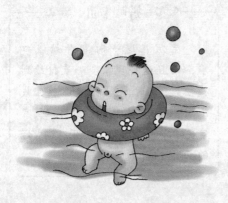

❶ 首先必须经过体格检查，曾患过某种疾病的宝宝，必须经过医生的认可，方可参加游泳。

❷ 看宝宝是否吃饱，通常要在宝宝吃奶后半小时到1小时。

❸ 水温要在36～38℃，月龄小的宝宝水温高一些，月龄大的宝宝水温低一些。

❹ 宝宝游泳应在大澡盆或游泳池内进行，要由大人带着一起下水。开始扶住宝宝腋下在水中上下浮动，也可以平卧在水中而露出头部。宝宝习惯后，可以托住他的头和身体在水中移动前进，让四肢自由划动。让宝宝入水时有一个适应的过程，千万不可直接放入水中，避免惊吓宝宝。

❺ 在宝宝游泳时，妈妈不能离开宝宝半臂之内，不能暂时丢下宝宝去接电话、开门、关火等，如果必须去，一定把宝宝用浴巾包好抱在手里，以防止发生意外。

❻ 在每次游泳前，应做好辅助器材的准备工作。辅助器材包括充气背带，泡沫塑料制作的浮具，一些能在水上漂浮的、色彩鲜明的儿童玩具。用游泳圈的话，注意游泳圈的型号和宝宝是否匹配，游泳圈的内径要稍稍大于宝宝

的颈围。给宝宝套圈时动作要轻柔，入水时动作要缓慢。

❼ 宝宝游泳最多每星期2次，每次15分钟左右即可。泳池里的水一定要坚持换新的，特别是有味道的水，如果有塑胶味那就在里面放点水浸泡几天等味道消失了再给宝宝用。

> **∾❀ 妈咪宝贝 ❀∾**
>
> 宝宝出水上岸后，妈妈应该用大浴巾包裹他的身体，然后迅速擦干全身，穿上衣服，衣服可稍稍多穿一些，以便保暖。而且在宝宝游泳后，妈妈应观察其身体反应，如有不适或生病，应及时减少游泳时间，或暂时中止游泳。

◈ 宝宝用什么样的洗浴用品好

新生宝宝不用使用任何护肤品，包括标明"新生儿专用"的护肤品。过完新生儿期，妈妈可为宝宝选购一些用于清洁皮肤和保护皮肤的洗浴用品，主要类别有：婴儿香波、婴儿润肤油、婴儿沐浴精、婴儿沐浴乳、酵素、婴儿皂、湿纸巾、尿布清洗剂等，主要的功能是清洁；婴儿油、婴儿膏、霜、露、乳液、婴儿爽身粉等，主要功能是保护皮肤。那么，怎样为宝宝选购洗护用品呢？

❶ 不可用功能相同的成人用品替代。选购时，一定要认清"专为婴儿设计"的字样，因为，这类产品已针对宝宝皮肤做过测试。

❷ 要选择正规厂家生产及来源于正规渠道，并经卫生管理部门批准和检测的洗浴用品，外包装上应有批准文号、生产厂家、成分、有效期等正规标识。一般而言，选择老牌子、口碑佳的产品较有安全保证。

❸ 包装要完整安全。首先包装材质要无毒，且造型要易于抓握，不怕摔咬，有安全包装设计，能防止宝宝误食；包装要无破损，容器密封完好，其中的成分未和空气结合而发生变质。

❹ 如果宝宝是过敏性皮肤，妈妈要请教医生推荐专门设计的沐浴用品以确保安全。

> **∾❀ 妈咪宝贝 ❀∾**
>
> 在宝宝出生后的3～4个月，洗澡时不需另备洗发香波，只需用沐浴精或沐浴乳液就可以达到清洁的目的。等宝宝逐渐长大，当妈妈感到用沐浴精或乳液给宝宝洗头洗得不干净或脏得很快时，就需为宝宝选购一瓶婴儿专用洗发用品了。

🌢 宝宝需要用护肤品吗

需不需要用护肤品要根据宝宝的皮肤情况来决定。一般来说，如果是夏天，宝宝皮肤比较水润的话，无需用护肤品，每天用温开水给宝宝擦洗即可。尤其是刚出生的宝宝，皮肤比较娇嫩，对环境的适应也还处于过渡时期，加上市面上所销售的护肤品也并不是像宣传所说的那样无刺激无伤害的。所以，能不用尽量不用。

但是，有的宝宝天生属于干性皮肤，加上如果是冬天的话，空气很干燥，宝宝容易脱皮，干裂，这时就有必要给宝宝涂沫一些护肤品了。并注意保持房间的空气的湿度，避免空气干燥。

给宝宝使用润肤霜讲究多

❶ 一定要选用宝宝专用的护肤品。注意选择那些不含香料、酒精，无刺激、能很好保护皮肤水分平衡的润肤霜。

❷ 因为妈妈和宝宝时常接触，所以建议妈妈也使用宝宝润肤霜比较好。

❸ 护肤品的牌子不宜经常换，这样宝宝的皮肤就不用对不同的护肤品反复做调整了。

❹ 使用润肤霜要根据季节。寒冷的秋冬季节空气干燥，加上要带宝宝到户外晒太阳，洗澡后和外出前应及时给宝宝涂沫护肤霜或润肤油。

❺ 为了防止皮肤干燥，可选用郁美净金牌儿童霜、甘油、强生等宝宝专用护肤品。

另外，如果宝宝嘴唇有点干裂，妈妈可先用湿热的小毛巾敷在嘴唇上，让嘴唇充分吸收水分，然后涂抹润唇油（婴儿专用），同时要注意让宝宝多喝水。

> **🌺 妈咪宝贝 🌺**
>
> 给宝宝使用护肤品时绝对不能用成人护肤品，也不要追求名牌或价格昂贵的产品，主要是要适合宝宝的皮肤。

🌢 宝宝身上长痱子怎么办

宝宝皮肤娇嫩，往往很容易长痱子，父母一定要特别注意。痱子初起时是一个个针尖大小的红色丘疹，突出于皮肤，圆形或尖形。月份较大的宝宝会用手去抓痒，皮肤常常被抓破，发生继发性皮肤感染，最终形成疖肿或疮。痱子的防治方法主要有：

❶ 经常用温水洗澡，浴后揩干，扑撒痱子粉。痱子粉要扑撒均匀，不要过厚。不能用肥皂和热水烫洗痱子。出汗时不能用冷水擦浴。如出现痱疖时，

不可再用痱子粉，可改用0.1%的升汞酒精。

❷ 宝宝衣着应宽大通风，保持皮肤干燥，对肥胖儿、高热的宝宝，以及体质虚弱多汗的宝宝，要多洗温水澡，加强护理。

❸ 痛痒时应防止搔抓，可将宝宝的指甲剪短，也可使用止痒敛汗消炎的药物（最好咨询医生后使用），以防继发感染引起痱疖。

❹ 患痱子严重的宝宝尽量减少外出活动，尤其是要避开强紫外线的时候，比如最好是早上八九点钟之前出去，或者下午四五点钟出去比较好。

❺ 宝宝应避免吃、喝过热的食品，以免出汗太多。如果宝宝因缺钙而引起多汗，应在医生的指导下服用维生素D制剂、钙剂。

❻ 在暑伏季节，宝宝的活动场所及居室要通风，并要采取适当的方法降温。宝宝睡觉时要常换姿势，出汗多时要及时擦去。

注意，如果没来得及处理好痱子，出现了脓肿，妈妈不要自行擦药膏，应及时去医院诊治。

妈咪宝贝

有的宝宝很爱出汗，父母经常给他擦很多痱子粉，希望让其清爽些。其实宝宝要避免过量使用痱子粉，尤其是不能使用成人痱子粉，否则容易损害宝宝的皮肤。

🌢 为宝宝防蚊用什么办法好

防蚊方法的选择

不能使用蚊香和杀虫剂来防蚊。蚊香的毒性虽不大，但由于婴幼儿的新陈代谢旺盛，皮肤的吸收能力也强，使用蚊香对宝宝的身体健康有碍，最好不要常用，如果一定要用，尽量放在通风好的地方，切忌长时间使用。

宝宝房间绝对禁止喷洒杀虫剂。妈妈可以在暖气罩、卫生间角落等房间死角定期喷洒杀虫剂，但要在宝宝不在的时候喷洒，并注意通风。

考虑到宝宝的健康，妈妈最好使用蚊帐来防蚊虫。

此外，妈妈还可以巧妙地利用植物来防蚊。如把橘子皮、柳橙皮晾干后包在丝袜中放在墙角，散发出来的气味既防蚊又清新了空气；把天竺葵精油(4滴)滴于杏仁油(10毫升)中，混合均匀，涂抹于宝宝手脚部（脸部可少涂一些），宝宝外出或睡觉时可防蚊子叮咬；买一盏香熏炉，滴几滴薰衣草或尤加利精油，使空气清新又能防蚊，但香味维持的时间一般只有1~3个小时，妈妈要掌握好时间。

宝宝被蚊子咬后

一般的处理方法主要是止痒，可外涂虫咬水、复方炉甘石洗剂，也可用市售的止痒清凉油等外涂药物，或涂一些花露水也行，但要注意花露水需用水稀释一下。

如果宝宝皮肤上被叮咬的数目过多，症状较重或有继发感染，最好尽快送宝宝去医院就诊，可遵医嘱内服抗生素消炎，同时及时清洗并消毒被叮咬的部位，适量涂抹红霉素软膏。

婴儿用花露水一定要稀释

宝宝皮肤细嫩，容易被蚊虫叮咬，看着宝贝胳膊上、腿上的红肿大包，父母心疼之余，会马上拿来花露水，涂抹在大包上。殊不知，成人花露水中的刺激性成分浓度较高，不宜直接抹在宝宝皮肤上，在使用前应先用5倍的水稀释。如果条件允许，选择宝宝专用的花露水更好些。

同时，花露水含有食用酒精，在涂完花露水以后不要让宝宝接近明火，在保存花露水时应注意，由于花露水有易燃性，切勿将花露水放在强阳光下。

花露水的妙用

❶ 洗衣服时在水中加两滴花露水浸泡15分钟，可以杀菌且衣物留香。

❷ 将花露水滴进水中擦拭家居用品如电话、手机、凉席等也能杀菌清洁。

❸ 洗澡或洗头时，在水中加几滴花露水，可以起到清凉杀菌、去痱止痒的效果。

> **妈咪宝贝**
>
> 如果是男宝宝的小鸡鸡被蚊虫叮咬后出现水肿，不能随便用药，应先用冷毛巾敷一下，再涂抹一点花露水。如果水肿仍没好转，应立即去看医生。

🍂 宝宝怎样吹电扇、空调

夏天实在比较闷热，使用电风扇或空调可以散热、通风，达到凉爽、舒适的目的，但妈妈又担心吹电扇、空调，容易引起宝宝感冒。其实，只要注意正常的使用方法，所谓的"空调病"还是可以避免的，对防止宝宝中暑、长痱子也有帮助。

正常使用电扇、空调

❶ 电风扇要放置在离宝宝远一些的地方，千万不能直接对着宝宝吹，应选择适当的地方放置风扇，使空气流通，室温降低，并达到散热的目的。

❷ 给宝宝吹风扇的时间不能太长，风量也不能太大。

❸ 在宝宝吃饭、睡觉时绝对不能直接对着风扇吹。

❹ 如果使用空调，则空调的温度不要调得太低，以室温26℃为宜；室内外温差不宜过大，比室外低3～5℃为佳。另外，夜间气温低，应及时调整空调温度。

❺ 由于空调房间内的空气较干燥，应及时给宝宝补充水分，并加强对干燥皮肤的护理。

❻ 每天至少为宝宝测量一次体温。

❼ 定时给房间通风，至少早晚各一次，每次10～20分钟。大人应避免在室内吸烟。如宝宝是过敏体质或呼吸系统有问题，可在室内装空气净化机，以改善空气质量。

❽ 空调的除湿功能要充分利用，它不会使室温降得过低，又可使人感到很舒适。

❾ 出入空调房，要随时给宝宝增减衣服。

❿ 不要让宝宝整天都待在空调房内，每天清晨和黄昏室外气温较低时，最好带宝宝到户外活动，可让宝宝呼吸新鲜空气，进行日光浴，加强身体的适应能力。

❀ 妈咪宝贝

空调最好选择健康型的，如可以更换空气有负离子光触媒等功能的空调。

🌰 宝宝能不能睡电褥子

冬天天气较冷，妈妈担心宝宝睡觉时被窝太凉，于是想使用电褥子保持适宜的温度。这是不可以的，比较危险。

确实，对于宝宝来说，需要一个适宜的温度，尤其是早产儿。在医院分娩的早产儿多睡在保温箱内，在家里通常采取提高室温，添加衣被或将

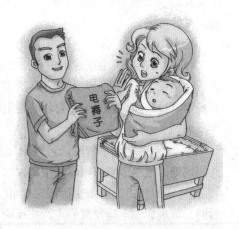

热水袋放在包被外面保温。可见，给宝宝提供一个温暖的环境是很有必要的。但也不应该采取电褥子来保温的方法。

电褥子的温度无自动控制，一旦忘记关掉电源，可能会引发火灾。出生不久的宝宝体温调节能力差，若保暖过度同寒冷一样会对宝宝非常不利。高温下宝宝的身体会丢失大量水分，若不及时补充液体，会造成宝宝脱水热、高钠血症、血液浓缩，出现高胆红素血症，还会引起呼吸暂停，严重的甚至会致死。另外，宝宝的小便也多，万一弄湿了电热毯，也是非常危险的。

如果妈妈想给宝宝保暖，可以用睡袋，也可使用热水袋保暖，这样比较安全。其实保暖最关键的是保证居室合适的温度。如有空调，可以利用暖风为室内加温；如果没有，可用热水袋将宝宝的床被弄暖和，再将宝宝放入床被内，中间可伸进手探探温度。

> **❀ 妈咪宝贝 ❀**
>
> 不要让宝宝穿得太多、盖得太厚。特别是在宝宝刚入睡时，更要少盖一些儿，等到夜里冷了再加盖。稍微盖薄一点，宝宝不会冻着，盖得太厚，宝宝感觉燥热的时候就会踢被子，反而容易着凉。

🖤 如何给宝宝把大小便

学习把大小便是训练宝宝生活自理能力的第一堂启蒙课，从宝宝2个月开始就可以训练宝宝把尿。

如何把大小便：第1步：准备好宝宝的便盆。第2步：两手抱起宝宝，手要放在宝宝的大腿和小腿之间，即膝盖部位，帮宝宝将两腿分开。第3步：让宝宝的头和背靠在你的胸前。第4步：宝宝开始便便了（3分钟）。第5步：用干净柔软的纸巾擦净宝宝的臀部，大便后用清水洗臀部。第6步：为宝宝包好尿布，穿好裤子。

把大小便的诀窍：

❶ 父母在把大小便时用声音作为强化的条件刺激，如用"嘘嘘"的声音诱导宝宝尿尿，"嗯嗯"的声音促进宝宝便便，开始时宝宝不一定配合，这时妈妈不要过分强求，一定要有耐心地定时加以训练，宝宝会慢慢形成大小便条件反射。

❷ 给宝宝把大小便时，可以给宝宝唱儿歌听（把宝宝，把宝宝，爸爸把来妈妈把，把得宝宝笑嘎嘎，宝宝尿尿了，宝宝便便了）。

❸ 一般来讲，在宝宝睡醒之后和宝宝吃饱后把大小便比较顺利。宝宝醒着时，可观察宝宝排便前的表情或反应，如哼哼声、左右摆动、发抖、皱眉、

哭闹、烦躁不安、放气、不专心吃奶等，应及时把大小便。

④ 依照宝宝的排尿规律，白天把尿的次数可多些，夜间次数少些。但把小便的次数不要太勤，把小便太频繁不利于宝宝膀胱储存功能的建立。随着宝宝月龄的增加，两小时把1次即可。

♥ 给宝宝喂药的方法与技巧

宝宝的吞咽能力差，而且味觉特别灵敏，对苦涩的药物往往拒绝服用，或者服后即吐，很难与大人配合。这个时候，妈妈应该找到正确的方法，才能顺利给宝宝喂药。

给宝宝喂药的注意事项

❶ 在给宝宝喂药前要先检查药袋上的名字、服用方式、副作用及成分、日期，以及是饭前吃还是饭后吃，两次吃药的时间至少间隔4小时。

❷ 如果有疑问应及时向开药的医生咨询，切不可自己想当然。

❸ 成人用药不能随便给宝宝吃，即使减量也不可以。

❹ 有一些药物有一定的副作用，服药后要小心观察。

❺ 有些体质过敏的宝宝，在服用奶热、止痛药或抗癫痫药物后可能有过敏反应，一旦发现宝宝服药后有任何不适，就要立即停药并咨询医生。

顺利喂药的技巧

为了防止呛咳，可将宝宝的头与肩部适当抬高。先用拇指轻压宝宝的下唇，使其张口（有时抚摩宝宝的面颊，宝宝也会张口）。然后将药液吸入滴管或橡皮奶头内，利用宝宝吮吸的本能吮吸药液。

有些宝宝常因药苦或气味强烈而不敢服用，这时可采用一些不会影响药物效果，又可以让宝宝安心服下药物的方法，如有些药物可加入果汁或糖浆一起服用。但是有些妈妈喜欢把药物加到牛奶里给宝宝吃，这样做是完全错误的。因为很多药物不适合与牛奶一起服用，会降低药物的功效。

服完药后再喂些水，尽量将口中的余液全部咽下。如果宝宝不肯吞咽，则可用两指轻捏宝宝的双颊，帮助其吞咽。服药后要将宝宝抱起，轻拍背部，以排出胃内空气。

> 妈妈绝不可强行给宝宝灌药，否则容易发生意外。

给宝宝喂麻痹糖丸需要注意什么

脊髓灰质炎俗称小儿麻痹症，是由脊髓灰质炎病毒引起的传染病。宝宝满2个月后，应服小儿麻痹糖丸一粒，预防小儿麻痹症。

小儿麻痹的基本症状

病者可能有轻微症状如发热、头痛、喉痛、呕吐、腹泻，或便秘。小部分会出现肌肉疼痛和四肢及面部的肌肉无力，呼吸和进食功能可能受到影响，因而威胁生命。

小儿麻痹症的防疫措施

❶ 服用脊髓灰质炎疫苗。现在我国使用I、II、III型混合糖丸疫苗（是由减毒的脊髓灰质炎病毒制成的），出生2个月后开始服用，连服3次，每次间隔不少于28天，1岁以内服完，4岁时再服用1次（迄今为止，我国儿童服用的都是"糖丸"疫苗，而国际通用剂型是液体疫苗）。

注意：给宝宝服糖丸时先将糖丸放入小勺内加少许冷开水浸泡片刻，再用一干净小勺轻轻一按，即将糖丸碾碎。然后直接用小勺喂服。不要用母乳喂服，服后1小时内禁喂热开水。

❷ 打疫苗针。脊髓灰质炎疫苗针总共要打5针，分别在：2个足月时，3个足月时，4个足月时，1岁半时，4周岁时。

注意：接种前一周有腹泻的宝宝，或一天腹泻超过4次者，发热、急性病的宝宝，应该暂缓接种。有免疫缺陷症的宝宝，正在使用免疫抑制剂(如激素)的宝宝禁用。对牛奶过敏的宝宝可服液体疫苗。

> 对于已发病的患儿，从发病日起隔离不少于40天。同时，病人排泄物、分泌物及被污染用具要及时消毒。

接种百白破疫苗有哪些注意事项

百日咳、白喉、破伤风混合疫苗简称百白破疫苗，它是由百日咳疫苗、精制白喉和破伤风类毒素按适量比例配制而成，用于预防百日咳、白喉、破伤风三种疾病。

接种对象：3月龄至6周岁的儿童。一般3~12个月完成3针，两针间隔4~6周，18~24个月可加强注射第4针。

接种方法：我国现行的免疫程序规定，新生儿出生后3个足月就应开始接种百白破疫苗第一针，连续接种3针，每针间隔时间最短不得少于28天，在1岁半至2周岁时再用百白破疫苗加强免疫1针，7周岁时用精制白喉疫苗或精制白破二联疫苗加强免疫1针。吸附百白破疫苗采用肌内注射，接种部位在上臂外侧三角肌附着处或臀部外上1/4处。

接种反应：百白破疫苗接种后的一般反应，主要来自百日咳所含的菌体成分。接种未吸附疫苗12~24小时，局部可有红肿、疼痛、发痒，个别宝宝注射后注射侧腋下淋巴结肿大；接种含有吸附剂的疫苗，注射局部可形成硬结或无菌性脓肿，偶见皮疹及血管神经性水肿。全身反应主要是出现微热，尤其是接种未吸附疫苗更为常见，但接种后48小时可恢复正常。在发热的同时还可伴有疲倦、嗜睡、烦躁不安等短暂症状。

百白破疫苗接种后的异常反应，也主要与疫苗中的百日咳成分有关。极个别可能发生过敏反应，或惊厥、抽搐、尖声哭叫等神经系统并发症。但是，这类异常反应的发生率极低，并不影响免疫接种方针的推行。

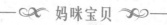

妈咪宝贝

宝宝注射疫苗后局部可能有硬结，妈妈可用毛巾给宝宝热敷。注射第二针时应更换另侧部位。

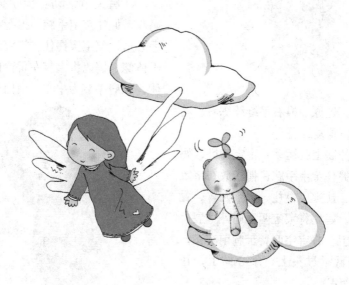

早教启智与能力训练

❤ 锻炼宝宝体能，婴儿操怎么做

　　这个时期的宝宝，动作渐渐多起来了，父母可以帮着宝宝做健身婴儿操，让宝宝在愉快的情绪中活动四肢。

妈妈带宝宝做体操

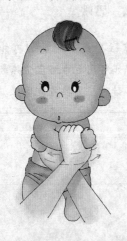

◎ 两手胸前交叉：宝宝仰卧，妈妈双手握住宝宝手腕，拇指放在宝宝手心里，让宝宝握住。宝宝两臂，置于体侧。妈妈将宝宝的两手向外平展，掌心向上，然后再使两臂于胸前交叉。重复4次。

◎ 肩关节活动：宝宝仰卧，妈妈双手握住宝宝手腕，拇指放在宝宝手心里，让宝宝握住。宝宝两臂，置于体侧。妈妈将宝宝左臂弯曲贴近身体，以肩关节为中心，由内向外做回

环动作，还原，换右手继续练习，动作相同。重复2次。

◎ 伸展上肢运动：宝宝仰卧，妈妈双手握住宝宝手腕，拇指放在宝宝手心里，让宝宝握住。宝宝两臂，置于体侧。妈妈将宝宝两臂向外平展，掌心向上。将宝宝两臂于胸前交叉，再将两臂举过头上，掌心向上，还原。重复4次。

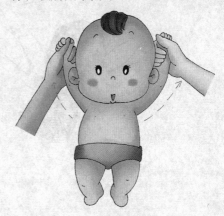

◎伸屈肘关节：宝宝仰卧，妈妈双手握住宝宝手腕，拇指放在宝宝手心里，让宝宝握住。宝宝两臂，置于体侧。妈妈将宝宝左肘关节前屈，然后伸直还原，换右手屈伸肘关节。重复4次。

◎转体、翻身：宝宝仰卧，双腿并拢，两臂屈曲放在胸腹部。妈妈右手扶其胸部，左手垫于宝宝背部。然后轻轻将宝宝从仰卧转为左侧卧，还原。妈妈换手，将宝宝从仰卧转为右侧卧位，再还原。重复2次。

◎两腿轮流伸屈：宝宝仰卧，妈妈用两手分别握住宝宝两膝关节下部。妈妈屈宝宝左膝关节，使膝盖靠近腹部。将宝宝左腿伸直，屈伸右膝关节。左右轮流，重复4次。

◎伸屈踝关节：宝宝仰卧，妈妈用右手托住宝宝的左足踝部，左手握住左足前掌。妈妈将宝宝足尖向上，屈曲踝关节。足尖向下伸展踝关节。连续做4次，换右足再做4次。

宝宝做操环境

健身婴儿操适合在宝宝2个月后进行，做健身的房间要有良好的通风条件，冬季室内的温度不得低于20℃，夏季室内的温度应该控制在26℃左右。

宝宝做操注意事项

❶ 不要在宝宝刚吃完奶时做操，应选择在宝宝吃过奶休息好后，精神较佳时开始。

❷ 做操时，四肢关节尽量裸露。

❸ 带操者动作应轻柔，缓慢，有节奏。

❹ 每个动作重复4～8次，左右两侧交替进行。

❺ 要求提腿和抬肘时，宝宝身体要直，不能歪斜，以免损伤脊柱。

❻ 如果宝宝做累了，不想做了，妈妈不可强求，尽量以宝宝舒适的程度为重点。

> **❈ 妈咪宝贝 ❈**
>
> 由于练习婴儿操会使宝宝的呼吸和脉搏加快，在一般情况下做完操恢复常态大约需要2分钟。如果不能恢复，就说明运动量过大，每节体操的次数应减半，以后再根据宝宝的体能状况逐渐增加次数。

❀ 如何训练宝宝的俯卧抬头能力

抬头练习不仅能锻炼宝宝的颈部、背部的肌肉力量，增加肺活量，对宝宝较早正面面对世界，接受较多的外部刺激也是非常有利的，还可使宝宝扩大视野，智力得到开发。

宝宝的抬头训练宜在宝宝清醒、空腹（喂奶前1小时）时进行。将他放在妈妈或爸爸的胸腹前，自然俯卧，妈妈把双手放在宝宝脊部按摩，并逗引宝宝抬头。也可让宝宝俯卧在床上，用玩具逗引宝宝抬头片刻，边练习边说"宝宝，抬抬头"，同时用手轻轻按摩宝宝背部，使宝宝感到舒适愉快，背部肌肉得到放松。

抬头的动作从与床面成45度开始，逐步稳定。到3个月时能稳定地抬起90度。这时，可将一面镜子放在离宝宝头部上方20厘米左右的地方，用带响的玩具在镜子后面逗引宝宝抬头、抬胸来看自己的脸。

宝宝抬头时，妈妈可将玩具从宝宝的眼前慢慢移动到头部的左边；再慢慢地转移到宝宝头部的右边，让宝宝的头随着玩具的方向转头。每天练习3～4次，每次俯卧时间不宜超过2分钟。以后可根据宝宝当时的体能和情况，逐步增加训练的时间。

> **✎❧ 妈咪宝贝 ❧✎**
>
> 妈妈每次在宝宝吃奶后，竖抱宝宝，使宝宝头部靠在自己的肩上，然后妈妈不要用手扶住宝宝头部，让宝宝的头自然直立片刻，可轻拍宝宝背部。每日4～5次。既可让宝宝吃奶后打嗝，又可促进宝宝颈部肌肉张力的发展。

❧ 什么样的玩具适合现阶段的宝宝

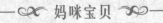

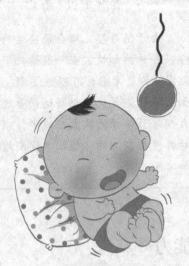

2～3个月宝宝的世界是一个感知的、触摸的、微笑的和品尝的世界，喜欢有人逗他玩，给他东西，遇到什么东西还想用小手摸一摸，放到嘴里咬一咬。妈妈可为宝宝挑选以下几种类型的玩具：

❶ 可选用一些大的彩圈、手镯、脚环、软布球和木块，可击打、可抓握的、可发声的塑料玩具，五颜六色的图画卡片。

❷ 这时宝宝会抓住眼前的玩具，但还不准确。可给他准备一些各种质地、各种色彩、便于抓握的玩具，如：摇铃、乒乓球、核桃、金属小圆盒、不倒翁、小方块积木、小勺、吹塑或橡皮动物、绒球或毛线球等。

❸ 宝宝需要温暖的母爱和安全感，可以选一些手感温柔、造型朴实、体积较大的毛绒玩具放在宝宝手边或床上。

❹ 当宝宝对周围环境表现出兴趣时，可选一些颜色鲜艳、图案丰富、容易抓握、能发出不同响声的玩具，如：拨浪鼓、花铃棒、小闹钟、八音盒等，可以放在宝宝的手里帮他摇着玩。

总之，妈妈不需要经常给宝宝更换玩具，只要用的每种玩具，都能符合宝宝该月龄发育的需要就可以。

妈咪宝贝

妈妈要注意：随着宝宝的抓握能力增强，要特别注意玩具安全和环境的安全。千万不要把药品、洗涤用品等有毒有害物品放在宝宝能抓住摸到的地方，以防误食中毒。宝宝经常抓握的玩具也要经常洗涤和消毒。

🌢 什么游戏适合两三个月的宝宝

碰碰就响：妈妈抱着宝宝，拉着他的手去触摸玩具，特别是一碰会发出声音的玩具，妈妈一边说，"真好听"，"多好看呀"。

妈妈在哪里：妈妈经常俯身对宝宝微笑，让宝宝看妈妈的脸，然后妈妈转向另一边，轻轻叫宝宝的名字，引导宝宝将头转过去看妈妈。

声音在哪里：妈妈拿一个彩色的、较大些的花铃棒，一边摇一边慢慢移动，从宝宝左边到宝宝右边，再从右边到左边。开始宝宝的眼跟着玩具转，而后是头随着玩具从左到右，从右到左。

抬腿踢球：用结实的线把彩球挂在宝宝床上方，让宝宝抬起脚刚刚能够碰到，轻轻抓住宝宝的一只小脚丫，抬起来，踢一下彩球，对宝宝说，"小淘气，踢球球，球球撞到脚丫上"。

拉拉看：妈妈抱着宝宝，拉着他的手拍打风铃发出声响，再把一根能牵动风铃的绳放在宝宝手里让他握住。宝宝握住后不自主地拉动，风铃发出声响，他会很高兴。

蹦蹦跳：扶住宝宝腋下，让他站在妈妈腿上，举着宝宝让他蹦，逐渐发展成他主动蹦，妈妈帮助他。蹦的同时妈妈可有节奏地说，"蹦蹦跳，蹦蹦跳"。

骑小马：宝宝坐在妈妈膝盖上，妈妈手扶宝宝腋下，将宝宝慢慢往后

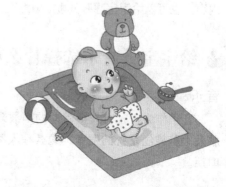

放倒，再往前托起。

玩毯子：当宝宝3个月大时，你可以将他放在一块干净、平整的毯子上，训练他扭动或移动身体。妈妈可以将他感兴趣的东西放在他身边，以此来鼓励宝宝翻身。

> **妈咪宝贝**
>
> 玩游戏，要在宝宝精神状态较好时玩。若宝宝非常配合地完成了游戏，妈妈应该亲吻和拥抱宝宝，鼓励宝宝做得好。

给两三个月的宝宝听英语好吗

宝宝开始注意大人说话了，妈妈想给他多听一点迪士尼的卡通英文，爸爸却觉得听音乐就够了。那么，到底给这么小的宝宝听英语好不好呢？

给2～3个月大的宝宝听音乐会比听英文更好，因为宝宝听不懂的声音对他来说是无意义的杂音，你即使每天给他听英文，他也不会记住，但音乐的旋律却能让他觉得舒适快乐，当然，如果英文歌曲旋律不错，也是个不错的选择。如果想让宝宝听英文，可以等到宝宝自己认识感官，听懂大人说话时再开始（7～10个月）。音乐是不用翻译的语言，最好只听2～3首曲子，如摇篮曲在睡前听，舞曲在大人抱着宝宝跳舞时听，进行曲在看阅兵的图画或者看着军人的照片时听，帮助宝宝理解音乐。

另外，对宝宝来说，妈妈的声音最具感染力。所以，在宝宝醒的时候，妈妈应将宝宝轻轻地抱起来，跟他面对面，温柔地、亲切地、细声地跟他讲话。内容可以十分广泛，说父母对他的爱、父母对他健康的关怀、大家对他的喜欢、他给父母带来的喜悦，以及父母认为快乐、幸福的一切

> **妈咪宝贝**
>
> 父母如果英文说得不是很标准，就不要轻易跟宝宝说英文，以免让宝宝学到不准确的东西。父母不妨为了宝宝学好一点普通话，学好一点英语，唱好一点歌，同宝宝一起进步。

内容。也可以给宝宝哼哼儿歌，让宝宝觉得亲切舒适。

给宝宝听音乐选择什么样的曲子

音乐和宝宝智力的关系

音乐作为一种有规则震动的声波现象"乐音"，能有效地刺激和影响大脑及大脑神经系统的发育，尤其在人类大脑发育的高峰期——胎儿和婴幼儿时期。

由于音乐对于人类的听觉、感觉、体验、知觉等有着最直接、最强烈的感染力，音乐中跌宕起伏的旋律、充满动感的节奏、丰富多彩的音色、多变而和谐的声波等，能在极短的时间片段里包含如此丰富的声波信息，是其他声音信息所不能比的。因此，音乐比其他声波信息更容易被胎儿和婴幼儿所接受，更适合为胎儿和婴幼儿的神经系统发育提供良好的信息环境，从而刺激智力发展。

给宝宝选择合适的音乐

最好选择轻柔、明快的音乐，如中外古典音乐、现代轻音乐和描写儿童生活的音乐，都是训练宝宝听觉能力的好素材。最好每天固定一个时间，播放1首曲子，每次5~10分钟为宜。播放时先将音量调到最小，然后逐渐增大音量，直到比正常说话的音量稍大一点即可。听音乐不仅能训练宝宝的听力，而且能使妈妈在哺乳期间更放松。

在合适的时间听胎教音乐

在宝宝出生后，妈妈可选择胎教音乐给宝宝听，但应选择合适的时间，如宝宝吃过奶后休息时，晚上睡觉时。而白天活动和做抚摩时最好选择儿童音乐或有节奏的舞曲，以免胎教音乐分散宝宝注意力。

妈咪宝贝

妈妈不要给宝宝听太多的曲子，而应在一段时间内，反复让宝宝听同一首或两首曲子，可加深宝宝记忆。

❋ 可以给宝宝看书吗？看什么书

随着宝宝视觉的不断发展，两个多月的宝宝，慢慢对颜色产生了分辨能力，对黄色最为敏感，其次是红色，见到这两种颜色的玩具很快能产生反应，对其他颜色的反应要慢一些。到宝宝3个月大时，不仅会看物体的轮廓，也开始注意到细节。他能注意到两幅画是平行放置还是垂直放置，并能分出含两样东西的图片与含3样东西的图片之间的不同；他能清楚地分辨图案。所以，2~3个月大的宝宝是可以看书的。

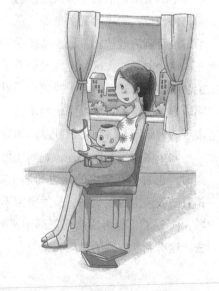

妈妈可以给宝宝看一些带图画的书。可以让宝宝看A4纸大小或者半张A4纸大小的图片，找一图一物的，把图横排在墙上，竖抱宝宝观看，可以给他讲解物名，有什么用，有什么特点等。宝宝会很快找出自己所喜欢的一幅图，看到后就会手舞足蹈，又笑又叫，不愿意离开。到宝宝4个半月时就能准确认识它们了，一听到物名，会用眼睛看着这幅图。

要注意，暂时不要让宝宝看较小的图和太复杂的图，这不利于宝宝启蒙学习。

鼓励宝宝探索

给宝宝呈现不同颜色的图形图片，比如黑色的、白色的、红色的、绿色的、黄色的等，让宝宝观看，并告诉宝宝他所看图片的颜色。在吸引宝宝的注意力的同时，激发宝宝对各种颜色进行探究。

> **❀ 妈咪宝贝 ❀**
>
> 妈妈在距宝宝眼前20～25厘米处伸出五指，左右晃动至他脸两侧各30厘米处。他应当完全能够跟着妈妈的手指头看，眼睛的转动幅度达180度。如果宝宝12周大还没法在这个角度范围内跟着物体看，应当去求助医生。

❤ 经常和宝宝聊聊天

从宝宝吃奶开始，妈妈就要记得经常和宝宝谈话聊天，这样也是一种沟通，对宝宝在婴幼儿阶段的智力发展大有好处。

别看宝宝还不会说话，当他们听到大人在对他们说话时，宝宝大脑的思维正在不断变幻，他们所听到的任何一种语言都对他们的大脑皮层产生有效的刺激，促使他们的思维变得更加活跃、更加新鲜。在各种声响中，宝宝们对父母亲的语言刺激最敏感、最愿意接受。

这个时期的大部分宝宝已经有了咿呀学语的经历。妈妈应尽可能多地听宝宝喃喃自语，并及时给予回应。还可以和宝宝一起听歌谣。妈妈可以边听边哼唱，妈妈的声音可以很好地刺激宝宝的大脑。这样反复听，反复哼唱，可以让宝宝的大脑不断得到良好刺激，为日后真正学说话打好基础。

除了多跟宝宝聊天外，妈妈还可以在宝宝睡觉前跟宝宝讲一些童话故事。同时，也可以在宝宝的床边的墙上粘贴一些颜色鲜艳的画，多为动物，每天指着画教宝宝看图识物。虽然宝宝不会开口说话，但他们处在听和潜在模仿阶段，听多了，当再次念到图画中事物的名称时，宝宝就会不自觉地朝那画看去，这有利于宝宝的早期启蒙教育。

晚上睡觉之前不要让宝宝玩太久，玩得太疯。玩过之后，安静地给宝宝讲个童话故事，使宝宝轻松入眠。

怎样教宝宝练习发音

2~3个月的宝宝会发出各种不成语句的声音，这是婴儿在做唇、舌运动和发声练习。这时候，妈妈可以教宝宝小猫"喵喵"，小羊"咩咩"，小狗"汪汪"，火车"呜呜"等拟声语，让宝宝反复练习，效果非常好。这类拟声语比较容易发音。妈妈可以对宝宝说"狗狗""嘟嘟""玩玩"等，随着年龄增长、词汇增加，小宝宝更能熟练运用。

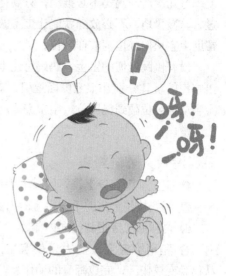

宝宝啼哭之后，妈妈可以模仿宝宝的哭声。这时宝宝会试着再发声，几次回声对答，宝宝就会喜欢上这种游戏似的叫声，渐渐地宝宝学会了叫而不是哭。

这时妈妈可以把口张大一点，用"啊"来代替宝宝哭声，诱导宝宝对答，循序渐进地教宝宝发音。如果宝宝无意中发出另一个元音，无论是"啊"或"噢"，爸爸妈妈都应给予巩固和强化，并且记录下来。

在对宝宝的抚育中，爸爸妈妈是否热情地与宝宝"交谈"，在宝宝学说话的过程中起着重要的作用。

宝宝学习语言时，有很强的模仿能力，爸爸妈妈说话时宝宝会很仔细地观察爸爸妈妈的唇形，因此，爸爸妈妈在说话时速度要慢，注意发音正确，尽量不要说方言，可以反复讲。虽然在刚开始时宝宝不一定学得会，但经过反复教，宝宝虽然还不会说但已经形成了记忆。

需要注意教宝宝练习发音时，父母的声音要柔和、动听，不要持续很长时间，否则宝宝会失去兴趣而不和爸爸妈妈配合。

如何培养宝宝翻身的能力

3个月的婴儿一般能从仰卧翻到侧卧，这时就可以训练宝宝翻身。

有侧睡习惯的宝宝：有侧睡习惯的宝宝，学翻身比较容易，只要在宝宝左侧放一个有意思的玩具或一面镜子，再把宝宝的右腿放到左腿上，再把宝宝的一只手放在胸腹之间，轻托右边的肩膀，轻轻在背后向左推就会转向左侧。重复练习几次后，妈妈不必推动，只要把腿放好，用玩具逗引，宝宝就会自己翻过去。慢慢地，不必放腿就能让宝宝做90度的侧翻。再往后可用同样的方法，帮助宝宝从俯卧位翻成仰卧位。

没有侧睡习惯的宝宝：妈妈可让宝宝仰卧在床上，手拿宝宝感兴趣、能发出响声的玩具分别在宝宝侧面逗引，对宝宝说："看多漂亮的玩具啊！"训练宝宝从仰卧位翻到侧卧位。宝宝完成动作后，可以把玩具交给宝宝玩一会儿作为奖赏。

翻身游戏：翻饼烙饼

❶ 宝宝仰卧在床上，妈妈一个手指头逗引宝宝伸手抓住。

❷ 妈妈拉住宝宝的手向宝宝的内侧，使宝宝身体变成侧卧。

❸ 再帮助宝宝把腿拉向内侧。

❹ 稍稍给宝宝一些力，使宝宝从侧卧变成俯卧，完成翻身的动作。

❺ 边做动作可边唱儿歌："翻饼烙饼，宝宝吃馅饼。翻过来，掉过去，笑笑。"最后"笑笑"的时候可以在宝宝的腋窝、脖子或肚皮上搔搔痒。

> **✂ 妈咪宝贝 ✂**
>
> 宝宝一般先学会"仰—俯"翻身，再学会"俯—仰"翻身，一般每日训练2～3次，每次训练2～3分钟。

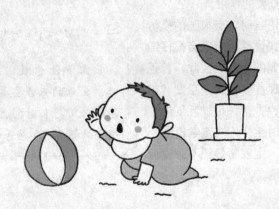

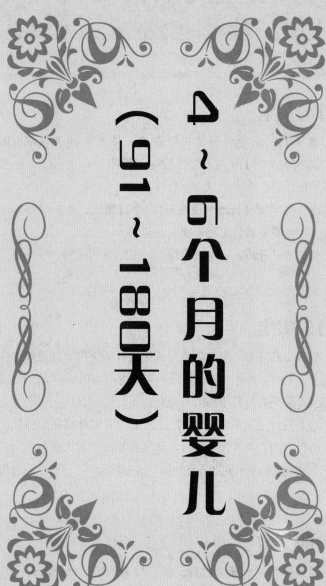

Part 3

4～6个月的婴儿

（91～180天）

宝宝的生长发育

🌰 4个月的宝宝

体重：这个月的宝宝仍然发育得很快，体重大约可以增加0.6千克。一般来说，到宝宝4个月时其正常体重为：男宝宝6.9~8.62千克，女宝宝6.27~7.55千克。

身高：这个月宝宝身长增长速度与前3个月相比，开始减慢，一个月增长约2.2厘米。但与1岁以后相比还是很快的。

头围：从这个月开始，宝宝头围增长速度也开始放慢，平均每个月可增长1厘米。

🌰 5个月的宝宝

体重：从这个月开始，宝宝体重增长速度开始下降，这是规律性的过程，父母不必紧张。4个月以前，宝宝每月平均体重增加0.9~1.25千克；从第4个月开始，宝宝体重平均每月增加0.45千克。

身高：这个月宝宝身高平均可增长2厘米。宝宝身高是受种族、遗传、性别等诸多方面影响的，个体间的差异，会随着年龄的增大逐渐变得明显起来。一般来说，3岁以前身高更多的是受种族、性别的影响，3岁以后遗传影响越来越显现出来。

🌰 6个月的宝宝

体重：宝宝体重增长速度已经放缓，每天约增加15克。这个月的宝宝，食量会有所增大，如果宝宝每日体重增长超过30克，或10天体重增长超过300克，就应该适当减少乳量。每天摄入乳量最好不要超过1000毫升，否则会给肥胖打下根基。

另外，由于个体因素的差异，有的宝宝胖些，有的宝宝瘦些，只要宝宝健康，精神状况良好，即使瘦些，也是正常的。父母不可因为宝宝比别人的宝宝瘦就拼命地喂食。

身高：6个月的宝宝较5个月的宝宝平均增长1.9~2厘米。

> **━━ 妈咪宝贝 ━━**
>
> 运动对宝宝身高的增长有很大促进作用。户外活动，不但促进宝宝的智能发育，还能让宝宝沐浴阳光，促进钙的吸收，使骨骼强壮，长骨增长。

❧ 本阶段宝宝具备哪些能力

4个月的宝宝：4个月的宝宝做动作的姿势比以前熟练了，而且能够呈对称性。俯卧时，能把头抬起和肩胛成90°角。视线也变得灵活了，能从一个物体转移到另外一个物体。此外，这个时期的宝宝的听觉能力也有了很大发展，已经能集中注意力倾听音乐，并且对柔和动听的音乐声表示出愉快的情绪，而对强烈的声音表示出不快。听见妈妈说话的声音就高兴起来，并且开始发出一些声音，似乎是对妈妈的回答。叫他的名字已有应答的表示，能欣赏玩具中发出的声音。

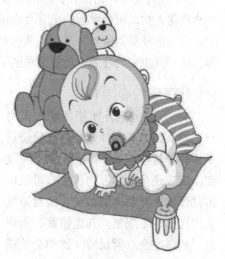

5个月的宝宝：5个月如果让他仰卧在床上，他可以自如地变为俯卧位。坐位时背挺得很直。当妈妈扶助宝宝站立时，能直立。在床上处于俯卧位时很想往前爬，但由于腹部还不能抬高，所以爬行受到一定限制。5个月的宝宝还有个特点，就是不厌其烦地重复某一动作，经常故意把手中的东西扔在地上，捡起来又扔，可重复20多次。他还常把一件物体拉到身边，推开，再拉回，反复动作。这是宝宝在展示他的能力。

6个月的宝宝：6个月的宝宝喜欢在扶立时跳跃。把玩具等物品放在宝宝面前，他会伸手去拿，并塞入自己口中。6个月的宝宝已经开始会坐，但还坐得不太好。6个月的宝宝能够分辨不同的声音，特别是熟人和陌生人的声音。

> **━━ 妈咪宝贝 ━━**
>
> 父母要多观察宝宝能力上的发展表现，并根据其特有的表现进行强化训练。

❁ 本阶段宝宝有什么样的心理特点

4个月宝宝的心理特点

4个月的宝宝，视觉功能比较完善，能逐渐集中于较远的对象，开始出现主动的视觉集中，并开始形成视觉条件反射。如看到奶瓶时会手舞足蹈，高兴时会大笑、"咿呀"学语，会玩自己的小手，听到声音能较快地转头，能注意到镜子中的自己。当和他讲话时，会发出"咕咕"及"咯咯"声。能认出母亲和熟悉的东西，并开始与别人玩，特别喜欢爸爸妈妈将他竖抱起来，并像大人一样地东张西望。

5个月宝宝的心理特点

5个月的宝宝开始认人，能认识妈妈，能辨别出妈妈的声音；开始认生，不喜欢生人抱，听到熟悉的声音会表示高兴，并发音回答。在视觉发展的基础上，宝宝的注意范围扩大了，那些能直接满足自己需要的物品，如奶瓶、小勺等，能引起宝宝的注意。能做简单的游戏，如藏猫猫、看镜子等。

6个月宝宝的心理特点

6个月的宝宝开始能理解大人对自己说话的态度，并开始感受愉快或不愉快等情感，要东西时，拿不到就哭。宝宝还开始明显地认生，可以认出熟悉的人并朝他们微笑，而对陌生人表现出认生现象，知道怕羞。听到自己的名字会有所反应，比如会笑或转过头。会哈哈大笑，发起脾气也很厉害。

❦ **妈咪宝贝** ❦

这个阶段是宝宝开始认识陌生人的时期，有的宝宝可能会表现出一点点怕生，妈妈要多给宝宝一些安全感，同时也要多带宝宝与他人接触，对宝宝心理发展及社交能力的发展都有好处。

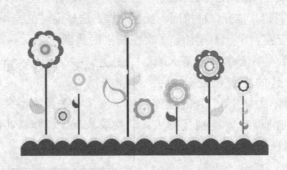

营养需求与喂养指导

❧ 此时出现母乳不足怎么办

首先要想办法保持母乳的分泌量，要做到以下3点：

❶ 坚持勤哺乳，在原有的喂奶次数的基础上再多喂几次，并坚持夜间哺乳。

❷ 保证宝宝每次哺乳有足够的吮吸时间，每侧乳房至少吮吸10分钟。有的宝宝刚吃几口奶就睡着了，致使吮吸时间过短，为防止这种现象的发生，在给宝宝喂奶时让宝宝穿得清凉些，不要穿得或盖得过多；宝宝睡着时可以轻轻捏宝宝的小手、小脚，也可轻拍宝宝的面颊或移动乳头唤醒宝宝，以保证足够的吮吸时间。

❸ 妈妈要保证休息好，同时要加强妈妈的营养，多喝汤汁，如鸡汤、鲫鱼汤、排骨汤等。

一般来讲，经过上述努力，两三天后妈妈就会感到奶水充足起来。但如果经过上述努力，母乳仍然不足，可以给宝宝添加一些配方奶，但若宝宝连配方奶也不肯吃，就可以适当喂宝宝一些断奶食品，这样既能为宝宝补充营养，又可以为以后顺利断奶做好准备。

由于断奶的过程实际上就是使宝宝从习惯吮吸流质食品到习惯吃固体食物的过程，因此在给宝宝喂断奶食品时，应先从练习用小勺开始，切忌将固体食物用奶嘴喂宝宝吃。可以连续一段时间试着用小勺喂宝宝一些果汁、菜泥或蛋黄，如果宝宝能顺利吃下，就可以慢慢断奶了。由于蛋白质有可能会引起宝宝过敏反应，所以在添加蛋白质来源时，应特别慎重，刚开始一天1种且仅能给予1勺，观察数日后再做决定。如无异样，可慢慢增加食品种类。

> ❧❧ **妈咪宝贝**
>
> 妈妈如果还有母乳就尽量喂到宝宝满周岁，不要太早断奶。断奶的过程需循序渐进。妈妈可从这个月起逐渐给宝宝添加新的辅食。

🔸 妈妈上班后如何哺乳

许多妈妈在宝宝4个月或6个月以后就要回单位上班了，然而这个时候并不是让宝宝断掉母乳的最佳时间。那么怎样才能继续喂母乳呢？

❶ 首先妈妈在上班前半个月就应做准备，以便给宝宝一个适应过程。妈妈可在正常喂奶后，挤出部分奶水，让宝宝学会用奶瓶吃奶。另外，也要让宝宝吃一些配方奶，可以慢慢适应除母乳以外的其他奶制品的味道。

❷ 如果妈妈希望宝宝完全吃母乳，或宝宝对奶粉过敏的话，可上班时携带奶瓶，收集母乳。在工作休息时间及午餐时在隐秘场所挤奶，如员工宿舍，最好不要在洗手间挤奶，那样既不方便又不卫生。奶挤好后立即放在保温杯中保存，里面用保鲜袋放上冰块，或放在单位的冰箱中。下班后携带奶瓶仍要保持低温，到家后立即放入冰箱。所有储存的母乳要注明挤出的时间，便于每次取用。

❸ 妈妈挤奶的时间应尽量固定，建议在工作时间每3个小时挤奶一次，每天可在同一时间挤奶，这样到了特定的时间就会来奶。

> **妈咪宝贝**
>
> 上班后由于工作的压力以及宝宝吮吸母乳次数的减少，有的妈妈乳汁分泌会减少，所以妈妈要勤挤乳，并注意多食汤水及催乳食物，保持愉快的心情，都可帮助乳汁分泌。

🔸 妈妈如何挤奶

手工挤奶法

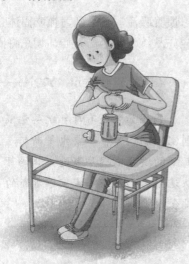

用肥皂洗净手，取坐位或立位均可。挤右侧乳房时以左手为主，挤左侧乳房时以右手为主。以拇指与食指呈C字形或倒C字形放在乳晕外围，先向胸壁压入再挤，即可施力于输乳室，使奶水流出。一般在乳房柔软时较易用手挤。用手挤的另一种方式是将食指与中指放在乳晕下方，拇指在乳晕上方。然后用指头的力量先往胸壁内挤压，再用捏手印的方式将输乳室往前挤压。接奶的容器要先消毒。

热瓶挤奶法

对于一些乳房肿胀疼痛严重的妈妈来讲，由于乳头紧绷，用手挤奶很困难，可用热瓶挤奶法。

❶ 取一个容量为1升的大口瓶(注意瓶口的直径不应小于2厘米)，用开水将瓶装满，数分钟后倒掉开水。

❷ 用毛巾包住拿起瓶子，将瓶口在冷水中冷却一下。将瓶口套在乳头上，不要漏气。一会儿工夫，瓶内形成负压，乳头被吸进瓶内，慢慢地将奶吸进瓶中。

❸ 待乳汁停止流出时，轻轻压迫瓶口周围的皮肤，使空气进入，瓶子就可被取下了。

吸奶器挤奶法

妈妈若感到奶胀且疼得厉害时，可使用手动或电动吸奶器来辅助挤奶。吸奶器可在商店购买，使用方法上面也会有标明，只是要注意：每次使用前需先消毒。

> **妈咪宝贝**
>
> 最初挤几下可能挤不出奶，多重复几次奶就会下来。另外，每次挤奶的时间以20分钟为宜，双侧乳房轮流进行。一侧乳房先挤5分钟，再挤另一侧乳房，这样交替挤下奶会多一些。如果奶水不是太多，挤奶时间应适当延长一些。

❤ 挤出来的乳汁如何保存和喂养

在一些特殊情况下，如妈妈患严重感冒时，或以后上班了，仍需进行母乳喂养时，妈妈必须将母乳挤出来喂养宝宝。那么挤出来的母乳要如何保鲜，如何喂给宝宝呢？

储存母乳

❶ 储存挤下来的母乳要用干净的容器，如消毒过的塑胶桶、奶瓶、塑胶奶袋等。

❷ 储存母乳时，每次都得另用一个容器。

❸ 给装母乳的容器留点空隙，不要装得太满或把盖子盖得很紧，以防冷冻结冰而胀破。

如果长期存放母乳，最好不要用塑胶袋装。

❹ 最好按每次给宝宝喂奶的量，把母乳分成若干小份来存放，每一小份母乳上贴上标签并记上日期，以方便家人或保姆给宝宝合理喂食且不浪费。

喂养方法

❶ 加热解冻：放在奶瓶隔水加热(水温不要超过60℃)。

❷ 温水解冻：用流动下的温水解冻。

❸ 冷藏室解冻：可放在冷藏室逐渐解冻，24小时内仍可喂宝宝，但不能再放回冷冻室冰冻。

千万不能用微波炉解冻或是加热，否则会破坏营养成分。

饮用要点

❶ 在冷藏室解冻（没有加热过的奶水），放在室温下4个小时就可以饮用。

❷ 如果是在冰箱外用温水解冻过的奶水，在喂食的那一餐过程中可以放在室温中，而没用完的部分可以放回冷藏室，在4小时内仍可使用，但不能再放回冰冻室！

—❄ 妈咪宝贝 ❄—

母乳储存时间表		
储存的方法	足月婴儿	早产／患病婴儿
室温	8小时	4小时
冰箱(4～8℃)	48小时	24小时
冰箱（−18℃以下）	3个月	3个月

◍ 宝宝吃惯了母乳，不肯吃奶粉怎么办

先要了解宝宝不吃奶粉的原因，以便能拿出有针对性的解决方案。

❶ 宝宝不接受奶瓶

这是最常见的原因，而且大多数的母乳宝宝都会碰到这样的问题。首先，妈妈可选择接近妈妈奶头的奶嘴。当宝宝感觉饿时，妈妈就可以试着用奶瓶给宝宝喂奶了。喂食前，可

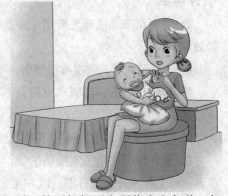

将奶嘴用温水冲一下，让它和人体温度相近。然后妈妈用衣服将宝宝包着，奶

瓶也可贴近妈妈身体，接着，不要将瓶嘴放入宝宝的口中，而是把瓶嘴放在旁边，让宝宝自己找寻瓶嘴，主动含入嘴里。也可在宝宝睡着的时候，把奶瓶放入他的嘴中。

❷ 不喜欢奶粉的味道

试着挤出母乳在奶瓶里给宝宝吃，如果他接受了，说明他可能不喜欢奶粉的味道，而不是不愿意用奶瓶。可以换一个接近母乳味道的牌子试试。另外，把奶粉调淡一点、冷一点或热一点也许更容易使宝宝接受。

❸ 厌奶期

到4个月左右，宝宝逐渐成熟，一方面，他可能添加了辅食，比较喜欢新口味的食品，而对奶粉暂时失去了兴趣。这时妈妈要有耐心，宝宝可能只是暂时性的厌奶，多次少量添加即可，不要因此完全用辅食代替奶粉。

❹ 喂奶方式不对

因为奶瓶的角度不当，压到舌头，使宝宝喝不到奶。最好将奶瓶以45度角轻放到宝宝的嘴里。另外，奶孔的大小也要合适，孔太小了宝宝吮吸起来比较吃力，就会不想吮吸。

❺ 有口腔或其他疾病

偶尔长时间不吃奶粉，或哭闹、精神不振等，可能身体有问题。可带宝宝看看医生，也可检查一下微量元素，有的宝宝缺锌缺铁，也会引起食欲不佳，不想吃奶。

> **妈咪宝贝**
>
> 妈妈不可因为宝宝不吃奶粉，心里着急，就强行喂给宝宝吃。一般宝宝会越强迫越不吃，只会适得其反。

🞄 给宝宝喝牛初乳好不好

宝宝1岁前不建议喝牛初乳

关于牛初乳目前全国还没有统一标准，牛初乳产品是否真的是初乳难以做出十分准确的检测。即使真是初乳，其中含有的各种营养和可能有害的物质的含量，也不能有效、确切地检测出来。所以牛初乳产品真正的品质如何，很难断定。而且，据专家称，牛初乳中含有丰富的蛋白质和磷，但含铁、叶酸太少，很容易出现胃肠不消化和缺铁、缺叶酸。而在合适的配方奶粉中，蛋白质被分解成原子单位即氨基酸，因此很容易被宝宝消化和吸收。所以，在宝宝满1岁以前，对于那些母乳不能满足喂养的妈妈来说，婴儿配方奶粉是最好的选择。

1岁后可适量添加牛初乳

等到宝宝1岁之后，可以给宝宝喝牛奶，也可以适量添加一些牛初乳，至于食用多少量，合格产品的包装上已做详细说明，妈妈应该先仔细阅读。最初服用，可以从过渡量开始，并仔细观察宝宝，5~7天无不良反应后，再增加到常规用量。另外，给宝宝添加牛初乳后要多给宝宝喂水，防止宝宝"上火"。

效果观察

有些妈妈不知道牛初乳到底对宝宝有没有作用，可以通过观察来客观评价牛初乳对宝宝的实际效果：宝宝生病的频率是否降低，病程是否有所缩短？每次生病的反应是否越来越轻？举例：有个宝宝体质非常差，原来经常生病，每次生病都需要输液；现在一年才病2次，而且生病后只要喝点鸡汤，好好护理两天就好了。就说明宝宝可能是吃牛初乳起到了免疫效果。

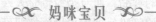

妈咪宝贝

现在在市场上的牛初乳的品牌有邦阳、培芝、生命阳光、新澳康、乳珍等。妈妈可经过多方考察选择最适合宝宝的品牌。

❂ 如何安排添加辅食的时间和进度

人工喂养和混合喂养的宝宝，在4个月时，妈妈可以添加一些蔬菜水和果汁，等宝宝4个月后，就可以从谷类开始添加辅食了。先加一些米粉、米粥、麦糊等淀粉类半流质食物。先从1~2勺开始，慢慢加量。然后是蔬菜和水果。除了继续给宝宝吃水果汁和新鲜蔬菜汁，可以做一些菜泥和水果泥，以锻炼宝宝对非液态食物的适应能力。

从4个半月开始可以在母乳喂养的基础上给宝宝加一些含铁的纯米粉(在市场上可以买到，最好是选知名企业出的正规产品)。如果不加米粉，也可以每天给宝宝喂1勺没有米粒的稀粥，锻炼宝宝对淀粉类食物的消化和吸收能力。没有什么特殊情况的话，从5个月起可以增加到2~3勺稀粥，还可再加半勺蛋黄，或果泥，或菜泥，一天喂2次。还可以加一点肉质细嫩的鱼肉，如平鱼、黄花鱼等。但是要注意，一定要把刺挑干净。6个月的时候可以尝试给宝宝添加肝泥、鸡肉、鸭肉、猪肉等肉泥，还可以加一点烂面条等比较软的食物。每天保证一个鸡蛋黄。

添加辅食的时候要记得一条：不要性急，慢慢来。有的妈妈想给宝宝多加点营养，就一天换一样，其实是很不对的，因为这会造成宝宝的肠胃功能紊乱，反而无法吸收更多的营养。辅食的添加一定要一样一样地来，添加一种辅食后至少要等3～5天才能考虑换下一种。

💧 人工喂养的宝宝怎么添加果汁、菜水

一般情况下，在宝宝4～6个月以前，母亲的乳汁基本能满足宝宝的全部需要，不必添加辅食，只要添加母乳所缺乏的维生素D（每天1粒维生素A、维生素D含量比为3∶1的鱼肝油）和少量钙剂（每天150～200毫克）就可以了。但4～6个月后，由于宝宝生长发育速度快，母亲的泌乳量已不能满足宝宝的需要了，就需要适量添加一些营养辅食。刚满4个月的宝宝虽然不需要添加辅食，但是，为了减少以后添加辅食的难度，也可以先让宝宝尝尝食物的味道，可以适量给宝宝添加一些蔬菜水和果汁。

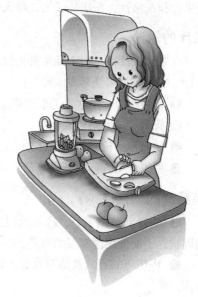

不过，由于宝宝的消化功能还不发达，妈妈给宝宝喝蔬菜水和果汁时，最好将其充分稀释，开始时可以先用温开水稀释，等宝宝适应以后再用凉开水稀释，慢慢过渡到不用稀释。另外，建议给宝宝喝直接用新鲜蔬果榨取的蔬果汁，不要用市场上购买的。

适合宝宝的蔬果汁

果汁：各种新鲜水果，如橙子、苹果、桃、梨、葡萄等榨成的汁，可以补充维生素。喂给宝宝喝的时候要先用1倍的温开水进行稀释，尤其是喂2个月内的宝宝时，更要注意这一点。每天喂1～2次，每次喂1～2勺。

菜汁：用各种新鲜蔬菜做成的汁，如萝卜、胡萝卜、黄瓜、番茄、圆白菜、西蓝花、芹菜、大白菜及各种绿叶蔬菜等，可以为宝宝补充维生素。

妈咪宝贝

在母乳不足的情况下，有些妈妈开始给宝宝添加米粉，但4个月以内的宝宝不宜添加米粉。4个月以后的宝宝可以适量添加米粉，但不要完全用米粉代替母乳或配方奶粉。

如何给宝宝做蔬果汁

宝宝满4个月时，妈妈可以开始给宝宝准备辅食了。4个月宝宝的辅食主要是果汁和蔬菜汁，每次1～2勺，每天1～2次。

果汁的做法

在制作果汁前，需要准备好各种用具和材料：水果刀1把，榨汁机1部，杯子1个，梨1个（可换其他水果）。

❶ 将梨洗净，用水果刀削去果皮。

❷ 将削好皮的梨切成小块。

❸ 放入榨汁机中榨取果汁。

❹ 将果汁盛入杯中，用等量凉开水将梨汁稀释。

蔬菜汁的做法

❶ 胡萝卜、白萝卜、青菜及圆白菜等蔬菜，2～3种一组，洗净后切成不规则状。不要使用涩味强的蔬菜。

❷ 将切薄的蔬菜及适量水放入锅内，煮15分钟左右，边煮边捞去上面的浮沫。

❸ 用网勺过筛，滤取蔬菜汁。蔬菜本身带有甜味，不需再添加调料。

喂法

蔬果汁一般每天可以喂两次，在两次喂奶之间喂。开始时可用温开水将蔬果汁稀释1倍，第一天每次只喂1勺，第二天每次喂2勺，以后每天逐渐加量，等宝宝习惯后可以不用稀释。如果宝宝不爱喝，可暂停或加点糖调味。如果宝宝腹泻可停喂几天。宝宝的大便会因添加蔬菜汁和果汁而变色，只要宝宝精神好，妈妈不必担心。蔬果汁要在宝宝喝前现做。

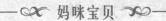

妈咪宝贝

梨营养丰富，具有润肺、消炎、降火的功效，经常喂宝宝喝一点梨汁，对宝宝的身体很有益处。

🜄 给宝宝添加辅食应遵循哪些原则

❶ 从一种到几种。

一次只添加一种新食物，隔几天之后再添加另一种。万一宝宝有过敏反应，妈妈便可以知道是由哪种食物引起的了。

❷ 从稀到稠。

一开始要给宝宝添加一些流质食品，随着宝宝的吞咽能力加强，再慢慢增加黏稠度，慢慢从流质过渡到半流质，再从半流质过渡到固体。

❸ 由少到多。

开始时只喂宝宝进食少量的新食物，分量1小勺左右，待宝宝习惯了新食物后，再慢慢增加分量。随着宝宝不断长大，他需要的食物亦相对增多。

❹ 由细到粗。

开始添加辅食时，为了防止宝宝发生吞咽困难或其他问题，应选择颗粒细腻的辅食，随着宝宝咀嚼能力的完善，可逐渐增大辅食的颗粒。

❺ 防止宝宝过敏。

第一种给宝宝引入的辅食应该是容易消化而又不容易引起过敏的食物，米粉可作为试食的首选食物，其次是蔬菜、水果，然后再试食肉、鱼、蛋类。总之，辅食添加的顺序依次为谷物、蔬果、肉、鱼、蛋类。较易引起过敏反应的食物如蛋清、花生、海产品等，应在6个月后再给宝宝喂食。

> **妈咪宝贝**
>
> 如遇到宝宝不适应马上停加辅食；如果宝宝生病或天太热，推迟添加时间。病情较重时原已添的食品应适当减少，待病愈后再恢复正常。

🜄 给宝宝添加辅食10大注意点

❶ 辅食要一种一种地添加。添加某种辅食，如宝宝表现出不适，如呕吐、腹胀、腹泻、消化不良、不爱吃等，就要暂时停止添加，也不要添加另一种新的辅食，但可继续添加已经适应的辅食。1周后，再重新添加那种辅食，但量要减少。

❷ 即使宝宝特别爱吃辅食，也不能断奶，这个月宝宝仍应以奶类为主要食物。

❸ 如果宝宝总是把喂进去的辅食吐出来，或用舌尖把辅食顶出来，就暂时停止这种辅食的添加，改喂其他种类，或等1周后重新添加。

④ 不要因为宝宝不爱吃辅食就不给奶吃，惩罚宝宝。

⑤ 不要因为宝宝不爱吃辅食就认为宝宝厌食，给宝宝吃药。

⑥ 不要因为给宝宝做辅食，就减少和宝宝玩、带宝宝去户外活动的时间。

⑦ 上班的妈妈，不要因为要工作而断母乳。

⑧ 不要只给宝宝吃商店出售的代乳食品和辅食。

⑨ 对辅食商品说明书上标注的喂养量，不可机械照办。宝宝食量是有差异的，应该灵活地对待说明书上的推荐量。如果宝宝吃不了推荐的量，妈妈不顾宝宝的反抗，当宝宝张嘴大哭时，乘机把一勺米粉塞到宝宝口中，这种做法是极端错误的。

⑩ 不要忘记给宝宝喝水。

> **妈咪宝贝**
>
> 5～6个月大的宝宝，可添加两种以上的辅食了。蛋、肉、蔬菜、水果、粮食可搭配着制成宝宝辅食，但其中一种应确定是宝宝已经适应了的。

🔸 本阶段可以给宝宝添加什么样的辅食

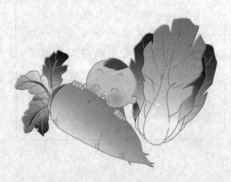

米粉、米糊或稀粥：锻炼宝宝的咀嚼与吞咽能力，促进消化酶的分泌。可以选用知名厂家生产的营养米粉，也可以自己熬粥。

蛋黄：蛋黄含铁高，可以补充铁剂，预防缺铁性贫血。做法：煮好的蛋黄1/4个用米汤或牛奶调成糊状，用小勺喂。

动物血：鸡、鸭、猪血等，弄碎了之后调到粥里喂宝宝。可以帮宝宝补铁，预防缺铁性贫血。每周加一次。

蔬菜泥：各种新鲜蔬菜都可以添加，如菠菜、青菜、油菜、胡萝卜、马铃薯、青豆、南瓜等。做法：将新鲜蔬菜洗干净，细剁成泥，在碗中盖上盖子蒸熟；胡萝卜、土豆、红薯等块状蔬菜宜用文火煮烂或蒸熟后挤压成泥状；菜泥中加少许植物油，用急火快炒即成。

水果泥：苹果、香蕉等水果。做法：将水果用小勺刮成泥状喂给宝宝。但是要注意，一些酸味重的水果，如橙子、柠檬、猕猴桃等，先不要给宝宝吃。

鱼泥：选择河鱼或海鱼，去内脏洗干净，蒸熟或加水煮熟，去净骨刺，取出肉挤压成泥。吃的时候调到米糊里喂宝宝。

肉泥或肉糜：鲜瘦肉剁碎，蒸熟即可。吃的时候可以加上蔬菜泥，拌在粥或米粉里喂宝宝。

> **⋘ 妈咪宝贝 ⋙**
>
> 虽然开始添加辅食，母乳或配方奶仍然是宝宝的主食，每天必须保证足够的饮奶量（500～600毫升）。

🔻 米粉的添加方法

❶ 调配米粉

米粉和水的比例没有确切的数据，完全是根据宝宝的月份与适应能力。宝宝刚开始接触米粉时，可以冲调得稀一点，慢慢地可以冲调得稠一些。如刚开始可在已消毒的宝宝餐具中加入1份量米粉，量取4份温奶或温开水，温度为70～80℃；然后将量好的温奶或温开水倒入米粉中，边倒边用汤勺轻轻搅拌，让米粉与水充分混合；倒完奶或水后千万别忘记要先放置30秒让米粉充分吸水，然后再搅拌；搅拌时调羹应稍向外倾斜，向一方向搅拌；如有结块颗粒，可边搅拌边用调羹将结块压向碗壁，以便压散结块。注意，妈妈不必把冲调的米粉再烧煮，否则米粉中的水溶性营养物质容易被破坏。

理想的米糊是：用汤勺舀起倾倒能成炼奶状流下。如成滴水状流下则太稀，难以流下则太稠。

❷ 喂养：用奶瓶还是用勺子

假如宝宝刚开始吃米粉，还没有习惯用勺子喂养，可先用奶瓶喂养。但两个星期后一定要过渡到用勺喂，而不能再用奶瓶了，否则不利于宝宝咀嚼功能的发育。

❸ 添加时间

初次添加建议在上午，即使吃了有什么不适应的话，下午还能去看医生。6个月内每日上午添加一顿辅食就够了。

❹ 从少量开始

不论何种米粉，都应逐量添加，从每天10克（约2小勺）开始，让宝宝慢慢适应。如果宝宝对米粉表现出抵触情绪，则可尝试在冲调时加入一些果汁或肉汤，不断改变口味，直到找到宝宝喜欢的一种为止。

> **⋘ 妈咪宝贝 ⋙**
>
> 睡前（10点左右）应给宝宝喂饱奶，不宜给宝宝喂米粉；1周岁以内不要添加任何调味品。

🍃 婴儿米粉是片状的好还是粉状的好

目前商场超市及婴童专卖店售卖的婴幼儿营养米粉分为两种，一种是以预糊化或蒸煮熟化片状的米粉；另一种是经膨化后粉碎的粉状米粉。那么，对于宝宝来说，哪种米粉较适合呢？

片状米粉的特点

片状米粉由于是泡米、打浆、配料在先，最后才造片，所以它具有以下特点：

❶ 营养素混合分布均匀。

❷ 不易上火。

❸ 吸水性好。由于片状米粉密度小，空隙大，冲调时有利于吸水和软化。

❹ 便于保存。由于片状米粉与空气接触的表面积更小，所以可以减少营养物质的流失，也便于保存，能减少储存过程中的氧化现象。

粉状米粉的特点

粉状米粉由于是先研磨粉碎后再加入营养物质，而且采用的是烘焙、膨化技术，所以它与片状米粉有很大差别：

❶ 粉末状的米粉比片状米粉更精致、更细滑。

❷ 高压膨化会破坏米粒的结构，高温也容易造成营养素的流失。

❸ 由于是经过烘焙膨化，所以容易造成内热、上火。

❹ 冲调时容易结团。

由以上特点看来，片状米粉对于营养第一、口味第二的妈妈们来说，是最佳的选择，它营养均匀又不易上火，尤其是在夏天，气温闷热，"不上火"是很多妈妈的首要标准。

> **妈咪宝贝**
>
> 目前，市面上生产片状米粉的产品主要有亨氏、英式等品牌。

🍃 蛋黄的添加方法

鸡蛋是宝宝生长发育所必需的食物，蛋黄中含有的铁、卵磷脂等都是宝宝十分需要的营养。4个月后的宝宝从母体获得的铁质已经消耗，很容易发生贫血。因此，从4个月开始就应给宝宝添加鸡蛋黄。

鸡蛋黄的添加方法：

❶ 生鸡蛋洗净外壳，放入锅中煮熟后，取出冷却，剥去蛋壳。

❷ 用干净小勺弄开蛋白，取出蛋黄，将蛋黄用小勺切成4份或更多份。

❸ 取其中的一份蛋黄用开水或米汤调成糊状，用小勺取调好的蛋黄喂宝宝。宝宝吃后如果没有腹泻或其他不适感，可以逐渐增加蛋黄的量。

宝宝吃鸡蛋时要注意：

❶ 由少到多，刚开始每天喂1／6～1／4个蛋黄。喂食后要注意观察宝宝的大便情况，如有腹泻、消化不良就先暂停，调整后再慢慢添加；如大便正常就可逐渐加量，可喂1／2个蛋黄，3～4周后就可每日喂1个。

❷ 1岁以内的宝宝最好只吃蛋黄，别吃蛋清，以免过敏。因为宝宝消化系统发育尚不完善，肠壁的通透性较强，而鸡蛋清中的蛋白分子较小，有时可以通过肠壁直接进入宝宝血液，使宝宝机体产生过敏症状，导致湿疹、荨麻疹等疾病。

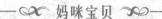

妈咪宝贝

最合适的蛋黄应该是干干的呈粉末状，嫩黄嫩黄的。妈妈可以根据自己家的火候条件和经验来决定煮制时间，一般水开后煮5分钟左右就可以了。当蛋黄的外层有一圈黑色时，说明鸡蛋煮老了，煮老的鸡蛋虽然没有细菌，但是营养有损失。

❧ 辅食用的蔬菜、水果如何选择

常见时令新鲜蔬果为最佳

若是蔬菜，多选择时令常见新鲜的绿色植物，如大白菜、青菜等。其他颜色深的蔬菜如番茄、胡萝卜、甘蓝等也要多吃。另外，也可给宝宝吃一些含粗纤维丰富的蔬菜，如菜花、菠菜、南瓜等，但若是宝宝较小不建议多吃芹菜。而且粗纤维的蔬菜对宝宝的肠胃功能要求比较高，即使

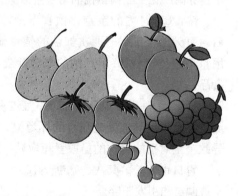

进餐后也要多加留意他的大便。在烹煮方面要求尽可能地煮熟煮烂，剔除粗茎等不容易消化的纤维。

若是水果，则以时令常见新鲜水果为主，少吃或不吃性寒凉的水果，即使是夏天也要少吃，如西瓜、荸荠等。最好不要给宝宝尝试易过敏的水果，如芒果、菠萝，以免给宝宝带来不适。

水果的做法

水果若是做泥，可以多选择苹果，苹果是最安全的水果，除了有营养，它

还能调节宝宝肠胃，若是有轻微的拉肚子吃苹果泥还可以达到治疗的效果。其次是香蕉，香蕉富含锌，能促进宝宝大脑的发育，可以让宝宝更加聪明。

若是想吃水果汁，建议最好是鲜榨的。但鲜榨的水果汁浓度较高，容易给宝宝的肠胃带来负担，所以在给宝宝食用前，最好加水予以稀释。也可以去超市选购，不过在选择上一定记得选择纯鲜果汁，其他的果汁或饮料，往往含有添加剂，没什么营养，还容易使宝宝的肠胃出现问题。

由于很多蔬菜、水果都打了农药，所以给宝宝做辅食时要彻底清洗干净。

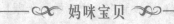

> **妈咪宝贝**
>
> 添加蔬菜、水果时，记得从少到多，从稀到稠，由一种到多种。刚开始一般一天先一种吃一勺，过段时间看看宝宝是否适应。如果没有不良反应，再添加另外一种水果或蔬菜。

🔹 宝宝辅食中能添加调味料吗

有的父母认为添加些调味料，宝宝更容易接受，其实是没有必要的。

油：1岁以前的宝宝都可以不用食用油，即使添加辅食，也最好只用水煮或清蒸方式。到了1岁以后可以给宝宝添加少量油调味，比如，给宝宝做汤时少放点芝麻油。到了1岁半左右，宝宝开始尝试着吃种类更多的正餐时，可以用营养高的花生油或核桃油为宝宝炒菜。

盐：6个月内的宝宝，饮食以清淡为主，辅食没必要添加食盐。6个月后，每天给宝宝喂一两次加盐的辅食就可以了。而3岁以下的宝宝每日食盐用量不超过2克就够了。钠的来源除食盐外还包括酱油、咸菜、味精等高钠食品。

糖：4个月后可少量添加，不宜过多。如果在辅食中添加过多的糖，一方面会导致宝宝养成爱吃甜食的坏习惯，同时，糖会给宝宝提供过多的热量，导致宝宝对别的食物的摄取量相应减少，胃口也变差。其次，吃糖还容易形成龋齿和引发肥胖。

醋：1岁以前不宜给宝宝食醋。1岁以后，宝宝可以逐渐少量地吃醋，特别是夏季，出汗较多，胃酸也相应减少，而且汗液中还会丢失相当的锌，使宝宝食欲减退，如果在烹调时

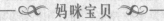

> **妈咪宝贝**
>
> 市面上有很多零食都含有过多的调味料，建议妈妈控制宝宝吃零食的量。尤其是一些垃圾小食品，对宝宝的生长发育有百害而无一利，要严格禁止宝宝食用。

加些醋，可增加宝宝胃酸的浓度，能起到生津开胃、帮助食物消化的作用。

🍀 怎样让宝宝很快接受新添加的食物

宝宝往往对一种新口味的食物会有抵触情绪，如何使宝宝易于接受新食物呢？妈妈们需要注意以下几点：

❶ 给宝宝烹调食物时一次只增加一种新食物。

❷ 将要添加的新食物和宝宝熟悉或喜欢的食物搭配在一起做给宝宝吃。

❸ 开始添加新食物时，量要少，如1勺大小，以后慢慢增加。

❹ 可在宝宝饿的时候给他新食物，那么，宝宝会觉得这种从未吃过的新食物也挺好吃的，下次再吃的时候，就比较容易接受了。

❺ 妈妈时常跟宝宝说说、看看新食物的味道、颜色、质感、结构，增加宝宝对新食物的感官了解和熟悉程度。

❻ 做饭的时候，让宝宝看着妈妈做，以培养宝宝对新食物的兴趣。

❼ 虽然只是一个还不会说话的宝宝，但同样喜欢表扬，妈妈要善于鼓励宝宝品尝新食物，对宝宝这种勇敢精神给予适当的表扬。如果宝宝第一次拒绝新食物，暂且不用去理会，等以后有机会时，可以再试试。

❽ 父母要以身作则，对任何食物都要表现出很喜欢的样子，暗示宝宝，这种食物很好吃。

❾ 将新的食物放在自己的盘子里吃得津津有味，就是不给宝宝吃，如果宝宝眼巴巴地望着你，你可以分一点给他，这个时候宝宝会觉得食物很好吃。

❿ 妈妈在为宝宝准备食物时，应该注意色、香、味，增加进食兴趣，使宝宝易于接受。小宝宝一般喜欢吃微温的食物，不喜欢吃过热或过冷的食物。

妈咪宝贝

如果宝宝实在不接受某些食物，妈妈就不要硬逼着宝宝吃了，可以用另外一种和这种食物营养成分类似的食物代替，如宝宝不喜欢吃胡萝卜，可用猪肝代替补充维生素A。

🍀 哪些食物暂时不能添加

以下食物是不宜给宝宝添加的：

蛋清：鸡蛋清中的蛋白分子较小，有时能通过肠壁直接进入婴儿血液中，使婴儿机体对异体蛋白分子产生过敏反应，导致湿疹、荨麻疹等疾病。蛋清要等到宝宝满1岁才能喂食。

有毛的水果：表面有茸毛的水果中含有大量的大分子物质，婴幼儿肠胃透析能力差，无法消化这些物质，很容易造成过敏反应，如水蜜桃、猕猴桃等。

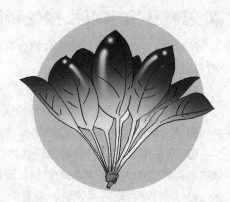

矿泉水、纯净水：宝宝消化系统发育尚不完全，过滤功能差，矿泉水中矿物质含量过高，容易造成渗透压增高，增加宝宝肾脏负担。最好给宝宝喝白开水。

功能饮料：功能饮料中大都富含电解质，由于宝宝的身体发育还不完全，代谢和排泄功能还不健全，过多的电解质，会导致宝宝的肝、肾和心脏承受不了，加大宝宝患高血压、心律不齐的概率，或者是肝、肾功能受到损害。

含有大量草酸的蔬菜：菠菜、韭菜、苋菜等蔬菜含有大量的草酸，在人体内不易被吸收，并且会影响食物中钙的吸收，可导致宝宝骨骼、牙齿发育不良。如果非要给宝宝喂食，可以先焯水再烹调。

豆类：豆类中含有能致甲状腺肿的因子，宝宝处于生长发育时期更易受损害。此外，豆类较难煮熟透，容易引起过敏和中毒反应。

蜂蜜：蜂蜜是营养丰富的滋补品，但婴儿（1岁以下）不适合食用。据调查，目前婴儿急死症中，有5%的婴儿是因肉毒素（蜂蜜受肉毒菌的污染）中毒而引起死亡的。

> **✖ 妈咪宝贝 ✖**
>
> 如果宝宝吃了上述食物引起不良反应，应先确定宝宝吃了什么引起的不适，然后及时带宝宝去医院诊断。

🔹 用勺子喂宝宝吃东西注意什么

随着辅食越来越丰富，从原来的流质食物慢慢过渡到半流质，再过渡到固体食物，例如蔬菜和肉类等，这些不能放在奶瓶里喂宝宝，这时就需要用汤勺喂宝宝，这也是为日后能顺利断奶打下基础。

妈妈在用汤勺喂宝宝时，要注意几个要点：

❶ 喂宝宝时一定要有耐心，有的宝宝对这种新的喂养方式一开始很不适应，只要嘴唇一碰到汤勺就表现出很大的抗拒，不肯张嘴或不肯把食物吞下去，所以从一开始父母要有耐心地哄宝宝，一次不行就哄第2次，两次不行就哄第3次，直到宝宝接受、习惯为止。

❷ 在一开始用汤勺喂食宝宝时，最好给宝宝喂食一些新鲜、味美、宝宝

较喜欢吃的食物，宝宝一看到自己喜欢吃的食物就会兴奋，就会减少对汤勺的排斥情绪。

❸ 在开始用汤勺喂宝宝吃东西时，最好不要只喂宝宝吃固体食物，可在吃奶以前先试着用汤勺喂些固体食物和汤水。

宝宝自己用汤勺吃东西

如果妈妈用汤勺喂宝宝顺利的话，就可以尝试让宝宝自己用汤勺吃东西了。一开始的时候，给宝宝半碗粥和一只汤勺让他自己吃，这时父母不要强求，只要围好围嘴，即使宝宝暂时还没办法准确地把粥送到嘴里也没关系，慢慢训练就能学会用汤勺吃东西了。

> **❀ 妈咪宝贝 ❀**
>
> 为了让宝宝喜欢上汤勺，妈妈可以在宝宝4~5个月时，送给宝宝一件新的玩具——汤勺。在注意安全的前提下让宝宝多点机会玩汤勺。

❀ 如何选购简单便捷的营养辅食

除了亲手为宝宝制作辅食，还可以选择质量好的市售成品辅食。这些经过专业配方、加工的辅食，食用更方便，能够满足宝宝不同时期的营养需求，更适合宝宝的口味。

选购辅食三项注意

❶ 注意品牌，尽量选择规模较大、产品服务质量较好的品牌企业的产品。

❷ 注意外包装，看辅食包装上的标志是否齐全，按国家标准规定，在外包装上必须标明厂名、厂址、生产日期、保质期、执行标准、商标、净含量、配料表、营养成分表及食用方法等项目，若缺少上述任何一项都不规范。

❸ 注意营养元素的全面性，要看营养成分表中标明的营养成分是否齐全，含量是否合理，有无对宝宝健康不利的成分。

罐装辅食的保存

❶ 买来的辅食罐头应该放置在阴暗处，切勿放在靠近炉火的地方。

❷ 罐装的辅食，在开封前最好先清洁罐头的表面及开口处。

❸ 一次吃不完一罐时，需要用开水烫过的汤勺，从上面轻轻取出所需要的量，尽量不要放在里面搅拌。

❹ 开封后剩下的辅食需放入冰箱内保存。

❺ 开罐后两天内吃完比较安全，瓶装果泥，通常开罐后可以保存3天。

买来的辅食如何吃

❶ 照说明书操作就可以了。有的只需用水调一下就做好了，还有很多即开即食型的辅食，携带出门也很方便。

❷ 宝宝对单调的辅食不满，妈妈可以把几种辅食搭配起来做出不一样的食物。如原味米糊调入果汁；米粥里加入蔬菜粉、果粒、碎饼干等。

❸ 可以使用多种方法，改变辅食的原有性状，或加入自家原料，做成完全不同的辅食。

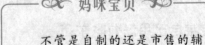

妈咪宝贝

不管是自制的还是市售的辅食，前提都是要做到新鲜、营养和卫生。

🔸 宝宝吃辅食后便秘上火怎么办

首先，妈妈要保证奶量，因为宝宝才4~5个月，吃辅食只是为了使宝宝的胃肠道慢慢学会消化，这些辅食不能顶饱。如果把本来吃的奶撤掉，宝宝就会挨饿，胃肠道的食物没有富余，就不可能有大便。因此要保持原来的奶量，在吃奶之余添加1~2小勺辅食，让宝宝学习消化，宝宝的胃肠道饱足后就会有大便排出。

其次，给宝宝添加的辅食中最好包含一些对通便有帮助的食物，如番茄、香蕉、梨、黄瓜、南瓜、白薯、萝卜等。可以加水煮熟搅拌成蔬果汁，无论是用蔬菜和果肉一起搅拌，还是单一的1种或者2种混合在一起来制作，通便效果都非常好，而且有营养。喝蔬菜水果汁，宝宝就不会便秘了，开始的时候，可以少放菜，多放水来做，不要打得太稠，如果味道比较淡，可以加少量的冰糖，或者含微量元素的糖都可以，但加糖要适量，不要太甜。水果有甜味就不用放糖了，味道也不错。

另外，选购市售辅食时要注意：其中是否添加了益生元。益生元可以促进肠道有益菌的生长，建立健康的肠道环境，有利于营养素更好地被消化吸收。在宝宝便秘上火的时候，可以先将辅食停一停。

妈咪宝贝

当宝宝发生便秘时，妈妈不可随便给宝宝吃通便的药，最好咨询一下医生。可以适当用开塞露给宝宝通便。

🥄 宝宝便秘能否用开塞露

可以用，但要尽量少用。因为时间长了以后会形成一种依赖，习惯性地便秘就不好了。

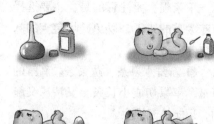

当宝宝患有严重的便秘时，可以问问医生有哪些治疗宝宝便秘的方法可以选择。看看有没有帮助大便软化的非处方药能使宝宝排便更顺畅，千万别在未经医生允许的情况下给宝宝吃通便药。如果宝宝便秘严重，医生可能会建议给他用甘油栓（甘油和硬脂酸钠混合制剂，用于排空直肠），比如开塞露。这种栓剂能刺激直肠，帮助宝宝排便，偶尔用用也没什么坏处，但不要经常给宝宝用，因为宝宝可能会对药物产生依赖。

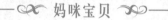

妈咪宝贝

当宝宝有严重便秘时，妈妈要注意检查一下宝宝所吃的东西是否容易引起上火，如所选的奶粉，所添加的辅食等。并注意观察宝宝吃什么能起到润肠通便的效果。每个宝宝的体质不一样，对食物的消化吸收能力也不一样，不能只听信别人说吃什么好就给宝宝吃什么。

如果宝宝便秘比较严重，拉的大便又硬又干，把肛门口周围细嫩的皮肤都撑破了（这叫作"肛裂"，能够看到伤口或一点血迹），可以在这些部位给宝宝抹点含芦荟的润肤液帮助伤口愈合。但是别忘了向医生说明宝宝有肛裂的情况。

🌰 可以用哪些食物让宝宝磨牙

6个月左右，宝宝开始长牙了。这时宝宝的牙龈发痒，是学习咀嚼的好时机。妈妈可以为宝宝准备一些可以用来训练宝宝咀嚼能力的小食品。

❶ 柔韧的条形地瓜干。这是比较普通的小食品，正好适合宝宝的小嘴巴咬，价格又便宜。买上一袋，任他咬咬扔扔也不觉可惜。如果妈妈觉得宝宝特别小，地瓜干又太硬，怕伤害宝宝的牙床，妈妈可以在米饭煮熟后，把地瓜干放在米饭上焖一焖，地瓜干就会变得又香又软。

❷ 手指饼干或其他长条形饼干。此时宝宝已经很愿意自己拿着东西啃，手指饼干既可以满足宝宝咬的欲望，又可以让他练习自己拿着东西吃。有时，

他还会很乐意拿着往妈妈嘴里塞，表示一下亲昵。要注意的是，不要选择口味太重的饼干，以免破坏宝宝的味觉培养。

❸ 新鲜水果条、蔬菜条。新鲜的黄瓜、苹果切成小长条，又清凉又脆甜，还能补充维生素。

❹ 在长牙时要补充一些高蛋白、高钙、易消化的食物，以促进牙齿健康生长。

> **✄ 妈咪宝贝 ✄**
>
> 在宝宝长牙期，妈妈可以给宝宝准备一根磨牙棒。有的特别设计了突出的沟槽，具有按摩牙龈的作用；磨牙棒有的会发出奶香味或设计成水果型，比较受宝宝的喜爱。不过，磨牙棒一定要保持清洁。

❀ 怎样给宝宝断夜奶

❶ 逐渐减少次数

从第4个月起，宝宝就可以减掉夜里的一顿奶了，妈妈们要有计划有安排地让宝宝养成夜里不喝奶的习惯。可以慢慢减少给宝宝夜间喂奶的次数，从3次到2次再到1次……让宝宝慢慢习惯。

❷ 晚餐要吃饱

为了防止宝宝饿醒，晚上临睡前的最后一顿奶要延迟，并且要把宝宝喂饱。妈妈可以晚上10点多喂饱他以后，让他睡到第二天早上6点。

❸ 学会安抚宝宝

如果宝宝半夜醒来哭闹，也不要给他喂奶。妈妈要明白只要睡前吃饱了，宝宝基本是不会饿的，并且大多数时候宝宝半夜醒来是习惯使然，并非真的饿了。妈妈可以用轻拍、唱歌、轻轻摇晃的方法来安慰宝宝，让宝宝再次入睡。

❹ 使用安抚奶嘴

有时候宝宝哭闹，不一定是因为很饿，也可能是他想要吮吸的感觉，可以给他个安抚奶嘴吸，起到安慰代替作用。另外，即使宝宝饿点也没关系，因为睡觉不会消耗太多能量。如果宝宝一直哭，也可以给他喂点水喝。

❺ 喂足辅食

宝宝到了该添加辅食的月龄后，就应该给他喂足辅食。白天妈妈要尽量让宝宝多吃些，睡觉前摄入的食物要能够提供足够的能量，如蛋黄，这样他才不会因为感到饥饿而醒过来。

改掉宝宝喝夜奶的习惯是个循序渐进的过程，关键是要一点一点地、循序渐进地坚持，宝宝慢慢地就会养成睡整觉的习惯，也就会忘掉夜奶了。妈妈们也可以创造适合自己宝宝的方法，只要达到效果就行。

能给宝宝喝糖水吗

糖有粗制糖和精制糖之分，前者为红糖，后者为白糖。4个月后的宝宝可以逐渐尝试喝一点白糖水，但越淡越好，量不宜多。白糖具有润肺、生津的功能，对病中有发热、出汗多、手足心潮热、咽干、干渴等症状的宝宝来说，食用后都可达到补充热量、改善血液循环的功效。

1岁以后，宝宝可以逐渐少量地喝红糖。红糖虽杂质较多，但营养成分保留较好，除含蔗糖外，还含有少量的铁、钙、胡萝卜素等物质。它释放能量快，营养吸收利用率高，中医认为它有健脾暖胃、活血散寒的效用，且不易诱发龋齿等牙科疾病。一般来说，可交替给宝宝食用白糖和红糖。

但是，需要注意的是给宝宝喝豆浆时最好不加红糖，因为红糖里的有机酸和豆浆中的蛋白质结合后，可产生变性沉淀物，大大破坏豆浆的营养成分。

另外，在饭前不要让宝宝吃糖。因饭前吃糖过多，会使血糖升高，导致饥饿感消失，到了吃饭时间宝宝不想吃，但没过多久又有饥饿感，这样会影响发育。饭前吃糖过多，易伤胃，还易损害宝宝的乳牙。吃糖或喝糖水应安排在饭后1～2小时或午睡后。

1岁后适当给宝宝吃些糖果、甜食，调节一下口味，也是可以的。但切记不要多食，吃完糖果后一定要漱口或刷牙，以减少龋齿的发生。

宝宝这时需要多吃含铁的食物

在宝宝3～4个月时就已经强调需要给宝宝补铁了，但毕竟3～4个月宝宝的消化能力还太弱，辅食添加自然比较少，宝宝体内的铁含量还是不足，因此，到宝宝6个月的时候最容易出现因为铁元素的缺乏而贫血的症状。

宝宝缺铁，容易出现缺铁性贫血，对宝宝生长发育影响很大，所以从4个月开始就应让宝宝多吃含铁丰富的食物。前面说到，蛋黄是含铁比较丰富的食物，从4个月开始添加到辅食是最适当的时机。5个月以上的宝宝，鱼泥、菜

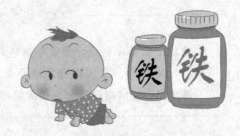

泥、米粉、豆腐、烂粥等含铁丰富的辅食可以逐渐增加。

为了补铁，应选择动物性辅食，如瘦肉、肝脏、鱼类中含的铁吸收率在10%~20%；而植物性食品如米面中铁的吸收率只有1%~3%；大豆中铁含量高，吸收率也较高。

强调食补慎用药补

不可轻易用含铁剂的药物补铁，因为副作用（恶心、呕吐、厌食等）多。宝宝贫血多为营养性的，是容易通过饮食营养来预防和治疗的。轻度贫血完全可经饮食治愈，中度以上的贫血在用药物治疗的同时也要配合饮食治疗，才可取得满意的效果。重度贫血需要药物治疗时应在医生指导下进行。

> **妈咪宝贝**
>
> 为了帮助铁元素的吸收，在食用含铁丰富的食物的同时，要多吃含铜丰富的食物，因为铜参与造血。含铜丰富的食物有鱼、蛋黄、豆类、芝麻、菠菜、稻米、小麦、牛奶等。另外还要吃富含叶酸、维生素B$_{12}$、维生素C的食物，如绿叶蔬菜、肉类、鱼、水果等。

❧ 需不需要给宝宝补碘

碘是人体中必不可少的一种微量元素，是制造、合成甲状腺激素的原料，与人的生长发育和新陈代谢有重要的关系，特别是对大脑发育起着决定性的作用，所以碘又被称为"智慧之泉"。

由于我国大部分地区处于缺碘地带，现国家采用食盐加碘的措施来防治碘营养缺乏现象，效果很好。宝宝出生后，主要的食物是乳类，母乳和牛奶中的碘含量低，无法达到宝宝对碘的需要量，宝宝正处于生长发育快速的时期，特别是大脑的发育处于黄金时期，大脑发育离不开甲状腺素，缺乏碘会导致脑发育不良，从而影响智力的发展。宝宝的食物中所含碘盐很少，又不能从碘盐中获得碘，所以给宝宝补碘只能采取人工补碘的方法。

给宝宝补碘有两种方法，即乳母补碘，每天1~2次口服碘酸钾1片（碘酸钾每片含碘177μg）；或宝宝出生后每3日服碘酸钾1片，直至2岁后为止，以后可以通过碘盐补充碘。

━━◆◆◆◆ 妈咪宝贝 ◆◆◆◆━━

在人的一生中每天都要少量地补充、吸收碘。成人每日碘的需要量为150μg，婴儿为40～50μg，1～3岁宝宝为70μg，哺乳期妇女应达200μg。

◆ 怎样保证宝宝维生素摄取适量

维生素是一种维持生命所必需的营养素，又是调节生理机能的要素，来源于食物，但不供给热量。

对于母乳喂养的宝宝，除了维生素D供给量低，正常母乳含有宝宝所需要的各种维生素。为了保证维生素的摄入，在给宝宝添加辅食时要添加蔬菜、水果和豆制品。因为蔬菜和水果中富含维生素A、维生素C、维生素B_2，米糠、豆类及豆制品、蛋、肉含维生素B_1。

人体缺乏了维生素会出现代谢紊乱，抵抗力降低，出现各种不适症状。

如缺乏维生素D会出现佝偻病。含维生素D丰富的食物有：牛肝、猪肝、鸡肝、鲔鱼、鲱鱼、鲑鱼、沙丁鱼、鱼肝油、牛奶、奶油等。

缺乏维生素A会出现眼睛角膜病变。含维生素A丰富的食物有：肝脏、鱼肝油、鱼卵、牛奶、禽蛋以及核桃仁等，还有一些蔬菜、水果，如菠菜、胡萝卜、辣椒、甜薯、韭菜、雪里蕻、油菜、蕹菜、茼菜、杏、芒果等。

缺乏维生素C全身会出现各种出血。含维生素C丰富的食物有：圆白菜、大白菜、菠菜、番茄、山楂、土豆等新鲜水果、蔬菜。

━━◆◆◆◆ 妈咪宝贝 ◆◆◆◆━━

父母要合理安排膳食，要做到膳食平衡，多样化，粗细搭配、荤素搭配，做到色香味俱全，多给宝宝吃绿色蔬菜、水果、蛋、鱼、奶、肉，以补充维生素。

因此，及时合理补充维生素，可以预防各种维生素的缺乏症，有利于宝宝的健康，促进其生长发育。

◆ 如何给本阶段的宝宝补水

多喝白开水

白开水是宝宝最佳的选择。白开水是天然状态的水，含有对身体有益的钙、镁等元素。最好给宝宝喝煮沸后冷却至20～25℃的白开水。

另外，不要给宝宝喝放置太久的水，一般暴露在空气中4小时以上的开水，生物活性将丧失70%以上。长期贮存以及反复倾倒的凉开水会被细菌污染，所以每次不要烧太多水。不要将凉开水反复烧开，否则水中的重金属浓缩，不利于健康。

掌握适宜的量

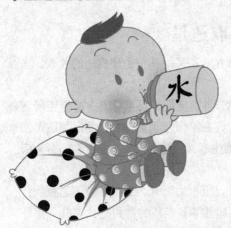

一般3岁以内的宝宝，每次饮水量不应超过100毫升，3岁以上可增至150毫升。妈妈可根据实际情况让宝宝少量多次饮水，如果宝宝出汗多，应给宝宝增加饮水的次数，而不是饮水量。

注意喝水的时间

宝宝口渴了也不会说，所以，全靠妈妈平时的观察。如果发现宝宝不断用舌头舔嘴唇，或见到宝宝口唇发干，或应换尿布时没有尿等现象都提示宝宝需要喝水了。另外，一般在两次喂奶之间，在户外时间长了、洗澡后、睡醒后等都要给宝宝喝水。

饭前不能喝水。饭前喝水可使胃液稀释，消化液被冲淡不利于食物的消化，喝得胃部鼓鼓的，也影响食欲。所以，饭前1小时内，不宜给宝宝喝水。还有吃饭时、睡前都不要给宝宝喝水，否则会冲淡胃液，影响宝宝消化和睡眠。

妈咪宝贝

一般夏天宝宝最好饮用与室温相同的白开水，而冬天则适合饮用40℃左右的白开水。

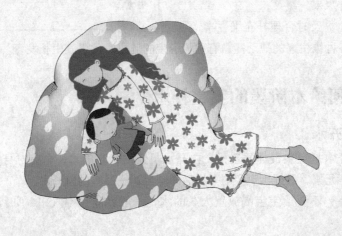

日常生活护理细节

宝宝头发稀少又发黄怎么办

宝宝头发稀少

有些妈妈由于看到宝宝的头发稀少，就不敢给宝宝洗头，害怕头发脱落变得更少。其实，妈妈完全没有必要这样担心，宝宝的头发稀少是完全能够通过后天的营养补充来进行调节的，使宝宝的头发逐渐转变。也有些宝宝头发稀少只是生理性现象，小时候会出现稀少的现象，但是随着宝宝逐渐长大，在5岁左右，头发就会慢慢地长出来。妈妈应该为宝宝勤洗头、勤梳头，保证宝宝头皮血液循环的畅通。

有些妈妈盲目地在宝宝头皮上涂擦"生发精""生发灵"之类的药物，想让宝宝更快地长出浓密的头发。但妈妈却忽略了重要的一点，这类药物并不适用于宝宝稚嫩的头皮，有的可能还会给宝宝带来不良后果。

宝宝头发发黄

遗传：头发的深浅与遗传因素有密切的关系。很多宝宝小时候的头发颜色与爸爸妈妈小时候的头发颜色是一样的，随着年龄的增长，颜色会逐渐变黑。

营养：宝宝头发的颜色与他摄取的蛋白质、维生素、微量元素有关，比如缺铁、缺锌的宝宝，头发就容易发黄、无光泽、稀疏；缺乏蛋白质的宝宝，同样发质比较差。所以，妈妈要让宝宝摄入全面的营养。

随着宝宝营养需求的满足，他的头发会逐渐变黑变亮。宝宝长大后，头发从稀少、色黄慢慢变成应有的黑色、浓密，是常见的事情。

> **妈咪宝贝**
>
> 如果因疾病引起的头发少或发黄，就会有疾病的主要症状，一般很容易鉴别。如果宝宝很健康，只是头发少或黄，不必为此去医院检查。

宝宝晚上睡觉爱出汗正常吗

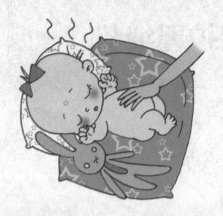

有些1岁以下的宝宝晚上睡觉时老爱出汗，夏天大汗淋漓似乎还可以理解，但有时冬天非常寒冷的时候妈妈甚至也会看到入睡后宝宝的额头上布满一层小汗珠，这到底是什么原因造成的呢？是正常现象吗？

一般而言，如果宝宝只是出汗多，但精神、面色、食欲均很好，吃、喝、玩、睡都非常正常，就不是有病，可能是因为宝宝新陈代谢比其他宝宝更旺盛一些，产热多，体温调节中枢又不太健全，调节能力差，就只有通过出汗来进行体内散热了，这是正常的生理现象。妈妈只需经常给宝宝擦汗就行了，无须过分担心。

但若宝宝出汗频繁，且与周围环境温度不成比例，明明很冷却还是出很多汗，夜间入睡后出汗多，同时还伴有其他症状，如低热、食欲不振、睡眠不稳、易惊等，就说明宝宝有些缺钙。如还有方颅、肋外翻、O形腿、X形腿病症，则说明宝宝缺钙非常严重，应及时补充钙及鱼肝油。此外宝宝也有可能患有某些疾病，如结核病和其他神经血管疾病以及慢性消耗性疾病等。总之，如果出现不正常的出汗情况，妈妈应及时带宝宝去医院检查，找出病因，以便及时治疗。

妈咪宝贝

如果宝宝大量出汗，妈妈要及时给宝宝补充淡盐水，以维持体内的电解质平衡。如果不是因气温引起的正常出汗，可在医生的指导下吃些中药汤剂或中药以协助止汗。

怎样清理宝宝的耳垢

一般情况下，只要宝宝耳朵不痛、不痒、听力好，耳垢不必人工清除，在说话、吃东西或打喷嚏时，随着下颌的活动，耳道内的片状耳垢便会慢慢松动脱落，从而不知不觉地被排出。

但若发现宝宝耳垢较多，堵塞在耳道内，并影响了宝宝的听力，父母就要考虑为宝宝清理耳垢，否则堵塞的耳垢会压迫鼓膜，引起耳痛、耳鸣，甚至眩晕。一旦耳内进水，耳垢被湿化膨胀，刺激外耳道皮肤，还容易引起外耳道炎症。

父母给宝宝清理耳垢时要特别注意，不要把任何东西（包括棉签）伸到宝宝的耳道里挖耳垢，容易发生意外事故。耳垢会因人们的咀嚼动作和不断地说话，被移送到外耳道的外口附近，妈妈可以用棉签将其卷出来，若是比较坚硬的耳垢，可滴少许苏打水或耳垢水将其泡松，再慢慢取出。

耳内的耳垢可请医生帮忙清理

如果你认为宝宝耳朵里有耳垢堆积，可以在宝宝例行体检时请医生看看。医生会告诉你问题是否严重，并通过用温热的液体冲洗宝宝的耳道，安全地清除耳垢，这种方法可使耳垢松动，并自行排出耳道。医生还可以用塑料小工具（耳勺、刮勺）清理顽固的耳垢，这样做一般不会造成伤害。如果宝宝总是耳垢过多，医生就会告诉你简单的冲洗方法，你可以在家里自己为宝宝清除耳垢。

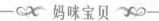

妈咪宝贝

有的宝宝耳屎颜色较深，黄褐色，很黏稠，有时堆在外耳道口，俗称为"油耳屎"，这是正常现象，无须治疗。

💧 宝宝口水多如何护理

宝宝流口水并不是大问题，但因清洁不当而感染其他疾病，那可就得不偿失了。所以，父母应加强宝宝平日里的清洁卫生。

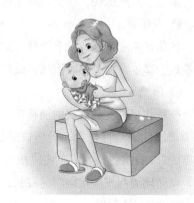

流口水是正常现象

宝宝流口水是一种正常的生理现象，正常的宝宝从6个月后就开始口水泛滥了，这是出牙的标志，父母不必紧张。宝宝2岁后，其吞咽口水的功能逐渐健全起来，这种现象就会自然消失。但也有的宝宝流涎是因为病理上的，也就是不正常流口水。

护理好爱流口水的宝宝

虽然宝宝流口水属于正常现象，但若置之不理，宝宝流出来的口水会打湿衣襟，容易诱发感冒和其他疾病，有的不经治疗可数年不愈。

❶ 随时为宝宝擦去口水，擦时不要用力，轻轻将口水拭干即可，以免伤害宝宝皮肤。

❷ 用温水清洗布满口水的皮肤，然后涂抹宝宝霜，以保护下巴和颈部的皮肤。

❸ 最好给宝宝围上围嘴，并经常更换，保持颈部皮肤干燥。

❹ 当宝宝出牙时，流口水会比较严重，可以给宝宝买磨牙饼干或磨牙棒，帮助宝宝长牙齿，减少流口水。

❺ 勤给宝宝清洗枕头，因为宝宝会经常把口水流到枕头上，从而滋生细菌。

> ❦ 妈咪宝贝 ❦
>
> 如果宝宝流口水特别严重，最好去医院检查，看看宝宝口腔内有无异常病症、吞咽功能是否正常。有的流涎是由脑炎后遗症、呆小病、面神经麻痹导致唾液调节功能失调，因此应去医院明确诊断。

❧ 宝宝常用外用药的使用方法

宝宝的皮肤娇嫩，血管丰富，角质层发育差，而外用药又有极强的吸收和渗透能力，如有不慎，会导致宝宝皮肤损伤和吸收中毒。因此，要学会给宝宝正确使用外用药。

❶ 3%碘溶液

常用于皮肤擦伤、切割伤和小伤口的创面消毒，作用柔和。

❷ 龙胆紫

抗菌作用非常强，没有毒性，对宝宝皮肤无刺激性，还有收敛作用，对伤口溃烂、糜烂、口腔黏膜溃疡、烫伤创面均有效，但化脓伤口忌用。

❸ 碘酒

一种作用强、药效快的消毒剂，用于皮肤初起而未破的疖肿及毒虫咬伤，因为碘酒的刺激性很大，当伤口皮肤已经破溃时，就不能再用了。通常使用浓度为2%的碘酒，使用中还应注意碘酒消毒后，要用75%酒精迅速把碘酒擦掉，以防碘酒与皮肤接触时间过长，烧伤皮肤。

❹ 酒精(乙醇)

家庭常备消毒剂，常用浓度为75%，才能达到杀菌的目的。由于酒精涂擦皮肤，能使局部血管舒张，血液循环增加，而且酒精蒸发可使热量散失，故酒精擦浴可使高热病人降温。用于物理降温的酒精浓度为30%左右，也就是说，用1份75%酒精兑1.5~2份水即可做擦浴用，可用于新生儿。注意，绝不能用75%酒精直接冲洗创面，因为它对皮肤组织有一定的刺激性。

❀ 妈咪宝贝 ❀

以上外用药物要注意放到阴暗避光、凉爽通风的地方，同时要保证宝宝伸手够不到，药品的出厂日期和失效期要时常关注，即将过期或已经过期的药品不可使用。

给宝宝用安抚奶嘴好不好

很多妈妈想给宝宝使用安抚奶嘴，以便腾出时间来好好休息，但又担心会使宝宝形成乳头错觉，影响母乳喂养。其实，关于安抚奶嘴会影响母乳喂养的说法，是没有事实根据的。当然使用安抚奶嘴有好处也有不好的地方，妈妈应根据实际情况做出选择。

使用安抚奶嘴的好处

❶ 吮吸安抚奶嘴有助于让宝宝养成用鼻呼吸的习惯。

❷ 减少宝宝的哭闹，使疲惫的妈妈得到暂时的休息。

❸ 对早产儿或宫内生长受限的宝宝，吸安抚奶嘴是一种安慰刺激，可促进其体重增长。

使用安抚奶嘴的坏处

❶ 成为妈妈敷衍宝宝的替代品。宝宝一哭就找奶嘴，用奶嘴替代了亲人的拥抱、亲吻，减少了亲子间互动，使妈妈不再了解宝宝。

❷ 部分宝宝难以戒掉，长期地使用，可引起宝宝的嘴部，甚至牙齿变形。

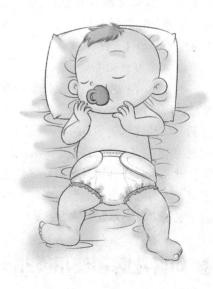

权衡利弊，宝宝短期使用安抚奶嘴还是有必要的。安抚奶嘴不但可以确保吮吸的安全性，还能帮助宝宝养成正确的吮吸习惯。只是小宝宝通常对安抚奶嘴的大小和形状很挑剔，所以在最开始的的时候，要多给宝宝试用几个不同形状、大小的安抚奶嘴，观察宝宝的反应，直到选到他满意的为止，也不能长期依赖安抚奶嘴，以免造成宝宝牙齿变形。

妈咪宝贝

注意所谓的安抚奶嘴应该是无孔的，而不是一个空奶头。空奶头不能给宝宝吸，以免吸入大量空气引起腹胀、吃奶不好等一系列消化道问题。

带宝宝出去晒太阳要注意什么

❶ 选择适宜的时间晒太阳

冬季太阳比较温和，适合让宝宝多在户外晒晒太阳。晒太阳时应选择适当的时间，宝宝从2个月以后，每天应安排一定的时间到户外晒太阳。时间一般以上午9～10时、下午4～5时为宜。

照射的时间要逐渐延长，可由十几分钟逐渐增加至1小时，最好晒一会儿到阴凉处休息一会儿。

❷ 注意防晒

妈妈一定要在出门时给宝宝用防晒霜。要选择没有香料、没有色素、对皮肤没有刺激的儿童专用物理防晒霜。防晒系数以15为最佳，因为防晒值越高，给宝宝皮肤造成的负担越重。给宝宝用防晒霜时，应在外出之前15～30分钟涂用，这样才能充分发挥防晒效果。而且在户外活动时，每隔2～3小时就要重新涂抹一次。

❸ 不能空腹和洗澡

晒太阳时不宜空腹，最好不要给宝宝洗澡。因为洗澡时可将人体皮肤中的合成活性维生素D的材料洗去，减低了促进人体钙吸收的作用。此外，秋冬季日照补钙时，最好穿红色服装，因为红色服装的辐射长波能迅速"吃"掉杀伤力很强的短波紫外线，最好不要穿黑色服装。

妈咪宝贝

经常看到一些妈妈将宝宝关在屋里，隔着玻璃"晒太阳"，其实，这种做法是不可取的。

宝宝体内的维生素D除来自食物外，主要靠紫外线照射皮肤时产生而得，而玻璃能阻挡紫外线的通过，因此，晒太阳要尽量使皮肤直接与阳光接触，不要隔着玻璃"晒太阳"。

如何选购和使用婴儿车

选购婴儿车

❶ 婴儿车的式样很多，应选择可以放平的，使宝宝躺在里面；也可以选择使

宝宝半卧斜躺的婴儿车。最好车上装有一个车篷，刮风下雨就不怕了。

❷ 车子的轮子最好是橡胶的，推起来不至于颠簸得太厉害。轮子最好比较大，大轮子具有较佳的操控性，一般要求前轮有定向装置，后轮设有刹车装置，配有安全简易的安全带。

❸ 产品要有安全认证标志，不要有可触及的尖角、毛刺，以免划伤宝宝皮肤；各种转动部件应运转灵活；刹车功能可靠。

❹ 不追求过多功能，应以宝宝的安全为出发点。

使用婴儿车

❶ 使用前进行安全检查，如车内的螺母、螺钉是否松动，躺椅部分是否灵活可用，轮闸是否灵活有效等。

❷ 宝宝坐车时一定要系好腰部安全带，腰部安全带的长短、大小应根据宝宝的体格及舒适度进行调整，松紧度以能放入大人四指为宜，调节部位的尾端最好能空出3厘米长。

❸ 宝宝坐在车上时，妈妈不得随意离开。非要离开一下或转身时，必须固定轮闸，确认不会移动后再离开。

❹ 切不可在宝宝坐车时，连人带车一起提起。正确做法应该是：一手抱宝宝，一手拎车子。

❺ 不要长时间让宝宝坐在车里，任何一种姿势，时间长了都会造成宝宝发育中的肌肉负荷过重。正确的方法应该是让宝宝坐一会儿，然后妈妈抱一会儿，交替进行。

> **妈咪宝贝**
>
> 等到宝宝3个月以后，要经常推宝宝去室外呼吸新鲜空气，晒晒太阳。

❀ 如何缓解宝宝长牙期牙床不适

长牙期的症状常常包括易发脾气、流口水、咬东西、哭闹、牙龈红肿、食欲下降和难以入睡等。虽属正常现象，但妈妈也需要学习一些方法缓解宝宝的不适和痛苦。

❶ 按摩牙龈。妈妈洗净双手，用手指轻柔地摩擦宝宝的牙龈，有助于缓解宝宝出牙的疼痛。但是，等到宝宝开始变得淘气，力气变大了，牙也出来几

颗时，妈妈要注意避免被宝宝咬伤。

❷ 冷敷牙龈。让宝宝嚼些清凉的东西对发炎的牙龈有镇静作用，如冰香蕉或冷胡萝卜，妈妈可以让宝宝咬一咬。妈妈也可以让宝宝吮吸冰块，但冰块必须用毛巾包住，且妈妈必须帮宝宝拿着毛巾。

❸ 巧用奶瓶。在奶瓶中注入水或果汁，然后倒置奶瓶，使液体流入奶嘴，将奶瓶放入冰箱，保持倒置方式，直至液体冻结。宝宝会非常高兴地咬奶瓶的冻奶嘴。妈妈记得要不时查看奶嘴，以确保它完好无损。

❹ 让宝宝咀嚼。咀嚼可帮助牙齿冒出牙龈。任何干净、无毒、可以咀嚼，万一吞咽也不会因为过大或过小而堵住气管的东西都可以给宝宝咀嚼。市面上的磨牙饼干是很好的选择(尽管会让宝宝身上脏兮兮的)，有点硬的面包圈也是宝宝咀嚼的绝佳物品。

❺ 转移宝宝的注意力。最好的方法可能是让宝宝不再注意自己要冒出牙齿的牙龈。试着和宝宝一起玩他最爱的玩具或者用双手抱着宝宝摇晃或跳舞，让宝宝忘记不适感。

> **∽ 妈咪宝贝 ∾**
>
> 不是特别需要的情况下，最好不要使用儿童专用的非处方类镇痛药，比如儿童用泰诺林滴剂。到必须要用时，请务必严格遵循包装上的说明，24小时内宝宝的服药次数通常不得超过3次。

💧 夏天宝宝能睡凉席吗

炎热的夏天，人们都喜欢睡在凉席上，既舒适又凉爽，可宝宝能睡吗？有的宝宝因为睡了太凉的凉席，所以出现腹泻、肠胃不适等症状，因此不少妈妈就认为宝宝不能睡凉席。其实，宝宝是可以睡凉席的，只是需要注意几个问题。

❶ 竹席或麻将席太凉了，不太适合宝宝使用。如果要使用，最好在上面铺一层棉布薄被单或毛巾。草席质地较柔软，但容易生螨虫，其本身也是过敏源，也不适合宝宝使用。亚麻、竹棉或麦秸等凉席，质地松软，吸水性能较好，易清洗，且凉爽程度适中，比较适合宝宝使用。

❷ 使用前应察看一下凉席表面是不是光滑无刺，如果有刺，应把席子表面用纱布包好，以防划伤宝宝的皮肤；纱布要经常换洗。

❸ 要注意凉席的清洁卫生。使用前一定要用开水擦洗凉席，然后放在阳光下暴晒，以防宝宝皮肤过敏。凉席被尿湿后必须及时清洗，保持干燥。如果宝宝出现皮肤过敏现象，要立即离开凉席，必要时找医生诊治。

❹ 天气转凉后，要及时撤掉凉席，以免宝宝受凉。

❧❧ 妈咪宝贝 ❧❧

小宝宝是否都要睡凉席，父母应视当地的气候和宝宝体质状况灵活掌握，不要盲目乱用。另外，不管天气有多热，晚上睡觉都要记得帮宝宝盖好小肚子。

◆ 冬季怎样为宝宝保暖

❶ 一定要给宝宝穿上贴身衣裤

柔软的棉内衣不仅可以吸汗，而且还能让空气保留在皮肤周围，因此阻断了体热丢失，不易使宝宝受凉生病。

❷ 穿衣要适量，不要穿得太多

如果穿得太多，宝宝一旦活动便会出汗不止，衣服被汗液湿透，反而因此着凉。6个月以内的宝宝寒冷天外出时还是应该注意多穿衣。判断宝宝穿的多少是否合适，可经常摸摸他的小手和小脚，只要不冰凉就说明他们的身体是暖和的。

❸ 给宝宝一件轻薄的小棉服

棉服既挡风又保暖，要比多穿几件厚衣服都御寒，而且活动灵巧方便。而厚外衣没有更多的吸收容纳暖空气的空间，挡风还可以，但御寒保暖就比小棉服差多了。

❹ 宝宝的毛衣要使用儿童专用毛线

给宝宝选购毛线时，质地是首先要考虑的因素。妈妈还需注意，不要选择含马海毛的毛线，因为容易脱毛，会被宝宝吸入气管和肺里。

❺ 要给宝宝头上戴帽子

帽子的厚度要随气温降低而加厚，但不要给宝宝选用有毛边的帽子，因为它会刺激宝宝皮肤。此外，患有湿疹的宝宝不要戴毛绒帽子，以免引起皮炎，应该戴软布做成的帽子。

❻ 保持宝宝的袜子干爽

袜子潮湿会使宝宝的脚底发凉，反射性地引起呼吸道抵抗力下降而易患上感冒。宝宝一生下来就要穿袜子，在冬天应选用纯羊毛或纯棉质地，并对脚部皮肤有养护作用的袜子。

❧❧ 妈咪宝贝 ❧❧

冬天晚上可以让宝宝睡睡袋，防止宝宝踢被子。即使是夏天也要注意保暖宝宝的腹部，给宝宝盖好小肚子。

🔹 如何通过不同部位给宝宝测体温

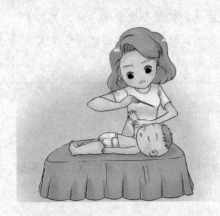

体温表有口表和肛表两种。测量宝宝体温，除较大儿童用口表外，婴幼儿一般宜用肛表在肛门或腋下测试。

❶ 腋下测量法：在测温前先用干毛巾将宝宝腋窝擦干，再将体温表的水银端放于宝宝腋窝深处而不外露，妈妈应用手扶着体温表，让宝宝屈臂过胸，夹紧（需将宝宝手臂抱紧），体温表7～10分钟后取出。洗澡后需隔30分钟才能测量，并注意体温表和腋窝皮肤之间不能夹有内衣或被单，以保证其准确性。正常腋下体温一般为36.0～37.0℃。

❷ 肛门内测量法：肛门内测量时，选用肛门表，先用液体石蜡或油脂（也可用肥皂水）润滑体温表的水银端，再慢慢将表的水银端插入宝宝肛门3～4.5厘米（1岁以内的宝宝1.5厘米即可），妈妈用手捏住体温表的上端，防止滑脱或折断，3～5分钟后取出，用纱布或软手纸将表擦净，阅读度数。肛门体温的正常范围一般为36.8～37.8℃。

测量体温最好在每天早上起床前和晚上睡觉前。在运动、哭闹、进食、刚喝完热水、穿衣过多、室温过高或在炎热的夏季，需等20～30分钟后再测量。

在测量体温之前，应用拇指、食指捏紧体温表上端，将水银柱甩到35℃以下，甩表时要避免表被碰坏。读取体温表度数时，用手（通常均用右手）拿住体温表上端，横着水平方向（与眼的视线平行）缓缓转动体温表，即可清晰看出水银柱上升刻度（就是测得体温的度数）。

> **❦ 妈咪宝贝 ❧**
>
> 体温表用毕，将表横浸于70%酒精或60度白酒中消毒30分钟，取出后用冷开水冲洗，擦干后放回表套内保存备用。体温表切忌加温消毒或用热水冲洗，以免损坏。

🔹 体温多少度表示宝宝发热了

如果宝宝的口腔温度超过37.5℃，直肠温度超过38.0℃或腋下温度超过37.0℃，就表示宝宝发热了。

正常体温：宝宝的腋下温度在36.0~37.0℃，一天中稍有波动。

低热：腋下体温在37.5~38.0℃。

中度热：腋下体温在38.1~39.0℃。

高热：腋下体温在39.1~41.0℃。

超高热：腋下体温在41.0℃以上。

那么，如果宝宝体温超过38.5℃，是不是就说明病得很重？

并不是说体温越高，宝宝病得就越重。有的宝宝可能只有轻微的感染，体温就会升得很高；有的则相反，即使病情很重，身体表面摸起来也只是温和的。因此，当宝宝生病发热时，爸妈不要只注意体温的高低，而更需要观察宝宝的一般情况。

如果宝宝的精神状态比较好，能够正常吃、睡、玩，那么说明病得并不太重。相反的话，则需要格外重视。

但是，宝宝发高热时，体温上升的速度快就容易发生惊厥。这种单纯性的高热惊厥有遗传性，所以有家族史的宝宝发热时要特别注意。

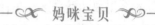

妈咪宝贝

宝宝发热不严重可以在家给宝宝进行物理降温，如果超过38.5℃最好送宝宝去医院诊治。

❂ 如何在家给宝宝降温

对于发热的宝宝，物理降温不但有效，而且更加安全。下面向父母推荐一些简单易行的物理退烧方法。当宝宝出现低热时，可及时采取下面几种降温方法给宝宝降温。

方法一：温湿敷

❶ 准备好温水，热水温度在30℃左右。

❷ 将宝宝的衣服解开，毛巾打湿，用湿水毛巾上下搓揉宝宝的身体。

❸ 10~15分钟换一次毛巾。

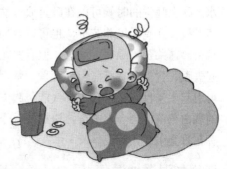

方法二：冰敷

❶ 在塑料袋内装入刚从冰箱取出的自制冰块，扎紧，套2~3层，防止漏出，然后在外面包上毛巾即可。

❷ 将冰袋敷在宝宝后枕部、前额部或者腋窝下、颈部、腹股沟等大血管

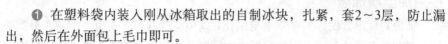

经过的地方。

❸ 5~10分钟换一次，直至高热有所下降为止。

❹ 如果宝宝出现哆嗦、发凉、脸色发青或者局部皮肤发紫，要马上停止使用。

方法三：使用退热贴

❶ 沿缺口撕开包装袋，取出贴剂，揭开透明胶膜，将凝胶面直接敷贴于额头或太阳穴，也可敷贴于颈部大椎穴。贴时不要碰到头发、眉毛、伤口，眼部及皮肤有异常的部位。

❷ 每天1~3次，每贴可持续使用8小时。

注意：用退热贴后，如果体温仍然在38.5℃以上持续不降，还是应该及时到医院就诊。

> **～ 妈咪宝贝 ～**
>
> 还有一种用酒精擦浴来降温的方法，效果也不错。但酒精毕竟是化学物质，若父母没有尝试过就不要轻易使用这种方法，以免使用不当给宝宝带来伤害。

❤ 冬天宝宝房间空气干燥怎么办

对付冬季干燥，室内保湿是重要手段，它不但能避免地板、家具、墙壁的变形、开裂，也能让居室的小环境变得舒适宜人，让宝宝舒舒服服地度过一个干燥的冬天。

洒水、摆水盆、养花草为空气加湿

室内加湿，可通过洒水、放置水盆等方式。干燥的季节在居室地上洒上点水，晚上睡觉的时候可以在卧室放一盆凉水，这样暖气不会把空气中的水分给蒸发掉。在屋子里养花草，也可以增加空气湿度，推荐花木：吊兰、富贵竹、百合、蓬莱蕉、绿萝、菊花。但有些花草则应避免放在卧室，如兰花香气会引起失眠，含羞草有可能引起脱发，紫荆花花粉会引发哮喘和加重咳嗽，夜来香可引起头晕目眩，百合花香气能引起失眠，月季花香气令人郁闷，夹竹桃分泌的乳白色液体会令人中毒，松柏芳香令人食欲不振，绣球花易致人过敏，郁金香花香会引起人脱发。

使用加湿器加湿

加湿器使用方便，加湿效果也比较好，但要做到科学使用加湿器。最重要的一点就是定期清理，否则加湿器中的霉菌等微生物会随着水雾进入空气中，再进入我们的呼吸道中，有可能引起肺炎。

另外，空气湿度也不是越高越好，冬季人体感觉比较舒适的湿度是40%～50%，如空气湿度太高，人会感到胸闷、呼吸困难。还有，加湿器需要每天换水，最好一周清洗一次。

> **⌘ 妈咪宝贝 ⌘**
>
> 冬季较干燥时要注意给宝宝补充充足的水分，可让宝宝多喝水和蔬果汁。另外，要注意给宝宝进行皮肤护理。

❧ 宝宝面部皮肤及五官如何护理

宝宝的皮肤异常娇嫩，如果不细心护理，极易受到刺激而感染，给宝宝进行面部护理的方法为：

❶ 宝宝的皮肤会因气候干燥缺水而受到伤害，平时不要用比较热的水给宝宝洗脸，可以选择比较凉的水洗，那样可以避免油脂被过多地清洗掉。在宝宝洗脸之后，擦上宝宝护肤品，形成保护膜。

❷ 宝宝嘴唇干裂时，要先用湿热的小毛巾敷在嘴唇上，让嘴唇充分吸收水分，然后涂抹润唇油，同时要注意让宝宝多喝水。房间的空气要有一定的湿度，特别是开着空调时要放一盆清水，避免空气干燥。

❸ 宝宝长牙期间流口水很多，应准备柔软的毛巾，时刻替宝宝抹净面颊和颈部的口水，秋冬时更应及时涂抹润肤膏以防止肌肤皲裂。

❹ 宝宝睡觉后眼屎分泌物较多，有时会出现眼角发红的状况，应每天用湿润的棉球（可在药店买）帮宝宝清洗眼角，力度要轻柔。

> **⌘ 妈咪宝贝 ⌘**
>
> 给宝宝选用护肤品时，首先是选宝宝专用的，选定一个品牌后不要经常变动，以免宝宝无法适应。每个季度的护肤品应不同，不能四季皆用一种，冬夏应格外注意护肤。

❧ 宝宝的玩具如何清洗、消毒

玩具玩得时间长了，会附着很多细菌，这对宝宝的健康极为不利。这就要求妈妈们经常对宝宝的玩具进行清洗、消毒。玩具消毒的频率通常以每周一次为宜。另外，不同材质的玩具消毒方式还不一样。

耐湿、耐热的木制玩具：把肥皂削成小块，放入滚开的热水中充分化开，把木制玩具放到肥皂水里烫洗，再用清水冲净，晾透，以防发霉变形。

不耐湿、不耐热的木制玩具：用一块干净的纱布蘸取奶瓶清洁液擦拭木制玩具的表面，然后用干净的纱布把木制玩具表面的水珠抹净，分开摆放在清洁处晾干。

塑胶玩具：用干净的毛刷蘸取婴儿专用的奶瓶清洁液刷洗塑胶玩具，然后用大量的清水冲洗干净，放在通风且有日照的地方自然风干。

毛绒玩具：毛绒玩具，可用婴幼儿专用的洗衣液水洗。由于洗衣机内也会积存一些细菌、病毒，所以最好用手洗毛绒玩具。洗好后放在阳光下，利用紫外线再次杀菌消毒。

电子玩具：电子玩具不要用水洗，可定期用无菌纱布蘸取75%医用酒精来擦拭玩具表面，等酒精完全挥发殆尽再给宝宝玩。要注意，擦拭时应先卸下电池，以免发生短路。电子玩具经常在阳光下，利用日光中的紫外线来消毒也可。

户外玩具：院子里有秋千、滑梯等户外玩具的，可用干净的布块或毛巾、肥皂以及水来清洁就行了。如果还是不放心，也可以用干净的布块或毛巾蘸取75%医用酒精来擦拭。

> **妈咪宝贝**
>
> 当宝宝将玩具放入口中时，妈妈要制止，且宝宝玩过玩具后，要及时洗手。

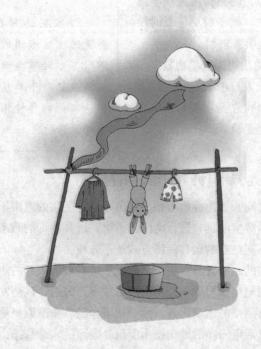

早教启智与能力训练

💧 怎样提高宝宝双手的灵活性

宝宝出生后神经活动和运动器官的发育都遵循这样的规律，即由粗到细、由低级到高级，由简单到复杂。随着运动的不断发展，宝宝感受到外界的刺激越来越多，反过来会不断地促进其智力发育。所以"心灵"与"手巧"是相辅相成的。手在完成每一个动作时，要通过大脑、眼等各种感官的相互配合，训练宝宝手的灵活性和各种技巧，可同时促进大脑的发育和智力的发展。

4个月的宝宝就会有目的地伸手抓东西，并能把放在面前的东西放进口里。这时父母应在宝宝面前放一些容易拿起来且又没有危险的小玩具，如小木槌、木圈、带响声的小玩具，逗引宝宝用手去拿。如果宝宝抓了几次，仍抓不到玩具，就将玩具直接放在他的手中，让他握住，然后再放开玩具，教他学抓。

5个月的宝宝能俯卧抬胸时，可把玩具放在宝宝伸手能够到的地方让宝宝抓，再把玩具换个地方，让宝宝转头或转身去找。宝宝找到后要鼓励。这样做是锻炼宝宝头、颈、上肢的活动能力及动作，训练手眼协调，另外也能促进触觉发育和记忆能力，让宝宝看过的东西还想再去看，再去找。

> **✁ 妈咪宝贝 ✁**
>
> 可以给宝宝玩一些锻炼双手的游戏，如敲打家里的锅盆，如撕纸、捡豆子等。给宝宝撕纸时要注意，不要给宝宝废旧的报纸和书刊，以免报纸上面容易脱落的油墨（含铅）给宝宝健康带来不利影响。

💧 教宝宝认识和辨别颜色

颜色是物体的一个重要特性，认识物体的颜色，可以丰富宝宝关于物体特性的感性经验，帮助宝宝今后学习分类、对比等数理逻辑概念奠定良好的基础，对宝宝的智力发展和培养绘画兴趣都是大有益处的。

如何教宝宝认颜色

宝宝出生三四个月后就有了对色彩的感受力。妈妈要抓住最早时期用较好的方法帮助宝宝认识颜色，先认红色，如皮球，告诉宝宝这是红的，再告诉他番茄也是红的，宝宝会睁大眼睛表示怀疑，这时可再取2～3个红色玩具与番茄放在一起，肯定地说"红色"。其他颜色，妈妈也可用同样的方法进行训练。

要给时间让宝宝慢慢理解，颜色要慢慢认，千万别着急。不要同时介绍两种颜色，否则容易混淆。

为宝宝提供丰富色彩

多为宝宝提供一些丰富的色彩，可以在宝宝的居室里贴上一些色彩温和的画片挂历，在宝宝的小床上经常换上一些颜色柔和的床单和被套，小床的墙边可以挂上一条七色彩带。充

> **妈咪宝贝**
>
> 这个阶段的宝宝较喜欢红色和黄色，其次是绿色、橙色和蓝色。所以，妈妈在训练宝宝颜色辨别能力时，要以这几种颜色为首选，依次训练宝宝的色觉反应能力。

分利用色彩对宝宝进行视觉刺激，对宝宝认识颜色有很大的帮助。

❖ 如何发展宝宝触觉能力

给宝宝柔软的玩偶

柔软的玩具使宝宝神经松弛，产生舒适安详的感觉。当宝宝情绪激动或无法入睡时，可让他拥抱柔软的玩偶，如布娃娃、布动物等，使他原本兴奋的神经逐渐松弛下来安然入睡。

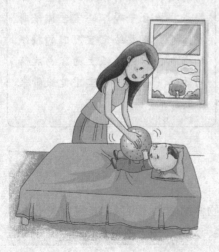

毛毯浴巾也可以当宝宝的玩具

触觉神经遍布全身，除了接受触觉刺激最多的双手外，宝宝身体其他部位亦渴望获得触觉刺激。宝宝在棉被或毛毯上翻滚或跳跃时，你不仅不要禁止，相反地要多利用毛毯或浴

巾，使宝宝身体的其他部分，也能获得适当的触觉刺激。例如，可将毛毯铺在地板上，让宝宝在上面玩，或将浴巾披在他身上，当作披风玩耍。

玩触觉游戏

虫虫飞：宝宝可仰卧，也可靠坐在妈妈怀中。妈妈持宝宝小手，边将小手食指指尖对点，边说"虫虫，虫虫，飞喽！"表情活泼，语调夸张，使宝宝在充分获得神经末梢感觉刺激的同时，感受和理解语调。宝宝一般会随着妈妈的语言动作而被逗笑。

小触觉球：妈妈拿小触觉球从宝宝的胸前滚到腹部、大腿，回到头部，或是从背部滚到屁股。滚动时要时而用力，时而放松，给宝宝不同的感觉。在滚动的同时，遇关节处稍用点力挤压两下，特别是颈部、手掌、脚底、腿窝等敏感处。

> **妈咪宝贝**
>
> 通过触觉传递给大脑的讯息，对情绪发展也有重要影响。如果爸爸妈妈经常给宝宝轻柔的安抚，就能让宝宝产生安全感，不仅情绪比较稳定，注意力也比较容易集中。

❀ 宝宝怕生怎么办

宝宝一般从4个月起就能认妈妈了，6个月开始认生，8～12个月认生达到高峰，以后逐渐减弱。有些父母会认为自己的宝宝没出息，其实认生是宝宝发育过程中的一种社会化表现。认生程度与宝宝的先天素质有关。

当宝宝开始区别父母和陌生人时，妈妈就要开始训练宝宝形成与人沟通，适应新事物、新环境的能力，以防止宝宝过于认生，从而形成胆小、害羞的性格。

宝宝认生，应积极引导

❶ 平时要注意多鼓励宝宝，不拿宝宝的缺点去和其他宝宝的优点比，要让宝宝觉得自己不比别的宝宝差。

❷ 可以有意识地锻炼宝宝的胆量，比如爸爸妈妈短时间外出的时候，试着让宝宝自己一个人在家里待一会儿；让宝宝学会主动向别人问好，说话；让宝宝独立地去完成一些事情等。通过这些事，锻炼宝宝的胆量。

❸ 鼓励宝宝与人接触交往。要让宝宝和同龄伙伴多接触，有意识地邀请一些小朋友到家中来，让他做小主人。平时注意帮助宝宝结交新朋友。

❹ 父母要端正教育态度，从思想上认识对宝宝的溺爱、娇宠，只会造成宝宝怯懦、任性的性格。父母要树立起纠正宝宝怯懦性格的信心，要认识到只有教育得当，才能使年幼的宝宝得到健康发展。

◈ 妈咪宝贝 ◈

　　不要急于求成想改变宝宝怕生的性格而一下将宝宝置身在陌生环境中，那样对宝宝的发展是不利的。

🔻 如何与本阶段的宝宝做游戏

　　骑坐腹部游戏：使宝宝两腿骑坐在大人的腹部，用右手抱着宝宝臀部，左手托住宝宝的颈部和背部，向前后慢慢摇动，之后再向左右慢慢摇动，并边摇边唱儿歌"摇呀摇，摇到外婆桥……"

　　跳舞游戏：把宝宝温柔地竖抱在怀中，伴着轻柔而节奏舒缓适于宝宝的音乐，轻轻地从一边到另一边摇摆，向前、向后迈着舞步，跟着音乐的节拍转身或旋转。

　　藏猫猫：妈妈用手帕蒙住脸，发出"喵——喵——"的声音，然后拉下手帕再对宝宝说"喵——喵——"，引导宝宝发声。

　　坐飞机：爸爸抱起宝宝坐到自己的肩膀上，一手托住他的屁股，一手搂着宝宝的腋下，让他面向外可以看到整个环境，然后爸爸开始像飞机一样地跑来跑去。一边走或跑一边配上飞机的"隆隆"声或唱一首儿歌"小飞机，飞得高，飞过高山，飞过海洋。飞到宝宝家停下来，降落喽！"

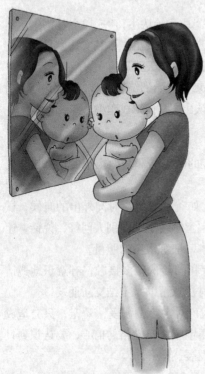

　　听声音拿玩具：妈妈在家中选择宝宝喜欢的玩具，如小电话、小喇叭、小电子琴等，妈妈一面说，一面拿取玩具同他玩耍，并要求宝宝"给我拿小电话"看他是否拿对。

　　照镜子：爸爸抱宝宝到镜子前，先让他注视镜子里自己的形象，并对他说："谁在镜子里，是宝宝（宝宝的名字）。"分别指出宝宝在镜子中的五官，告诉他："这是宝宝的鼻子，这是宝宝的眼睛……"然后带宝宝在镜子跟前问："爸爸在哪儿？"再引导宝宝朝爸爸看或抓镜中爸爸的影像。

> **✖ 妈咪宝贝 ✖**
>
> 给4~6个月宝宝做游戏，最好配儿歌，以提高宝宝的兴趣和效果。

❁ 教宝宝认识各种日常用品

4~6个月的宝宝，早上睡醒后，很快就能完全清醒过来，而且马上就要起床，好像新的一天有很多事等待他去做似的。的确，由于感知觉的发展和对身体控制能力的提高，面对这丰富多彩的世界，宝宝需要妈妈倾注更多的爱和时间，陪他读一读周围的世界这部活"书"。原来，妈妈是随时见到什么就对他说什么，干什么就讲什么。现在，妈妈要有计划地教宝宝认识他周围的日常事物。宝宝最先学会认的是在眼前变化的东西，如能发光的、音调高的或会动的东西，像灯、收录机、机动玩具、猫等。

认物一般分两个步骤：一是听物品名称后学会注视；二是学会用手指。开始妈妈指给他东西看时，他可能东张西望，但妈妈要吸引他的注意力，坚持下去，每天至少5次。通常学会认第一种东西要用15~20天，学会认第二种东西用12~18天，学会认第三种东西用10~16天。也有1~2天就学会认识一件东西的。这要看妈妈是否敏锐地发现宝宝对什么东西最感兴趣。宝宝越感兴趣的东西，认得就越快。

宝宝认东西要一件一件地学，不要同时认好几件东西，以免延长学习时间。只要教的得法，宝宝5个半月时，就能认灯，6个半月能认其他2~3种物品。7~8个月时，如果妈妈问："鼻子呢？"宝宝就会笑眯眯地指着自己的鼻子。

> **✖ 妈咪宝贝 ✖**
>
> 一般的宝宝，常在会走以后才学认五官，而此时开始教育几乎可以让宝宝提前半年认识。

❁ 怎样锻炼宝宝更好地学坐

宝宝能够坐起来是很重要的，不仅有利于宝宝的脊柱开始形成第二个生理弯曲，即胸椎前突，对保持身体平衡有重要作用，而且还可以接触到许多过去想够又够不到的东西，对感觉、知觉的发育都有重要意义。

从第4个月起，妈妈或爸爸可以每天和宝宝玩拉坐游戏，来训练宝宝的腰肌。训练时，先让宝宝仰卧在平整的床上，妈妈或爸爸握住宝宝的双手手腕，也可用双手夹住宝宝的腋下，面对着宝宝。边拉坐，边逗笑，边对话，使宝宝在快乐的气氛中，慢慢将宝宝从仰卧位拉到坐位，然后再慢慢让宝宝躺下去。

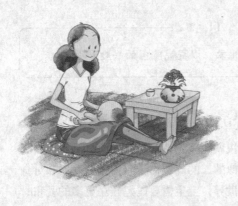

练习多次后，妈妈或爸爸只需稍微用力帮助，宝宝就能借助妈妈或爸爸的力量自己用力坐起来。

开始进行拉坐训练时，时间一般控制在每次5分钟左右，然后逐渐延长至15～20分钟。

待5个月时，就可练靠坐或倚坐，靠沙发背坐或父母胸前坐，也可在床上用枕头垫住背部或两侧以防倾倒，进行坐的训练。开始靠坐时，宝宝常会向前倾或侧倾，但不用多久，宝宝就能挺直腰部。进入第6个月后，大多数宝宝已能稳稳地独坐了。靠坐或独坐较稳时，可以在宝宝前面放置玩具，让宝宝自由抓取，拿在手中摆弄玩耍。开始训练时每次几分钟，逐渐延长至15～20分钟。

妈咪宝贝

4个月以前的小宝宝，腰肌还没有力量，把宝宝放在座位上，腰直不起来，身体会变成圆弧形，不利于宝宝生长发育。从5个月就可以利用玩具开始训练宝宝坐的动作了。

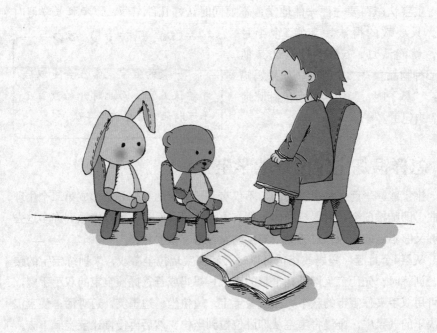

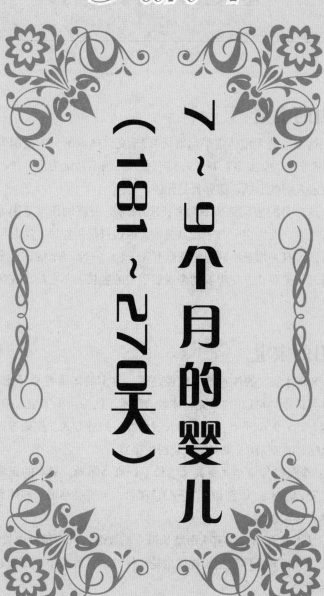

Part 4

7～9个月的婴儿
（181～270天）

宝宝的生长发育

❂ 7个月的宝宝

体重：这个月的宝宝体重平均增长0.3千克，体重的正常范围为：男宝宝8.02～10.08千克，女宝宝7.48～9.38千克。妈妈不要认为宝宝越胖越健康，有一些儿童成人病的形成，肥胖就是元凶。

身高：这个月的宝宝身高平均增长1.5厘米，身高的正常范围为：男宝宝68.7～73.9厘米；女宝宝67.1～72.1厘米。但这只是平均值，实际可能会有较大的差异。宝宝身高增长有时也像芝麻开花一样，一节一节的，这个月没怎么长，下个月却长得很快。父母要动态观察宝宝的生长，不要局限在某个周，某个月。

❂ 8个月的宝宝

体重：8个月宝宝的体重增长已经趋缓，宝宝的体重差异开始增大。8个月的宝宝本月体重约增加0.3千克，体重的正常范围为：男宝宝8.32～10.38千克，女宝宝7.78～9.68千克。体重增长受营养、护理方式、疾病等因素影响较大，如果宝宝体重只有6千克多，应请医生检查。

身高：8个月的宝宝本月身高又增长了1～1.5厘米，身高的正常范围为：男宝宝70～75.2厘米，女宝宝68.5～73.7厘米。宝宝身高增长和体重增长都遵循一个规律：逐渐减缓。

头围：从本月开始，宝宝头围增长进一步放缓，平均每月增长0.4厘米。头围增长规律和身高、体重增长规律也是一样的，月龄越小，增长越快；月龄越大，增长越慢。

如果出生时宝宝头围是34厘米，按照平均速度增长，到了满8月时可达44.1厘米。

🖤 9个月的宝宝

体重：这个月的宝宝生长发育规律与上个月差不多，体重每月平均增长0.22~0.37千克，体重的正常范围为：男宝宝8.58~11.7千克，女宝宝8.01~10.01千克。

身高：这个月的宝宝身高增长规律与上个月相差不大，身高每月平均增长1.0－1.5厘米，身高的正常范围为：男宝宝71.5~76.7厘米，女宝宝69.8~75.2厘米。

> **∽ 妈咪宝贝 ∽**
>
> 同龄宝宝之间的体重和身高会存在一定的差异性，只要宝宝的体重和身高在缓慢增加，宝宝精神状态好，就不要过分追求一天长多少，一个月长多少。

🖤 本阶段宝宝有什么样的能力

7个月的宝宝：7个月的宝宝的各种动作开始有意向性，会用一只手去拿东西，会把玩具拿起来，在手中来回转动。还会把玩具从一只手递到另一只手或用玩具在桌子上敲着玩。仰卧时会将自己的脚放在嘴里啃。

这时候，宝宝已经会熟练地翻身，当家人用玩具在前面逗引，并用手抵住宝宝的脚掌向前推的时候，宝宝可以向前移动。可以不用别人扶而自己坐着，但还不能坐得太久。

8个月的宝宝：8个月宝宝的手指灵活多了，此前如果他手里有一件东西，你要再递给他一件，他会把手里的扔掉，再接新递过来的东西。现在他不会扔了，他会用另一只手去接，这样可以一只手拿一件，两件东西都可摇晃，相互敲打。

这时候，宝宝已经学会自己抓住栏杆站起来；可以熟练地从腹侧到背侧，及由背侧到腹侧地打滚；能用胳膊和膝盖支撑形成爬的姿势，并来回摇动。

9个月的宝宝：9个月的宝宝能够坐得很稳，能由卧位坐起而后再躺下，能够灵活地前、后爬，但又不再满足于爬，喜欢扶着床栏杆站着并扶床栏站立，甚至行走。双手会灵活地敲积木，会把一块积木搭在另一块上或用瓶盖去盖瓶口。

> **∽ 妈咪宝贝 ∽**
>
> 这个时期的宝宝正是学爬、学站的时候，妈妈要多陪宝宝练习，并注意居室的安全，尤其是当宝宝在床上时，妈妈要在一旁看护，以免宝宝摔下床，出现意外。

🌑 本阶段宝宝有哪些行为特点

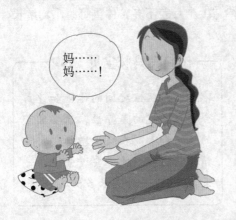

妈……
妈……!

7个月的宝宝：这时期的宝宝，周围环境中鲜艳明亮的活动物体都能引起他的注意。拿到东西后会翻来覆去地看看、摸摸、摇摇，表现出积极的感知倾向，这是观察的萌芽。这种观察不仅和动作相关，而且可以扩大宝宝的认知范围，引起快乐的情感，对发展语言有很大作用。但是，宝宝的观察往往是不准确的、不完全的，而且不能服从于一定的目的和任务。

8个月的宝宝：8个月的宝宝有一个十分显著的表现行为，那就是四处观望。他们会东瞧瞧，西望望，似乎永远也不会疲劳。从8个月到3岁大的宝宝们，会把20%的非睡觉时间，用在一会儿探望这个物体，一会儿又探望那个物体上。

这时宝宝还有一个行为特点，就是喜欢用手攥东西，而且攥住什么就不轻易放手，妈妈抱着他时，他就攥住妈妈的头发、衣带。对宝宝的这一特点，妈妈可以给他一件适合他攥住的玩具。另外，他也喜欢用手捅，妈妈抱着他时他会用手捅妈妈的嘴、鼻子。此时的宝宝也喜欢摸摸东西，敲敲打打各种玩具，他会把拿到手的东西放到嘴里啃。

9个月的宝宝：9个月的宝宝已经能听懂大人一些简单的语言了，对大人发出的声音能应答。当妈妈用语言说到一个常见的物品时，宝宝会用眼睛看或用手指该物品。也就是说，宝宝能够把感知的物体和动作、语言建立起联系。

❧ 妈咪宝贝 ❧

此阶段的宝宝对每件事情，每件物品都感兴趣，都喜欢往嘴里放。所以，妈妈要注意经常打扫卫生，给玩具清洗消毒，看到宝宝将不干净的物品放入口中，要及时制止。

营养需求与喂养指导

本阶段宝宝需要补充哪些营养素

补充核苷酸

核苷酸能增强宝宝的免疫功能，提高宝宝的抵抗力，减少患病的机会；能维持宝宝消化道的正常功能，可以减少腹泻和肠炎的发生；还能调节血液中的脂质，有助于宝宝脑部发育和细胞健康；另外，一种叫作次黄嘌呤的核苷酸有助于铁的消化吸收，能预防宝宝贫血，同时促进宝宝智力发育。

前面几个月宝宝都是通过母乳来补充核苷酸，但6个月后妈妈乳汁分泌减少，质量降低，仅靠母乳补充还不够。有一些食物，如豆类、动物内脏、鱼类、家禽类等都含有比较丰富的核苷酸，妈妈应适量给宝宝多吃。

两种宝宝较易缺乏维生素K，需补充

维生素K对于大多数宝宝来说并不缺乏，但以下两种情况的宝宝易缺乏，妈妈应有意识地给予补充。

❶ 单纯母乳喂养、未添加辅食的宝宝。对于这类宝宝，妈妈应及时给宝宝添加辅食。

❷ 反复感染而患病的宝宝。反复感染疾病的宝宝需要长期食用抗生素和碘胺类药物，这些药物会抵制维生素K的吸收。所以经常服用这些药物的宝宝，应每月注射维生素K。

当然，通过饮食来补充维生素K是最简单的方法，很多食物中都含有丰富的维生素K，如菠菜、白菜等。

妈咪宝贝

除上面两种需要重点补充的营养素外，其他蛋白质、脂肪、矿物质和维生素，还有对大脑发育有帮助的DHA也要继续补充。总之，保持饮食营养均衡是保证健康的不二法则。

🌰 开始减少奶量，增加辅食量

虽然添加种类丰富的辅食，母乳和牛奶还是要继续吃。不过，到这个月，妈妈应该开始给宝宝断奶了，所以不必吃得很多，奶量保持在每天500毫升左右就可以了。

母乳和配方奶不能提供的热量，可以通过增加半固体性的代乳食品，如米粉、稠粥、烂面条、馒头、饼干、肝末、动物血、豆腐等食物来进行补充。在每日奶量不低于500毫升的前提下，通过两次代乳食品的添加，来减少两次奶量。

第8个月的宝宝每天需要喂5次，3次喂母乳，2次喂辅食。如果没有母乳，也可以用鲜牛奶或奶粉代替，每次150～180毫升，每天3次，另外加两次辅食。辅食的种类可以在前几个月的基础上增加面包、面片、芋头、山芋等品种。

此外，这一阶段是宝宝学习咀嚼的敏感期，最好提供多种口味的食物让宝宝尝试，并把这些食物进行搭配。宝宝吃的每一餐，最好要由淀粉、蛋白质、蔬菜或水果、脂肪这4种不同类型的食物组成，以满足宝宝在口味和营养方面的需要。但是要注意一点：这个时候的宝宝还不能吃成人吃的饭菜，也不要在给宝宝制作的辅食里添加调味品。

> **🐾 妈咪宝贝**
>
> 妈妈不要忘记，每天要保持6滴左右的鱼肝油，分成2次喂给宝宝。煮熟的蛋黄增至每天1个，并可以渐渐过渡到蒸蛋羹。菜汁、果汁增至每天6勺，分2次喂食。

🌰 如何给宝宝转换配方奶粉

随着宝宝不断长大，对配方奶粉中营养素的需求也会有所变化。原先吃的是第一阶段的配方奶粉，现在应该换成第二阶段的配方奶粉，那么，如何转换配方奶粉才科学呢？

1岁之内的宝宝如果转换配方奶粉，应该遵循以下两种办法：

❶ 混合置换：如果宝宝以前是一顿吃3勺第1阶段的奶粉，那么现在可以转换成每顿2勺第1阶段的奶粉加1勺第2阶段的奶粉冲调，观察3～4

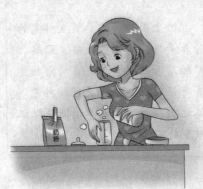

天，宝宝消化良好，然后每顿1勺第1阶段的奶粉加2勺第2阶段的奶粉，观察3~4天，宝宝消化良好，一切正常后就可以完全换过来了。如果在换的过程中宝宝消化不良，就要延长观察的时间，待大便正常后再进一步置换。或者每次先少量置换，如半勺半勺置换。

❷ 一顿一顿置换：如果宝宝以前是一天吃4顿奶，那么现在可以一天先用第2阶段的配方奶粉置换一顿，观察3~4天。如果宝宝消化良好，就可以再置换一顿，再观察3~4天，宝宝消化还是不错，就这样反复置换，直至换完。如果在置换的过程中宝宝消化不良，可以延长观察时间，大便正常后再继续置换。

> **❀ 妈咪宝贝 ❀**
>
> 凡是知名的营养品公司生产的配方奶粉，其配方都有一定的理论根据，都由一定的儿科营养专家支持，其系列的配方奶粉都是根据宝宝不同的年龄段对营养需求的不同而设置的不同配方。因此最好吃一个品牌的系列奶粉。

❤ 如何帮宝宝顺利度过厌奶期

1岁以下的宝宝有时候会出现没有任何明显理由突然拒绝吃奶的情况，通常被称为"罢奶"。这和宝宝的生长速度放慢，对营养物质的需求量减少，对奶的需求量本能地减少有关。这个过程大概会持续一周，在医学上称为"生理性厌奶期"。

宝宝厌奶的现象普遍发生在6个月以后，妈妈可以采取以下应对方法帮宝宝顺利度过厌奶期：

❶ 不要随意更换奶粉。这时宝宝本来奶量就有所减少，增加辅食后，丰富多样的口感容易使宝宝对吃奶失去兴趣，如再忽然将平时吃熟悉的奶粉更换便会引起宝宝拒食，要换奶粉需采用前面提到的渐进式的添加方法：混合置换或一顿一顿置换。

❷ 了解原因，补充需求。如果宝宝厌奶是因为生病了，那就必须先根据症状的不同给予适当的食物，如便秘会影响食欲，导致无心喝奶，这时给些蔬菜、水果等富含维生素的食物，可改善便秘，等便秘好后自然就又吃奶了。

❸ 如果宝宝实在不想吃奶，妈妈不要每天强行喂，否则会产生厌奶情绪，宝宝反而会一直不想吃了。妈妈可想办法提供一些含钙的食物替代，过一段时间再喂奶就可接受了。

❹ 给宝宝制造一个安静进食的环境，以免分心而忘记吃奶。

另外要注意，有的宝宝只是暂时性的厌奶，一段时间过去后，随着运动量的增加，奶量又会恢复正常。这并不是"自我断奶"，所以不能贸然给宝宝断奶。

---✂✎ 妈咪宝贝 ✎✂---

宝宝厌奶的发生并非代表着宝宝营养不良。如果宝宝的体重、身高增长正常，且活动时精神，无其他异常现象发生，这种厌奶情况通常会在一段时间后恢复正常，妈妈不必过于担心。

◆ 本阶段宝宝适合吃什么辅食

米粉、麦粉、米糊： 为宝宝提供能量，并锻炼宝宝的吞咽能力。

粥： 可以用各种谷物熬成比较稠的粥，还可以在粥里加一些肉泥和切得比较烂的蔬菜。

烂面条： 可以买专门给宝宝吃的面条，煮的时候掰成小段，加一些切碎的蔬菜、蛋黄等，煮到很烂的时候给宝宝吃，锻炼宝宝的咀嚼能力。

蛋类食品： 不但可以吃蛋黄，还可以吃蒸全蛋，但是要从少量开始添加，并注意观察宝宝有没有过敏反应。

蔬菜和水果： 各种蔬菜水、果汁、菜泥、果泥都可以尝试给宝宝吃。但是葱、蒜、姜、香菜、洋葱等味道浓烈、刺激性比较大的蔬菜除外。

鱼泥和肉泥： 鱼可以做成鱼肉泥，也可以给宝宝吃肉质很嫩的清蒸鱼，但是要注意挑干净鱼刺。一些家禽和家畜的肉，可以做成肉泥给宝宝吃。

碎肉末： 一些家禽和家畜的肉，可以做成肉末给宝宝吃。

肝泥： 含有丰富的铁、蛋白质、脂肪、维生素A、维生素B_1及维生素B_2，能帮宝宝补充所需要的营养。

动物血： 含有丰富的铁质，能帮宝宝预防缺铁性贫血。

鱼松和肉松： 猪肉、牛肉、鸡肉和鱼肉等瘦肉都可以加工成肉松。含有丰富的蛋白质、脂肪和很高的热量，可以给8个月的宝宝吃。

豆腐： 含有丰富的蛋白质，并能锻炼宝宝的咀嚼能力。

磨牙食品： 在喂食结束后，可拿些烤馒头片、面包干、磨牙饼干等让宝宝咀嚼，以锻炼宝宝的肌肉和牙床，促进乳牙的顺利萌出。搭配的果泥、肉泥可以略粗些，不用做成泥状。

---✂✎ 妈咪宝贝 ✎✂---

不要让宝宝吃太多鱼松和肉松，因为市面上出售的鱼松、肉松里大多加了糖，而吃糖太多对宝宝的生长发育不利。

🥄 每天给宝宝添加多少辅食合适

吃辅食的量和时间没有硬性的规定，对于7～9个月的宝宝来说，喂食的次数以一天2次为标准，2次的时间可分别选在上午10点和下午2点左右，喂食的量以宝宝不吃了为止。

辅食的喂养参考	
次数	辅食2次（上午10点、下午2点） 母乳或配方奶3次（早上6点，下午6点，晚上10点）
辅食种类和食用量	谷类（7倍稀粥50～80克） 蛋（蛋黄1个或全蛋1/2个） 豆腐（40～50克） 乳制品（85～100克） 鱼肉（13～15克） 肉类（10～15克） 蔬菜、水果（25克）

一旦宝宝每天吃2次辅食，配方奶的量就要减少。但这时期营养的主要来源还是母乳和配方奶，所以吃完辅食后，如果宝宝还想喝奶，还是要让他喝。

另外，宝宝到了七八个月大时，食量可能会变小，或者有时吃、有时不吃，变得很不稳定。妈妈对于宝宝食量突然变小都会感到担心，但是如果宝宝的精神或情绪都很好，就不必在意。

食物的硬度以用舌头能压碎为宜

至于辅食的标准，这个阶段可以给宝宝添加一些固体食物，食物的硬度标准，大概像豆腐和鸡蛋羹那样的程度。这个阶段宝宝是用舌头压碎食物，若食物有形状，宝宝就很难用舌头和上腭轻松压碎。虽然这时已经不必用网筛将食物滤成泥，可是为了有滑嫩的口感，可以考虑用少许水淀粉或玉米粉勾芡，让食物变得滑润黏稠，不但口感滑顺，宝宝也更容易吞咽。

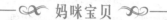

妈咪宝贝

宝宝的味觉开始发达，可以慢慢地开始使用调味料，如盐、糖、香油等，但原则上主要以清淡为主。

❧ 如何最大限度留住辅食中的营养

婴幼儿的胃容量小,进食量少,但所需要的营养素相对比成人要多,因此,讲究烹调方法,最大限度地保存食物中的营养素,减少不必要的损失是很重要的。父母可从下列几点予以注意:

❶ 蔬菜、水果榨汁前最好用水烫一下,这样不仅出汁率增加,还能让榨汁颜色鲜艳,不容易变褐。特别是那些没有酸味的蔬菜,比如胡萝卜、青菜、芹菜、鲜甜玉米,一定要烫过再打汁。

❷ 蔬菜要先洗后切,水果要吃时再削皮,以防水溶性维生素溶解在水中,以及维生素在空气中氧化。

❸ 蔬菜最好大火急炒与慢火煮,这样维生素C的损失少。

❹ 合理使用调料,如醋可起到保护蔬菜中B族维生素和维生素C的作用。此外,在做鱼和炖排骨时,加入适量醋,可促使骨骼中的钙质在汤中溶解,有利于人体吸收。

❺ 无论什么季节,对宝宝的辅食制作,蒸煮的方式更好,要尽量避免煎、炸的方式,因为高温对维生素有破坏作用。

❻ 用容器蒸或焖米饭,和捞米饭相比前者维生素B_1和B_2的保存率高。

> **❧ 妈咪宝贝 ❧**
>
> 妈妈不要将食物嚼碎后再喂给宝宝,这样做不但损失了食物的营养,大人口腔中的一些病菌还会传染给宝宝。让宝宝自己咀嚼可以刺激牙齿的成长,同时还可以反射性地引起胃内消化液的分泌,以帮助消化,提高食欲。

❧ 怎样保证辅食的卫生

妈妈在给宝宝制作辅食时一定要注意卫生,以防宝宝由于吃了不清洁的食物而引起疾病。

首先,厨房要保持清洁。灶台、洗碗池、抹布应及时清洗定期消毒。及时清倒垃圾,以防招苍蝇或滋生细菌。放碗、筷的厨柜要有门或纱帘,防止碗筷受污染。给宝宝喂饭的食具,最好和大人的分开,以不锈钢或塑料小碗和圆边汤勺为佳。用完后及时洗净。

其次,妈妈在每次给宝宝做辅食前,或接触宝宝食物前都应用香皂和流动水彻底洗净双手。然后将要制作的辅食完全洗净,尤其是一些被农药污染过的水果和蔬菜,一定要清洗干净,最好用盐水浸泡几分钟。

再者,辅食尽可能做宝宝一次能食完的量,以确保食物的新鲜、营养、清洁。如果宝宝一次没吃完,妈妈也不要将其放入冰箱留给宝宝下顿吃,这样做一是饭菜不新鲜，营养也有所损失；二是饭菜不清洁，易污染，有细菌。为了宝宝的健康，必须现吃现做，吃不完的可由大人吃掉。

最后，这个时候的宝宝喜欢用手抓着食物吃，妈妈要在宝宝吃辅食前，将宝宝的手清洗干净，以免把病菌吃到体内引起疾病。

> **妈咪宝贝**
>
> 妈妈平时可多给宝宝吃一些含维生素C丰富的食物，如油菜、甜椒、菠菜、蒜苗、山楂、柚子、鲜枣、猕猴桃等，可提高宝宝抗病毒的能力。

宝宝稀粥与大人米饭同做的方法

这个时期的宝宝已经能吞咽下稀粥了，所以妈妈可把宝宝的主要辅食由原来的米粉转换成稀粥。在本月的初期可用7倍稀粥喂食宝宝，等宝宝习惯后再逐渐减少水分，用5倍稀粥喂食宝宝。宝宝吃的稀粥可与大人吃的米饭一起做，具体做法如下：

7倍稀粥

❶ 先将大人用的米洗好倒入锅中，再将宝宝的煮粥杯置于锅中央，煮粥杯内米与水的比例为1：7。也可用白饭，2大勺白饭需搭配半杯多的水。

❷ 像平常一样按下开关。锅开后，杯外是大人的米饭，杯内是给宝宝喝的稀粥。

❸ 本月初刚用7倍稀粥喂宝宝时，如果宝宝的喉咙特别敏感，可先将稀粥压烂后再喂食。

> **妈咪宝贝**
>
> 给宝宝煮粥时，可在里面加入一些碎豆腐，也可将豆腐汆烫后用汤勺压碎，再放入煮好的粥中，给宝宝食用。豆腐中含优质植物蛋白，口感新鲜，容易消化吸收，是非常适合宝宝的一种食物。

5倍稀粥

❶ 同样，先将给大人吃的米洗好倒入锅中，再把宝宝的煮粥杯置于锅中央，杯内米与水的比例应为1：5。1大勺米需搭配1/3杯多的水，如用白饭熬煮，则2大勺白饭需要搭

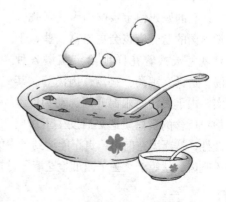

配1/3杯多的水。

❷ 5倍稀粥煮好后，如果宝宝喉咙较敏感，也可先将稀粥压烂后再喂食。

🔥 肉类辅食应该怎么做

宝宝多大可以吃肉？

肉类食品是铁、锌和维生素A的主要来源，婴儿7个月时就可以添加肉泥，9个月时就可以完全吃肉了，但要注意适量，总量可由日均摄入10克上升到20~30克。可按照鸡肉—猪肉—牛肉的顺序进行添加。

肉类的选择

对于宝宝来说，最好选择瘦肉，如猪肉的里脊，这个部位的肉较瘦，而且脂肪少。除此之外，也可以选择吃瘦牛肉、瘦羊肉、去皮鸡胸脯肉、鱼肉等，以保证优质蛋白质的摄入，同时保证微量元素锌及维生素B$_{12}$等其他营养素的获取。

肉类的制作方法

肉类处理起来比较麻烦，特别是为宝宝烹制的辅食，妈妈们就更要注意了。下面向妈妈们推荐一种肉类的基本烹调方法：

❶ 挑选不带脂肪的瘦肉，剁成馅，可直接购买瘦肉馅。

❷ 倒入比肉馅多5倍的冷水，慢慢熬煮。

❸ 肉熬烂后摊于网勺内，用水冲洗干净。

❹ 喂食时，需再将肉捣烂，才容易入口。

❺ 将捣烂的肉馅调成黏稠状，即可给宝宝食用。

不要光喝汤不吃肉

有的妈妈怕宝宝吃肉卡住喉咙，觉得汤的营养应该会更丰富一些，于是就每天换着花样地给宝宝煲各种汤，鱼汤、鸡汤、鸭汤、肉汤等。其实，由于煲汤时水温升高，动物性食物中所含的蛋白质遇热后发生蛋白质

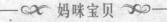

妈咪宝贝

给宝宝做肉类辅食时如果宝宝不爱吃，可加入少许盐烹制。

变性，就凝固在肉里，真正能溶到汤中的蛋白质是很少的。如果宝宝只喝汤、不吃肉，就等于"丢了西瓜捡芝麻"，把绝大部分营养素都丢失了。

🥕 胡萝卜，宝宝千万别多吃

胡萝卜营养价值很高，含有丰富的胡萝卜素，在蔬菜中名列前茅，很多妈妈会在宝宝的辅食里加入胡萝卜。如果宝宝爱吃，妈妈会更加高兴，会经常做给宝宝吃。

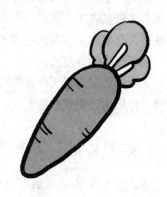

不过，你知道吗，胡萝卜吃得过多，宝宝会患高胡萝卜素血症，宝宝的皮肤会发黄。胡萝卜里含有大量的胡萝卜素，如果在短时间内吃了大量的胡萝卜，那么摄入的胡萝卜素就会过多，肝脏来不及将其转化成维生素A，多余的胡萝卜素就会随着血液流到全身各处，这时宝宝可出现手掌、足掌、鼻尖、鼻唇沟、前额等处皮肤黄染(但巩膜、黏膜无黄染，这一点与肝炎引起的黄疸不一样)，但无其他症状。严重者黄染部位可遍及全身，同时宝宝可能出现恶心、呕吐、食欲不振、全身乏力等症状。有些宝宝会出现中医所说的"上火"表现，如舌炎、牙周炎、咽喉炎等。

不过，如果宝宝出现高胡萝卜素血症，妈妈也不必太过紧张。因为只要停吃胡萝卜几天，宝宝皮肤的黄色就会褪去。但是，毕竟高胡萝卜素血症是个病理过程，所以如果宝宝真有这种情况出现，妈妈就不要给宝宝持续地大量食用胡萝卜了。

〜 妈咪宝贝 〜

胡萝卜可以洗净用，直接用榨汁机打成泥状给宝宝吃，也可将皮和中间的硬心去掉，然后切成小块，加适量的水煮烂，用汤勺压成泥状，加少许糖或盐，调入奶糕或米糊同食。

🥕 给宝宝吃进口食品好吗

不少父母都认为，只要有条件，就得给宝宝买品质最好的，而便宜没好货，自然是价格较贵的进口货最符合要求。其实，这种想法完全没必要。

首先来看外国进口的婴幼儿专用水，它们往往是经过多层净化的纯水，其中不含杂质，也少了很多有益身体健康的微量元素；而国内我们一般喝的自来水中含有多种矿物质，更有利于给身体补充微量元素，尤其是钙。中国人比较容易缺钙，自来水中含有的钙离子，不失为一种钙的补充来源。因此，没必要非让宝宝喝昂贵的专用水。

再来看很多父母爱买的外国鸡蛋等食物。国外进口的食物可能品质本身没有问题，但因为运输或长期贮存，未必很新鲜。

妈咪宝贝

进口婴儿食品是根据当地婴儿营养需要生产的，同理国产婴儿食品是根据中国婴儿营养需求制造的。所以在营养成分上会略有不同。

而且，对于一直生活在中国，而且饮食以中餐为主的宝宝来说，吃中国生产的婴儿食品更符合中国宝宝的营养需求以及身体发育特点。

当然，并不是说纯进口的婴儿食品就完全不能被中国宝宝所用，它还是有很大的优势。比如纯进口的配方奶粉中含铁量高，这在很大程度上弥补了母乳中铁的不足，对预防宝宝缺铁性贫血很有帮助。另外，纯进口的婴儿食品在营养素搭配的比例和一些功能性营养成分(比如DHA)的添加工作上做得比较到位。

所以，妈妈在选择进口食品时要取其长处，避其短处。比如可以选择在中国生产的进口婴儿食品，运程短，更保鲜。另外，一定要到正规超市或商场买大品牌的产品，这样质量和品质才有保证。

❀ 这时期的宝宝可以吃些点心吗

对于这个时期的宝宝，除了可以吃常规的乳制品和辅食，还可以吃些点心，大多数的宝宝都喜欢吃点心。

但是对有些食量大的宝宝，长得过胖的宝宝，就不要再给他点心吃了，不然，破坏了本来就要限制他的进食的要求。可用水果来代替点心，一样能满足他旺盛的食欲。对有些食量小的宝宝，平时只能吃一点粥、烂面等，体重增加不理想，这些宝宝只要他喜欢吃点心，父母就可以满足他的要求，但是要选择一些不太甜的点心。

其实，一般来说，点心不能算为一种营养品，它的主要成分同面、粥、米饭一样，只要宝宝能吃粥、面，从营养学上看就没有必要吃点心，但若宝宝喜欢吃点心，父母可以把它作为一种增加饮食乐趣的调剂品给宝宝吃。既然作为调剂品就不能像主食那样给得多，不能让宝宝记住甜味浓的点心，不然他会一吃再吃。而且绝对不要在正常的饭前时间把点心给宝宝吃，这样宝宝很容易养成爱吃零食的习惯，并且会使正常的喂食变得困难和麻烦。

此外，一般的点心太甜，宝宝长牙后，含糖多的点心往往会导致龋齿。所以，父母在选购点心时注意不要买太甜的点心，也不要买夹心的点心，夹心的大多是奶油、果酱，贮藏不好会使细菌繁殖，危险性大。

> **妈咪宝贝**
>
> 吃完点心，父母要记住给宝宝喂些水，相当于漱漱口。这样，可以将食物残渣冲走，防止龋齿的发生。

宝宝食欲不佳怎么办

宝宝产生食欲不佳现象时，父母应先注意是否有以下的情况发生：

❶ 宝宝可能因为身体不舒服、口腔疾病、缺锌等导致食欲不振。

❷ 平时已养成吃零食的习惯，对吃饭感到没有兴趣。点心的给予方式不适当，用餐的时间不规律，饭前饮用过多的牛奶、果汁等饮料，都会让宝宝吃饭的时候食欲不振。

❸ 有的宝宝从小没有锻炼咀嚼，吃什么都囫囵吞下，碰到稍硬的食物，不是吐出就是含在嘴里。妈妈为了让宝宝将食物咽下，就给宝宝喂大量的汤水，冲淡了胃酸，久而久之宝宝食欲减退。

❹ 如果宝宝的活动量不够，食物尚未完全消化，就没有饥饿感。宝宝过于疲劳或过度兴奋，吃饭时想睡觉或无心吃饭，也会影响食欲。

❺ 养育的方法是否恰当，是否有过分娇宠、放任的情形？用餐时父母有没有过度地强迫宝宝用餐？

父母应该针对上面几种引起宝宝食欲不佳的原因对宝宝的饮食及生活进行调理，如果解决了上面几个问题，宝宝仍然食欲不佳，妈妈最好注意下面两个问题：

❶ 补充微量元素：宝宝经常表现为生长迟缓、食欲不振、味觉迟钝甚至丧失、皮肤创伤愈合不良、易感染等。如果宝宝有这些情况发生，应马上带宝宝去医院。如缺锌等，补充微量元素可以从根本上治疗疾患，增加

> **妈咪宝贝**
>
> 有时候宝宝的食欲不佳只是暂时性的，如果宝宝的精神状况好，妈妈可不用担心。

食欲。

❷ 使用健脾开胃的药物：从中医的角度分析与小儿脾胃功能不好有关，治疗上可以服用健脾和开胃的药，如小儿康和小儿喜食糖浆，还有一些中成药也是有这个作用的。当然，给宝宝服药必须得到专业医生的许可及指导才行。

🔻 防止宝宝肥胖，如何添加辅食

儿童营养专家认为，避免宝宝发生肥胖应从婴儿开始，儿童肥胖的高峰是在12个月之内。防止宝宝肥胖，妈妈在给宝宝添加辅食时可采取下面技巧：

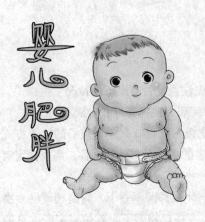

❶ 不要习惯于用鸡汤、骨头汤、肉汤等为宝宝熬粥炖菜。其实，原汁原味的粥、面、菜、肉是最适宜宝宝的辅食，肉汤偶尔吃一次（一周1～2次）即可，而且还应撇去浮在表面上的白油。

❷ 午餐"瘦"一些、晚餐"素"一些。肉类最好集中在午餐添加，宜选择鸡胸、猪里脊肉、鱼虾等高蛋白低脂肪的肉类；而晚餐的菜单中则最好以木耳、嫩香菇、洋葱、香菜、绿叶菜、瓜茄类菜、豆腐等为主。

❸ 避免淀粉类辅食在胖宝宝饮食中比例太大。土豆、红薯、山药、芋头、藕等食物，尽管营养价值高，但由于易"嚼"且含有大量淀粉，宝宝容易吃得多，也容易长胖。因此，妈妈在给宝宝吃这类食物时应搭配绿叶菜而不是大量的肉类一起吃。

❹ 控制水果量。如果宝宝吃饭很好，就没有必要在正餐之外还吃很多水果，每天半个苹果量的水果就可以了；如果吃葡萄、荔枝等高甜度的水果，则更不要太多，因为水果中的糖分是体重的帮凶。

❺ 油和糖要少吃。这是两个"瘦身克星"，不要过多出现在胖宝宝的辅食中。此外，磨牙棒和小饼干固然是锻炼宝宝咀嚼能力的好工具，但也常常是含油或糖较高的食品，不宜多给胖宝宝吃。妈妈可以用烤馒头干、

🌸 妈咪宝贝 🌸

不用控制宝宝的饮食量，只要注意减少辅食中高脂肪、高糖、高蛋白的食物比重即可。

面包片等做替代品。

⑥ 适量吃粗粮。各种杂豆、燕麦、莜麦、薏米等杂粮远比精米精面更能增加宝宝的饱腹感、加速代谢废物排泄，待宝宝的胃肠能够接受时，可以做成烂粥烂饭给胖宝宝食用。

❀ 怎样教宝宝用杯子喝水喝奶

要让习惯使用奶瓶的宝宝学会用杯子喝水，执行起来比较困难，需要掌握一些小方法。

用吸管取代奶瓶

辅助工具：饮料吸管2支、1个装了半杯白开水的杯子、防水围兜。

❶ 妈妈将1支吸管含在嘴里，用力做出吮吸的动作，让宝宝模仿着重复数次。

❷ 将另一支吸管的一端让宝宝含在口里，另一端放在装了半杯白开水的杯子里。妈妈拿着杯子，并协助宝宝固定好吸管。

❸ 妈妈不断重复吮吸动作，让宝宝模仿着做。当宝宝意外地吸到杯子里的水之后，他很快就能了解这个动作所带来的结果，进而学会用吸管喝水。

用杯子取代吸管

在坚持使用吸管喝水一段时间之后，如果宝宝出现了看见大人喝水自己也想学大人用杯子喝水的行为时，就可以考虑让宝宝尝试使用没有吸管的杯子了。一般来说，在宝宝大约满1岁时就可以开始训练。多练习几次，宝宝很快就能学会。

辅助工具：1个装了约10毫升白开水的杯子、防水围兜。

❶ 妈妈协助宝宝握紧杯子，慢慢将杯子里的水倒入宝宝口内。

❷ 一开始宝宝还无法很好地控制力量，可能会弄湿全身，所以要给宝宝围上防水围兜，并且提醒宝宝要慢慢喝。

❸ 当宝宝练习成功之后，记得要及时表扬宝宝，并逐渐增加杯子内的盛水量。即便宝宝做得不够好，也不要责怪他，以免影响其学习用杯子喝水的积极性。

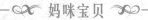

妈咪宝贝

如果宝宝只对奶瓶情有独钟，妈妈可以试试在奶瓶中倒进白开水，而在水杯中放宝宝喜爱喝的饮料，在这种情况下，宝宝一般都会选择水杯。

日常生活护理细节

❦ 宝宝夜里睡觉蹬被子怎么办

稍大点的宝宝睡觉时，都有一个坏习惯，那就是蹬被子，为了不影响父母的休息，防止宝宝感冒，要注意下面几个问题。

不要给宝宝盖得太厚，也不要让他穿太多衣服睡觉，并且被子和衣服用料应以柔软透气的棉织品为宜，否则，宝宝睡觉时身体所产生的热量无法散发，宝宝觉得闷热的话就很容易蹬被子。一般来说，给宝宝盖的被子，春天和秋天被子的重量应在1~1.5千克为宜，夏季要用薄毛巾被盖好腹部，冬季被子的重量以2.5千克左右为好。

睡觉前不要过分逗引宝宝，不要让他过度兴奋，更要避免让他受到惊吓或接触恐怖的事物，否则，宝宝入睡后容易做梦，也容易蹬被子。

其实，要防止宝宝蹬被子，最好的方法是让宝宝睡睡袋。

睡袋的选择

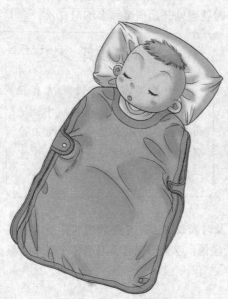

睡袋的款式非常多，只要根据宝宝的睡觉习惯，选择适合宝宝的睡袋就好。比如宝宝睡觉不老实，两只手喜欢露在外面，像做出"投降"的姿势，妈妈就可以选择背心式的睡袋；怕宝宝着凉也可以选择带袖的，晚上可以不脱下来也一样方便。

睡袋的薄厚：现在市场上宝宝的睡袋有适合春季和秋季用的，也有适合冬季用的。选择睡袋的时候，妈妈一定要考虑居所所在地的气候因素，还要考虑自己的宝宝属于什么类型的体质，然后再决定所买睡袋的薄厚。

睡袋的花色：考虑到现在的布料印染中的不安全因素，建议妈妈尽量选择白色或浅色的单色内衬睡袋。

睡袋的数量：多数宝宝晚上都是穿着纸尿裤入睡的，尿床的机会很少，所以有两条睡袋交换使用就可以了。建议妈妈选择抱被式和背心式睡袋，两者搭配使用。

> **妈咪宝贝**
>
> 睡前不要给宝宝吃得太多，中医称之为"胃不和则卧不安"。

给宝宝挑选内衣要注意什么

婴儿内衣的挑选宜注重舒服，应注意以下因素：

❶ 因宝宝皮肤最外层耐磨性的角质层很薄，即使不大的刺激也会使皮肤变红，甚至损伤，所以内衣质地要柔软，不要接头过多，翻看里边的缝边是否因粗糙而发硬，尤其要注意腋下和领口处。给宝宝买到缝边朝外的内衣最合适。

❷ 要选用具有吸汗和排汗功能的全棉织品，以减少对宝宝皮肤的刺激，从而避免发生皮肤病。

❸ 要注意内衣的保暖性，尤其是在气温较低时，需要给宝宝穿上双层有伸缩性的全棉织品。

❹ 宝宝头大而脖子较短，为穿脱方便，内衣款式要简洁，宜选用传统开襟、无领、系带子的和尚服。

❺ 内衣色泽宜浅淡，无花纹或仅有稀疏小花图案，可避免有色染料对宝宝皮肤的刺激，还对及早发现宝宝皮肤的异常情况有帮助。另外，如果内衣颜色白得不自然，其中可能含有荧光增白剂等化学物质，最好不要选购。

❻ 给宝宝买内衣不可像外装那样总是大一个尺码，应选择适合宝宝月龄或身长大小的型号，这样会使宝宝穿得舒适。

> **妈咪宝贝**
>
> 为了确保安全和卫生，刚买回来的内衣，应先清洗一下再给宝宝穿。

教妈妈为宝宝清理牙齿

7~9个月的宝宝已经长牙了，吃食物时难免将食物残留在口腔与牙齿间，有时还会塞在牙缝中，为了避免宝宝出现龋齿，妈妈要及时为宝宝清理口腔与牙齿，具体做法如下：

❶ 先让宝宝躺在妈妈的膝盖上。

❷ 妈妈准备一只婴儿用的软毛弹性牙刷。

❸ 用大拇指和食指夹住牙刷，用其他手指扶住牙刷。

❹ 让宝宝把嘴巴张大，用一只手的食指压住宝宝的嘴唇。

❺ 用另一只手使用牙刷在宝宝的牙齿和牙龈间的小缝处上下或左右移动，确认是否塞着东西。

注意，在给宝宝刷牙时，切忌用成人的牙膏，以免宝宝将牙膏咽下致使摄入过多的氟。

妈咪宝贝

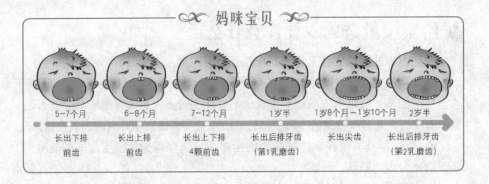

5~7个月	6~8个月	7~12个月	1岁半	1岁8个月~1岁10个月	2岁半
长出下排前齿	长出上排前齿	长出上下排4颗前齿	长出后排牙齿（第1乳磨齿）	长出尖齿	长出后排牙齿（第2乳磨齿）

宝宝长牙会发热吗

萌牙期常见的4种不舒服表现：

❶ 发热。有的宝宝出牙时会发低热，体温多数在38℃(肛温)以下。

❷ 流涎。牙齿刚萌出时刺激了齿龈上的神经末梢，使唾液分泌增多，但宝宝一下子又不会吞咽过多的唾液，造成不自主地流口水。

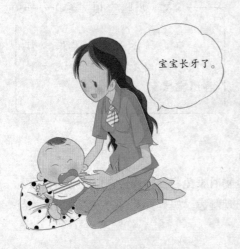

宝宝长牙了。

❸ 痒。胚芽由于萌出时向上顶，会让宝宝常有发痒、不舒服的感觉，因而喜欢咬乳头、咬人、咬坚硬的东西，以消除不适感。

❹ 哭闹。牙齿不仅白天长，晚上也在长，由于痒和不舒适，出牙期间宝宝晚上经常哭吵，难以入眠，这些现象会一直持续到牙齿萌出。

所以说，如果妈妈发现长牙期的宝宝有发热的迹象，妈妈需要注意观察宝宝的精神状态，不要随意给宝宝吃药。感冒的话宝宝会有一些症状：如精神不好、吃饭不好、尿少、不爱喝水等；如果是长牙的话他会很躁动、不安静，还会咬东西等，妈妈多注意一下。

如果确定宝宝不是感冒，只是长牙时牙龈肿引起的发热，妈妈只须给宝宝进行物理降温就可以了。物理降温方法：用温水擦拭宝宝四肢、腋下、脖子后面，一定要用温水不能用凉水，但额头可以用凉水冷敷。同时要给宝宝补充大量的水。给宝宝服药最好得到医生的同意。

如果发热持续不退的话，妈妈就要带宝宝去看下医生了。

> **妈咪宝贝**
>
> 在进行这些降温处理时，如果宝宝有手脚发凉、全身发抖、口唇发紫等所谓寒冷反应，要立即停止。

🌢 宝宝长牙了总咬乳头怎么办

相信不少妈妈都有过这样的经历：某一天，当你很舒适地享受着喂奶的愉悦，内心一片安详，突然间，乳头上一阵钻心的疼痛袭来，宝宝狠狠地咬了你一口。

引起这个现象的原因很多，最常见的是宝宝长牙，牙床肿胀，会有咬东西减痛的需要。

这时，你该怎么做呢？

首先，宝宝一旦出现这样的行为，妈妈在喂奶时就要保持警觉了。通常宝宝在吮吸乳房时，会张大嘴来含住整个乳晕。若宝宝吃着吃着稍微将嘴巴松开，往乳头方向滑动，就要留意了，要改变宝宝的姿势，避免乳头被咬。

如果你感觉宝宝可能快要咬你了，一定要尽快把食指伸入宝宝嘴里，让宝宝不能真的咬到乳房。

如果你已经被宝宝咬到了，请先保持沉稳，不要对宝宝大叫或大骂，而让他受到惊吓，也不要急着拉出乳头。你可以将宝宝的头轻轻地抬向你的乳房，稍堵住他的鼻子。为了呼吸，宝宝会本能地松开嘴。如此几次之后，宝宝会明白，咬妈妈会导致自己不舒服，他就会自动停止咬了。

另外，对于长牙期的宝宝，由于长牙难受想咬东西是正常的，妈妈可以准备一些牙胶或磨牙玩具放在冰箱里，平时多给宝宝咬，甚至在喂奶之前先让宝宝把这些东西咬个够，可以缓解宝宝出牙不适。

—∞ 妈咪宝贝 ∞—

不要让宝宝衔着乳房睡觉，以免宝宝在睡梦中因牙龈肿胀而起咬牙的冲动。妈妈可以在宝宝熟睡之后，将干净的食指或小指，缓缓放入宝宝口中，让宝宝松开乳房。

🦷 如何保护宝宝的乳牙

7～8个月宝宝已经开始长出一两颗牙了，虽然以后还会有换牙期，但在婴儿期不给宝宝进行牙齿保健护理，宝宝会很容易得龋齿。龋齿会影响宝宝的食欲和身体健康，会给宝宝带来痛苦。

护理宝宝的乳牙要做好以下几点：

❶ 在出乳牙期间要注意宝宝口腔卫生，每次进食后要喂温开水漱口，特别要注意冲洗牙龈黏膜，以便把残留食物冲洗干净，如有必要妈妈可戴上指套或用棉签等清除食物残渣。睡前多饮白开水，清洁口腔，预防龋齿。

❷ 要注意营养，多吃些鸡蛋、虾皮等含蛋白质、钙丰富的食物，以便增加钙质，同时也要吃一些易消化且硬度合适的食物，有利于牙齿生长，使牙齿健康。

❸ 经常带宝宝到户外活动，晒晒太阳，不仅可以提升宝宝免疫力，还有利于促进钙质的吸收。注意纠正宝宝的一些不良习惯，如咬手指、舐舌、口呼吸、偏侧咀嚼、吸空奶头等。

❹ 入睡前不要让宝宝含着奶头吃奶，因为乳汁沾在牙齿上，经细菌发酵易造成龋齿。睡前可以给宝宝喂少量牛奶，不要加糖。

❺ 发现宝宝有出牙迹象，如爱咬人时，可以给些硬的食物如面包、饼干，让他去啃，夏天还可以给冰棒让他去咬，冰凉的食物止痒的效果更好。

—∞ 妈咪宝贝 ∞—

宝宝萌牙后，应经常请医生检查，一旦发现龋齿要及时修补，不要认为反正乳齿将来会被恒齿替代而不处理。

❻ 注意宝宝的睡姿要多变换，长期向一侧睡会使宝宝乳牙长得参差不齐。

如何保护宝宝的眼睛

眼睛是人的重要视觉器官，又是十分敏感的器官，极易受到各种侵害，如温度、强光、尘土、细菌以及异物等，尤其是现阶段的宝宝正处于学爬时期，且比较好动，手容易沾染细菌后又去揉眼睛。父母应及早保护好宝宝的眼睛，防止宝宝的眼睛有所损伤。

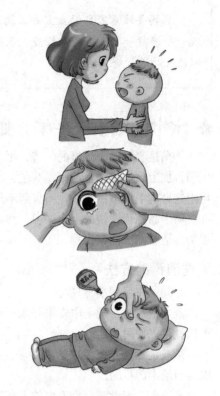

❶ 宝宝要有自己专用的脸盆和毛巾，每次洗脸时都要洗眼睛。

❷ 要经常给宝宝洗手，防止宝宝用手搓揉眼睛。

❸ 要防止强烈的阳光或灯光直射宝宝的眼睛，带宝宝外出时，如有太阳，要戴太阳帽，家里灯光要柔和。

❹ 要防止锐物刺伤眼睛，不要给宝宝玩棍棒、针尖类玩具。

❺ 防止异物飞入眼内，一旦异物入眼，不要用手揉擦，要用干净的棉签蘸温水冲洗眼睛。

❻ 掌握正确的看电视的方法，时间最好不要超过10分钟，至少离电视2~3米。

❼ 适当增加含维生素A的食物的摄入，如动物的肝、蛋类、胡萝卜和鱼肝油，以保证视网膜细胞获得充足的营养。

❽ 多给宝宝看色彩鲜明的玩具，经常调换颜色，多到外界看大自然的风光，以提高宝宝的视力。

婴儿视力发展情况

新生儿视力低，只能看到离眼睛20~25厘米远的东西，1个月后能看到90厘米甚至更远的东西；4个月后眼睛会随活动玩具移动，见物伸手去接触；6个月，产生色觉，分辨颜色，注视较远的物体；9个月时，眼睛能注视画面上的单一线条，视力大约为0.1。如不是这样，就应该去医院检查。

妈妈要注意定期带宝宝去医院检查眼睛，发现眼病，对宝宝要每半年或一年进行一次视力定期检查，及早发现远视、弱视、近视及其他眼病，以便及时进行矫正治疗。

❀ 宝宝的毛巾（手绢）如何清洗消毒

细菌最喜欢温暖潮湿的环境，毛巾长时间处于温湿状态，成为细菌滋生的乐园，加上人体皮肤上油脂、灰尘、水中杂质、空气中细菌等沉积在毛巾上，再用这样的毛巾擦拭皮肤，不仅起不到清洁的作用，反而会玷污皮肤、堵塞毛孔。对于新陈代谢快的宝宝来说，感染危害尤其大。所以，给宝宝用的毛巾和手绢要适时清洗消毒。

清洗消毒的方法

时间：每星期消毒1次。

蒸煮消毒法：把毛巾先用开水煮沸10分钟左右，然后再用肥皂水清洗，晾干后就可以使用了。

微波消毒法：将毛巾清洗干净，折叠好后放在微波炉中，运行5分钟就可以达到消毒的目的。

高压蒸气消毒法：将毛巾放入高压锅加热保持30分钟左右，可以杀灭绝大多数微生物。

化学消毒剂消毒法：消毒剂可以选择稀释200倍的清洗消毒剂或0.1%的洗必泰。将毛巾浸泡在上述溶液中15分钟以上，然后取出毛巾用清水漂洗，将残余的消毒剂去除干净，晾干后就可以再次放心使用了。

毛巾常见的两种情况

毛巾油腻：除采用以上方法外，还可以将毛巾放入浓盐水中煮或烫洗。细菌最容易繁殖的自然条件是高温高湿，因此毛巾要经常保持干燥。但现在很多家庭的卫生间没有窗户，通风条件较差，所以要想保持毛巾清洁，应该每天用肥皂清洗一次，然后挂在太阳下晒干或通风处晾干。

防止变硬：为防止毛巾发硬，除了经常清洗外，应当将毛巾放在碱水锅里煮15分钟，煮后将毛巾取出并用清水彻底冲洗干净。

毛巾最好30天左右更换1次，最多不应超过40天，否则就要高温蒸煮把毛巾消毒、软化。

❀ 如何选购宝宝的餐具

适合宝宝特点的专用餐具对于提高宝宝用餐兴趣，提高动手能力，培养良好的进餐习惯都十分有利。

宝宝餐具怎么挑选

❶ 注重品牌，确保材料和色料纯净，安全无毒。市场上宝宝餐具品牌很多，如NUK、好宝宝、特百惠等。宝宝餐具应将安全性放在首位，知名品牌多是经受住了国家和消费者考验的，较为可靠。

❷ 餐具的功能各异，有底座带吸盘的碗，吸附在桌面上不会移动，不容易被宝宝打翻；有感温的碗和勺子，便于父母掌握温度，不至于让宝宝烫伤；大多数合格餐具还耐高温，能进行高温消毒，保证安全卫生。

❸ 在材料上，应选择不易脆化、老化，经得起磕碰和摔打，在磨擦过程中不易起毛边的餐具。

❹ 在外观上，应挑选内侧没有彩绘图案的器皿，不要选择涂漆的餐具。毕竟宝宝的餐具主要还是以安全实用为标准。

应避免的4类餐具

❶ 材质为玻璃、陶瓷的餐具：一方面易碎，另一方面还可能划伤宝宝。

❷ 西式餐具，刀、叉：既坚硬又尖锐，很容易造成意外伤害。

❸ 筷子：使用筷子是一项难度很大的技术，不应要求婴儿学习，一般要到宝宝3~4岁时才可练习。

❹ 塑料餐具：塑料餐具在加工过程中会添加一些溶剂、可塑剂与着色剂等，有一定毒性，而且容易附着油垢，比较难清洗，不是理想的餐具，尤其是那些有气味的、色彩鲜艳、颜色杂乱的塑料餐具，其中的铅含量往往过高。

> **❀ 妈咪宝贝 ❀**
>
> 大人和宝宝不要共用餐具。宝宝的餐具应该专用，大人的餐具无论是大小还是重量都不适合宝宝，还可能将疾病传染给宝宝。

❀ 宝宝的餐具怎样清洗、储存

很多妈妈在清洗宝宝餐具时会选择婴儿用的奶瓶清洗剂来清洗，这种方法是比较普遍的，但毕竟清洗剂含有一些化学物质，如果没有将其彻底清洗干净，对宝宝来说还是不好的。现在提供给妈妈一种更安全实用的清洗宝宝餐具的方法：用面粉清洗。

清洗宝宝的餐具前，先抓一小把普通面粉放入宝宝餐具中，用手干搓几次，油腻多的话多搓一会儿就行。记住，一定要干洗！然后倒掉面粉，餐具放入水中正常清洗即可。面粉具有超强的吸油功效，比那些洗洁精、奶瓶清洗剂效果好多了，便宜又没有任何污染，还没有任何残留物和味道。切勿用强碱或强氧化化学药剂如苏打、漂白粉、次氯酸钠等进行洗涤。

清洗好的餐具不要用毛巾擦干（因为毛巾也是细菌传播的一种途径），可放在通风处晾干，然后放入消毒柜中储存。使用前要记得用开水烫一下消消毒，更安全可靠。如果没有消毒柜，则应定期用开水蒸煮消毒。

密胺餐具不适合微波炉、电消毒柜、烤箱中使用，否则会出现开裂现象，应用煮沸的热水浸泡消毒。清洗时用较柔软抹布，千万不要用百洁布、钢丝球之类的东西清洁餐具表面，不然会擦毛餐具表面，使之更容易受污染。

> **❤ 妈咪宝贝 ❤**
>
> 要及时清洗餐具，不能长时间盛放盐、酱油、菜汤等，这些食品中含有许多电解质，长时间盛放，不锈钢与电解质起反应，有毒的金属元素会被溶解出来。

❤ 宝宝消化不良能吃消化药吗

首先，父母应通过以下症状判断宝宝是否为消化不良：

❶ 拉绿色便便。

❷ 在睡眠中身子不停翻动，有时会磨牙。

❸ 食欲不振。

❹ 宝宝鼻梁两侧发青，舌苔白且厚，还能闻到呼出的口气中有酸腐味。

如果宝宝有上述症状，便可以初步判断为消化不良，再结合宝宝具体的排便情况，便可以得出简单的结论了。

❶ 便便绿色稀水样，便数增多，宝宝精神状况较好，表示肠蠕动亢进，属饥饿性腹泻，应该增加奶量；如果精神状况差，伴有呕吐、发热等症状，则可能为病毒性肠炎。

❷ 便便泡沫多，有灰白色的皂块样物，呈奶油状，表示脂肪消化不良，应减少油脂类食物。

❸ 便便带腐败性酸味，泡沫多，说明糖类或淀粉类过多导致消化不良，应适当减少。

❹ 便便臭味明显，不成形，则表示蛋白质腐败作用增加，也就是蛋白质过多导致消化不良，这个时候就应当减少奶量。

那么宝宝出现消化不良时能不能吃消化药呢？如果宝宝只是消化不良，最好是父母把大便（一个小时之内的大便）送到医院化验，如果经过化验确定只是单纯消化不良的问题，可以不用特殊的药物治疗，可以用"妈咪爱"或者"益生元"一类保健类药物。用这些药物可以调整宝宝胃肠道咀嚼，再加上父母在食物上进行调整，就完全可以好转，一般不建议父母在家里乱用药物，这类药有很多种，对症也稍有不同，最好在医生的指导下使用。

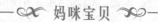

妈咪宝贝

如果宝宝的精神状况不佳，还伴有呕吐、发热或者便便中有异样颜色，需尽早到医院检查。

带宝宝去医院看病要注意什么

儿科门诊的最大特点就是宝宝自己不会叙述病情，或是没有能力向医生讲清楚自己的病情。因此，带宝宝看病，妈妈要简明扼要地讲清宝宝的症状和感受。

❶ 妈妈在带宝宝看病前，应该先给宝宝做好思想工作，要让宝宝对"去医院见医生"有一定的心理准备，并应努力争取宝宝最大限度地合作，如：医生戴上了听诊器为宝宝做检查时，就不要再说话，保持安静等，这样有利于医生听诊。

❷ 带宝宝看病前，最好将宝宝生病的症状、时间、病情的演变过程，以及用药效果等记录一下，方便看医生时给医生诊断病情的状况做参考。

❸ 父母应主动告诉医生宝宝过去的身体情况，如肝、肾疾病，血液病等，以便于医生在开药时就会尽量避免使用对这些疾病有影响的药物。对于宝宝及其他家庭成员曾经有过对某种药物过敏的历史，更要主动对医生说清楚，以免对宝宝身体造成不良影响。

❹ 看病时，千万不要给宝宝化妆，虽然化妆后宝宝显得很漂亮，但却影响了医生对宝宝面色的观察。就诊时，最好也不要吃东西，免得满嘴的食物渣，使医生看不清口腔黏膜和咽部的情况。

妈咪宝贝

如果宝宝有消化方面的疾病，如便秘、腹泻等，父母带宝宝看医生前应找个火柴盒或装中药丸的小盒子，留取一些大便标本，带到医院，否则化验时还得等宝宝大便留标本，耽误时间。

❺ 不同年龄用药量不同，在医生开药时，要告诉医生宝宝的实际年龄（周岁），不要说虚岁，如果宝宝最近称过体重，也可以告诉医生宝宝的体重，以便医生计算药量。

❧ 给宝宝拍照片需要注意些什么

宝宝的成长过程是妈妈与宝宝最美好的回忆。现在科技进步，大多数妈妈开始用"相机"帮心爱的宝宝写日记，在一帧帧相片中留下宝宝喜怒哀乐的成长足迹。但是，妈妈给宝宝拍照时要注意下面几个问题：

闪光灯对宝宝有没有影响？

就一般使用而言，只要避免在近距离、连续闪光的情况下拍照，闪光灯是不会伤害宝宝的视力的。尽管有时用闪光灯拍照后，宝宝会有暂时看不清楚的现象，但会在短时间内恢复，而不会造成长期影响。所以，只要妈妈是保持一定距离、少量拍摄的原则，完全无须担心。或可采取改变闪光灯的照射角度，仰射天花板或侧射墙壁，或用慢速快门、开大光圈拍摄的方法，来避免闪光灯对宝宝视力的伤害。当然，在没有必要的情况下最好不要开闪光灯，可以带宝宝去室外拍摄。

注意防寒保暖

不要为了拍出好看的照片一味给宝宝增减、更换衣服，尤其在户外，请注意宝宝的防寒保暖，预防感冒。

宝宝的快乐比照片质量更重要

有的父母为了拍出可爱的宝宝照片，反复折腾宝宝，让宝宝摆各种姿势，把宝宝弄得很烦躁，有些宝宝被折腾得很不乐意，甚至哭了起来。

建议父母在拍摄前，可先让妈妈抱着宝宝，熟悉一下环境后再进行摄影。如果宝宝表现出不高兴或不配合，千万不可强迫宝宝进行拍照。

> **❧ 妈咪宝贝 ❧**
>
> 宝宝的情绪波动很大，但是大多数宝宝在一天中最兴奋的时间都在早上9：00-11：00，所以妈妈在给宝宝拍照时尽量选在这个时间段来进行，可以抓拍到宝宝最开心活泼的一面。

❧ 带宝宝出游需要做好哪些准备

家庭的一些很珍贵的回忆都是在旅行中发生的，而且呼吸郊外的新鲜空气，让宝宝有机会在游玩中发现新鲜事物，得到成长的经验或生活的启示，对宝宝的健康及健身都有帮助。

拟订周详的计划

在外出的两个星期之前，一定要根据宝宝的实际情况拟订一个翔实的外出计划，如出游安排的时间、地点、安全事项等。

时间：一般情况下，0～3岁的宝宝应选比较近的旅游线路，可以选择在乘车4小时内就能到达的景点。需要注意的是，对于1～2岁的宝宝，在外逗留的时间以不超过2小时为宜。

地点：宝宝出游，不同于成人旅游，而要根据自家宝宝的特点，选择适合他、并让他感兴趣的旅游点，如动物园、植物园、海滨等。

做好充分的准备

外出前让宝宝睡一个好觉，游玩时以宝宝玩得兴奋但不感到倦怠厌烦为限度。

必备物品：换尿布时可躺的垫子或塑胶尿布、一次性尿片、婴儿卫生纸、装脏尿布的塑料袋、毛巾、防虫药膏、湿纸巾等。

必带食品：用保温瓶装好的冷、热水，准备冲泡的奶粉，奶瓶和牛奶或其他婴儿食品饮料(最好是果汁)、勺和围嘴等。

必带玩具：多带几件宝宝喜爱的玩具，在宝宝哭闹或因长时间坐车而感到不耐烦时，妈妈可用玩具转移宝宝的注意力。

最后，千万不要忘记为宝宝带上他的常用药品，如感冒药、止泻药、止咳药等，最好能带上宝宝的病历，以便在外就医。

> **妈咪宝贝**
>
> 带宝宝出游前最好给宝宝做一次体检，以确定宝宝是否在良好的身体状态下，同时还可向医生请教行程中容易发生哪些疾病及应对策略。

♥ 怎样观察宝宝的尿液是否健康

正常情况下，宝宝的尿色大多呈现出无色、透明或浅黄色，存放片刻后底层稍有沉淀。但尿色的深浅与饮水的多少及出汗有关，饮水多、出汗少的宝宝尿量多而色浅，饮水少、出汗多的宝宝尿量少而色深。通常早晨第一次排出的尿，颜色要较白天深。

寒冷季节，有些宝宝的尿色会发白，而且有一层白色沉淀。这种现象大多是由于宝宝的肾未发育成熟，吃了含草酸盐或磷酸盐的食物，如菠菜、苋菜、香蕉、橘子、苹果等，排出尿后遇冷会形成结晶，使尿变混浊，妈妈不必惊慌。新生儿，在最初几天尿色发深，稍有混浊，冷却后呈淡红色，这是尿酸盐的结晶，数天后会消失，是正常现象。

如果宝宝尿呈深黄并伴有皮肤、巩膜发黄，则可能患上了黄疸性肝炎；

宝宝尿呈乳白色伴有发热、尿痛，可能患了肾盂肾炎；若宝宝尿呈鲜红色或肉红色，可能是血尿，是由肾炎、尿路结石、尿道畸形或肾肿瘤所致；若尿液混浊伴有高热、呕吐、食欲不振、精神不爽、尿痛和排尿次数频繁，宝宝可能患有泌尿系统疾病。

另外，一般未满周岁的宝宝尿量每天平均为500~600毫升。如果宝宝一日内的尿量多于3000毫升/每平方米体表面积，便为多尿，若此时宝宝同时吃多、喝多，体重反而降低，那么可能患了糖尿病。如果一日尿量少于250毫升/每平方米体表面积，便为少尿，若同时伴有腹泻、口渴、唇干、无泪，表示体内失水。

> **❀ 妈咪宝贝 ❀**
>
> 不管是尿量还是尿色，出现异常情况，同时伴有其他不适症状，妈妈就应充分重视，及时带宝宝去医院诊治。

💧 宝宝打针后若不适怎么进行护理

肌肉注射是一种极方便的给药方法，但有的药物在连续多次注射以后，就会在肌肉注射的局部产生硬块。

肌肉注射后发生硬块，主要是某些药物对人体组织有一定的刺激性；另外，宝宝在注射时不能很好配合，注射部位选择不当，使药液注入脂肪组织中，脂肪组织中血管少，药物不能很好地被吸收，长期注射药物，加重了药物的刺激，使局部肿胀形成硬块。

出现硬块，局部可出现炎症反应，还会发生组织坏死。宝宝可能感到疼痛，也可能出现发热。因此，出现硬块后应及时处理。

热敷

注射局部产生疼痛或刚出现硬块时，可以及时热敷。方法是用热毛巾或热水袋，水温50~60℃，敷于硬块部位，每日早晚各1次，每次20~30分钟。同时局部轻揉，可以促进局部血液循环，加速药液吸收。但是如果硬块有波动感或出现脓头，就不可再热敷，要及时到医院检查。

硫酸镁溶液外敷

妈妈可用50%硫酸镁溶液，每次取50毫升倒入碗中，加热水10毫升，取两块小毛巾或纱布，交替使用。先取一块毛巾拧干后敷在硬块处，上面再用热水袋压住，5分钟更换一次，连续15分钟，每日3~4次。硫酸镁溶液外敷可使肌肉放松，血管扩张，促进血液循环，帮助药液吸收，使硬块变软，直至消失。

艾叶煎水敷

艾叶有理气血、温经止痛的效用。妈妈可用艾叶加水适量煎煮，待温后用毛巾浸湿给宝宝热敷。注意药液不要下流，局部不要烫伤。每3～5分钟换一次，每次热敷30分钟，每日2次。

> **妈咪宝贝**
>
> 如果经常用上述方法，宝宝的硬块没有得到缓解，妈妈可以带宝宝去医院做理疗，效果不错的。

🌸 疫苗漏接种了，怎么办

给宝宝打疫苗一定要选在他健康的时候，否则，疫苗本身有一些副作用，易产生发热、疲倦、起皮疹等，可能加重宝宝病情；此外，宝宝生病时机体抵抗力差，不易刺激机体产生足够的抗体，也影响接种效果。

正因为如此，再加上有的父母忙工作或忘了接种时间，导致一些宝宝漏种疫苗，这应该怎么办好呢？

先确认漏种原因。如果是因为过敏而漏种了疫苗，应由医生决定是否该补种，如不能补种则询问医生该怎样为宝宝做预防工作。如是生病或其他原因，需提前和宝宝接种的医院联系，详细说明宝宝不能接种的原因，并按照医生安排的时间按时为宝宝补种。

一般而言哪一针漏了，就从哪一针补种，之后仍按照正常顺序接种，没必要从第一针重种。比如，正常情况下，新生儿出生后2个月接种第1针，3个月接种第2针，4个月接种第3针，如果漏种了第2针，随时可以补种，等1个月后再接种第3针。注意，只向后推迟漏掉的那针疫苗，其他疫苗可继续按照接种时间进行接种。如果和某种疫苗碰到一起了，是否能同时接种，预防接种医生会根据相碰的疫苗的种类，判断是否可以同时接种，还是间隔一段时间。间隔多长时间，先接种哪一种，也由预防接种医生根据具体情况决定。

> **妈咪宝贝**
>
> 为了提高接种预防率，父母们最好按时带宝宝接种疫苗，同时，接种宝宝越多，越能形成人群保护屏障，预防效果会更好。

🌸 刚接种完疫苗就吃药了，是否需要补种

首先父母要知道吃药对预防接种效果是有一定的影响的。在接种疫苗前所

有的药物都不应该使用，都可能会有不同程度的影响。其中，抗菌素对预防接种疫苗的影响最大。如果是口服疫苗，微生态制剂对疫苗的影响也不小。在接种疫苗前后2周，最好不使用任何药物。

可是，到了预防接种时间，正好宝宝患病了怎么办？

如果宝宝仅仅是轻微感冒，体温正常，不需要服用药物，特别是不需要服用抗菌素，可以按时接种，接种后1～2周不吃抗菌素类药物。如果必须使用，要向预防接种的医生说明，是否需要补种。如果发热，或感冒病情较重，必须使用药物，可暂缓接种，向后推迟，直到病情稳定。如果服用抗菌素，要在停止使用1周后接种。

那么，一接种完疫苗就吃药了，会不会对疫苗的效果产生影响呢？要不要补种呢？答案是：会有影响，是否需要补种需要询问医生。

另外，父母要学会鉴别宝宝发热是疫苗所致，还是疾病所致。如果是疾病所致，检查可见阳性体征，如咽部充血，扁桃体增大充血化脓，咳嗽，流涕等症状。疫苗所致发热没有任何症状和体征，如果既有疫苗反应，也有感冒发热，症状就会比较重，体温也比较高。接种多长时间发热，与接种的疫苗种类有关。疫苗接种后的发热一般不需要治疗，会自行消退。

> ### ❧ 妈咪宝贝 ❧
>
> 　　不要轻易接种国家计划外的疫苗，在接种前，必须向有关部门（防疫站、权威的医疗机构等）咨询，了解疫苗的作用，不良反应，在临床中的应用情况，免疫效果，接种意义，疫苗的应用范围等。

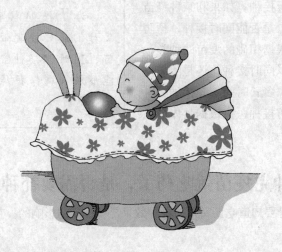

早教启智与能力训练

🌰 怎样引导宝宝学会爬行

7个月的宝宝，已经很好地掌握了"爬"这项活动技巧，妈妈可以根据宝宝的这一特点，对宝宝进行训练，让宝宝体验爬行的乐趣，训练双脚力量，并为行走做准备。

刚开始学爬时，宝宝可能不是很会，妈妈可以在前方摆放能吸引宝宝注意的玩具，引诱宝宝去抓。如：妈妈在宝宝前面摆弄会响的小鸭子吸引他的注意，并不停地说："宝宝，看小鸭子，快来拿啊！"爸爸则在身后用手推着宝宝的双脚，使其借助外力向前移动，接触到玩具，以后逐渐减少帮助，训练宝宝自己爬。

等到宝宝会爬后，妈妈可以在居室内用一些桌子、大纸箱等，设置种种障碍，并且在"沿途"放一些小玩具穿上小绳，以吸引宝宝寻找，激发他爬行的乐趣。

而且，为了提高宝宝爬的兴趣，妈妈最好能和宝宝一起爬着玩，从这个房间爬到另一个房间，然后钻过桌子和大纸箱，再把小件物品找到，挂在宝宝或者妈妈的脖子上。如果宝宝此时对脖子上的玩具起了兴趣，爸爸可以在前面出示其他的玩具，逗引宝宝爬行，直到爬完设置的路线。

爬行时宝宝常有的情况

有些宝宝在爬行时用一条腿爬行来带动另一条腿的方式，妈妈可能会误以为宝宝的另一条腿发育不良。出现这种情形是因为宝宝在刚开始学习爬行时，两条腿的力量并不平衡，经常一条腿较不灵活，这种情况属于正常现象，妈妈不须过度担忧。如果这种状况维持太久而没有改进，就要怀疑宝宝可能患了肌肉神经或脑性麻痹等异常状况。

> **～∞ 妈咪宝贝 ∞～**
>
> 选择宝宝餐后1小时，清醒状态下进行训练。训练完后一定要给宝宝洗手，换衣服。

❂ 爸爸如何与宝宝更亲近

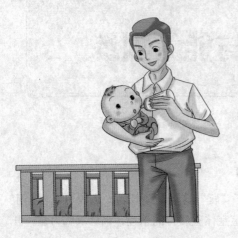

❶ 留一些自由空间给爸爸和宝宝。

爸爸回家后要多和宝宝接触，与宝宝说话、玩游戏，帮宝宝洗澡、冲奶粉等。刚开始如果宝宝对爸爸不太亲近，爸爸可以和妈妈一起照顾宝宝，比如妈妈给宝宝洗澡时，爸爸可以帮忙拿东西，同时学着逗乐宝宝。

❷ 让爸爸和宝宝的身体更亲近一些。

购物的时候，让爸爸抱着宝宝，或爸爸背上一个育儿袋，这样可以让宝宝和爸爸保持身体距离上的亲近。这种身体距离上的亲近可以很自然地拉近他们之间的关系。

给宝宝换衣服也是一个好时机。尤其到了晚上，妈妈感到疲劳快散架的时候，爸爸才显示出自己的优越性。爸爸能够给宝宝洗个澡，把衣服穿得整整齐齐的，然后再带着宝宝出去走走，这时候妈妈可以舒服地打个盹儿，或者从容地做点自己想做的私事儿。

❸ 从学习换尿布开始。

宝宝每天需要更换很多次尿布，因此，爸爸要把这个机会善加利用。每天换尿布的时间，也是爸爸和宝宝建立亲密关系的大好时机。

❹ 共同分享喂食与哄睡。

爸爸也可以在妈妈给宝宝喂奶的时候，参与到照料宝宝的生活中来。如果宝宝是全母乳喂养的，那么爸爸也同样可以参与进来。比如喂完奶后的安抚、轻拍等动作，就可以交给爸爸去做。爸爸还可以在宝宝吃完奶后，用自己的手指头按摩宝宝的小脚丫，让宝宝享受散步的感觉。

❈❈ 妈咪宝贝 ❈❈

爸爸通常是宝宝心中崇拜的对象，所以爸爸要尽可能将好的一面展现在宝宝面前：乐观的生活态度，处理问题的冷静表现，对待别人的热情大度等，都是非常值得宝宝学习的。

给宝宝讲故事要讲究方法

给宝宝讲故事的好处

7个月的宝宝虽然还不会说话，但是宝宝可以听有简单情节的故事了。宝宝听到故事里的紧张情节的时候，面部有紧张的表情；听到伤心处会哭丧着脸；听到快乐处时也会跟着快乐，宝宝的面部表情会随着情节而变化。所以妈妈应该多给宝宝讲故事，培养宝宝的语言能力和辨别情感的能力。

给宝宝讲故事的方法

❶ 故事的内容要好。

几乎每个成年人都能记起孩提时代最令人难忘的故事，所以形象生动活泼的故事，可提高宝宝的兴致，宝宝喜欢听，也记得住。尽管不同的时代都有不同的故事，但古今中外著名的童话故事，仍然在教育着一代又一代的少年朋友。妈妈可以选购几本宝宝故事书，宝宝故事要求内容健康向上，具有趣味性，语言生动形象，贴近宝宝生活，富有生活哲理。

❷ 边讲故事边发问。

在讲故事过程中，可以插入几个小问题。虽然宝宝现在还不能回答，但这种边讲故事边发问的方法，可使故事更生动形象，还可锻炼宝宝的记忆力和语言能力，以及锻炼宝宝的想象力和创造力。

❸ 讲故事时间不宜太长。

讲故事可以随时随地，但每次讲故事的时间不要太长。尽量不要讲容易使宝宝害怕的鬼怪故事，尤其是在晚上宝宝入睡前不要讲惊险、刺激的故事。

> **妈咪宝贝**
>
> 给宝宝讲故事，妈妈要保持温柔的语调，不要使用粗俗的语言，即使对"坏人"也不可使用骂人的脏话，以免污染宝宝纯净的心灵。

怎样让宝宝左右脑平衡发育

人的大脑可分为左半球和右半球。右脑又称为艺术脑，生活中的感性体验主要与右脑有关，它掌管音乐、声音、绘画、图形、色彩、感情、空间认识、想象、创造等；而左脑则是知性脑，负责理性思维和分析，主要掌管言语、文字、符号、分析、计算、理解、推理、判断等。另外，一般右脑直接指挥身体左半部的运动机能，如左眼、左耳、左手、左脚等的动作；左脑则控制身体右半部的运动机能，如右眼、右耳、右手、右脚等的动作。

在现实生活中，许多大人都会有意无意地对宝宝进行右侧肢体活动能力的培养：让宝宝用右手抓握，用右手使用工具……无形中强化着"右优势"。父母对左侧肢体开发的忽略，使右脑得不到相应的锻炼，与右脑相关的潜能也得不到更充分的开发，造成了"左右脑发展不均衡"。

实际上，婴幼儿的大脑发育正处于一个自我均衡期，有时父母的"特别"教育反而阻碍了宝宝大脑的平衡发育。父母不要强行要求宝宝学习什么兴趣班、图书或其他对大脑思维有益的活动，那是宝宝不乐意接受的。这种强制性的行为会使宝宝感兴趣的娱乐、玩耍、游戏、对大自然的好奇的天性受到限制，从而造成左右脑发展不平衡。父母只要多与宝宝玩各种各样他感兴趣的游戏，不限制宝宝的任何一种爱好与兴趣，宝宝的左右脑便能得到均衡发展。

> **◆≪ 妈咪宝贝 ≫◆**
>
> 父母们会发现这样的现象，宝宝喜欢电视里的各种广告，一听到电视广告的声音，就会放下手中的玩具、奶瓶，静静地关注电视。这种现象正说明宝宝左右脑正协调、同步发展着。

◈ 如何开发强化宝宝的记忆力

这个时候的宝宝可以记住很多东西，记忆力甚至比大人都要好。只是，宝宝所擅长的这种记忆，其实是一种机械式的无意识记忆。他们能够直观地记住事物，但事实上他们对记忆的很多事物并不理解，容易遗忘。所以，在早期教育的过程中，父母需要开发强化宝宝的有意识记忆。

如何发展宝宝的记忆能力

❶ 重复练习。虽然这时的宝宝，记忆力与日俱增，但是在3岁以前，宝宝记忆力并不深，学过的东西还是容易忘记，所以父母要多教几遍，加深他们的印像。

❷ 形象辅助。1岁以前的宝宝以形象记忆为主，他们对那些感兴趣的物体更容易记住。这个时候就需要配上图片、动作或夸张的声音，在多种形象的刺激下，宝宝会更容易接受新的事物。比如，吃饭的时候妈妈可以问宝宝舌头在哪里，然后妈妈自己将舌头露出来，宝宝也会将舌头伸出来。

❸ 目标物展示。有的妈妈会拿着两个大小不一的玩具教宝宝认识"大"与"小"的概念。可是宝宝并不懂"大小"的概念，他很有可能将它们理解

为："大的"就是指这个白色的狗，"小的"就是指这只黄色的小鸭子。正确的做法就是要充分考虑宝宝的理解能力，比如妈妈可以选用颜色、形状完全相同，只是单纯在大小上有所差异的玩具。这样就去除了宝宝在认识事物上的干扰因素，方便宝宝准确理解记忆。

> **妈咪宝贝**
>
> 　　食物也可以帮助宝宝提升记忆力。建议妈妈可以在宝宝的食物中有意识地增加一些如蛋黄、豆制品、瘦肉、鱼、花生、核桃仁等健脑益智的食物。

🌱 如何观察宝宝的适应性并进行相应教育

观察宝宝适应性高低

❶ 旁边多了新玩具时，很快会注意到它，还是需经过一段时间，才会接受新玩具的存在？

❷ 变换睡眠环境：譬如婴儿床摆放的位置由爸妈的房间变成婴儿房，宝宝会不会不容易睡着？

❸ 在陌生的环境下，宝宝要花一段时间才能适应，且身边一定要有爸爸或妈妈的陪伴？

❹ 换不同品牌的奶粉时，需要很长时间才能接受？

❺ 换不同品牌的纸尿裤时，很快接受还是需要过一段时间才能接受？

❻ 换新保姆后，会不会有长期哭闹的不适应症状？

根据以上几种情况可初步判定宝宝的适应性是高是低，并根据具体情况有针对性地教养。

根据宝宝适应性高低教养宝宝

❶ 对于适应性高的宝宝，父母会容易忽略宝宝的真实感受、想法。适应性高的宝宝，面对陌生的事物，虽然没有明显的哭闹，但是假使父母因此忽略了宝宝的感受，反而会对宝宝的心理造成伤害。

❷ 适应性低的宝宝，对于事物的变化较为敏感，需要经历一段时间的"磨合期"。父母需注意对宝宝有更多的耐心和包容。对适应性低的宝宝来说，安全感的建立很重要。父母最好能陪伴宝宝一起适应陌生的人、事、物，多给宝宝一点时间、陪伴身旁、给予勇气，父母可以轻柔地和宝宝说说话，让宝宝充满安全感。

━━✖ 妈咪宝贝 ✖━━

在宝宝7个月大时，妈妈应经常抱宝宝去外面走走，接触一些陌生人，以减少宝宝认生和不愉快的情绪，使宝宝愿意与人交往，从而逐渐提高宝宝对环境和人的适应能力。

适合本阶段宝宝的游戏有哪些

钻山洞：爸爸妈妈相对，两膝跪在床上，两臂伸直相互交叉，使身体弯成"山洞"，妈妈爸爸一起念儿歌"轰隆隆，轰隆隆，火车快钻洞"，并逗引宝宝爬过"山洞"。

打击乐手：妈妈把家里可以敲敲打打的东西找出来，如盆、锅等，给宝宝一个小棒子，然后握着宝宝的手敲打盆、锅。玩着玩着，宝宝就想逃离妈妈的手自己玩了，这时妈妈可以允许宝宝自己玩，但不要离开，以免宝宝打到自己。

手指歌：妈妈和宝宝相对而坐，伸出双手，妈妈一边念儿歌，一边做动作。"大拇哥"（伸出两只大拇指摇一摇），"二拇哥"（伸出两只食指摇一摇），"三中娘"（伸出两只中指摇一摇），"四小弟"（伸出两只无名指摇一摇），"五小妞妞爱看戏"（伸出两只小指摇一摇），念到"爱看戏"时，大拇指和食指成圆圈，将圆圈靠近眼睛，其余3指伸直。一边念儿歌，一边教宝宝模仿妈妈的动作。

宝宝传花：父母和宝宝围坐在一起，通过收音机播放节奏音乐，在音乐的节奏声下诱导宝宝把小花在家庭成员之间相互传递。一首曲子结束时，花传到谁的面前，就要谁表演节目。

纸盒里的秘密：妈妈找来各种颜色的布或小丝巾打结连成一长串，然后放入一个空的面巾纸盒内，留下一端在外面。让宝宝自己拿一端不断地抽拉出来。

宝宝投篮：让宝宝坐在地上，在他前面约50厘米处放置一个小筐，然后让宝宝抓住小皮球，用力把小皮球投入筐内。

━━✖ 妈咪宝贝 ✖━━

妈妈和宝宝玩游戏时，兴致要高，动作要慢，还要有耐心，反复教，反复练习，以帮助宝宝聪明快乐地成长。

🔸 给本阶段宝宝玩什么玩具好

此时的宝宝已经会坐、会爬，喜欢在床上或地铺上爬来爬去，应该为宝宝准备一些能够吸引他爬行的球类玩具。此时的宝宝好奇心强烈，喜欢各种音响，经常敲敲打打弄出些声音来，以此为乐。喜欢模仿大人动作，比如喜欢翻书。自己喜欢的玩具抓住就不肯让别人拿走。

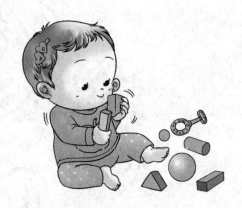

所以，父母可为本阶段的宝宝准备以下几种玩具：

❶ 捏响、摇响等可发声的玩具，如挤压时可吱吱叫的橡皮玩具、金属锅和金属盘、小鼓、小木琴、玩具电话等，可锻炼手指和手腕动作，以及发展乐感。

❷ 滚动的皮球、电动和发条玩具，如像小型汽车那样可以拖拉的玩具，还有各种大小、颜色和质地的球等，以吸引宝宝够取、爬行。

❸ 初级宝宝图画书，不易撕坏的布书等，供宝宝睡前听故事之用。

❹ 咬与洗均不会损坏的玩偶等。

❺ 盛玩具的盒子、小筐和积木，以及耐久的塑料杯和塑料碗、漏斗和量勺等，练习取和放的动作。

❻ 选择色彩鲜艳的脸谱、各种五颜六色的塑料玩具、镜子、图片、小动物等，发展宝宝的视觉和认知能力。

❼ 有不同手感、不同质地的玩具如：绒毛娃娃、丝织品做的小玩具、床头玩具、积木、海滩玩的球等，以发展宝宝的触觉。

妈咪宝贝

家里的一些物品也可以作为宝宝的玩具，如地毯、地垫或席子等，可供翻滚和爬行之用；家里的锅、盒、罐子等，可供宝宝敲击之用等。

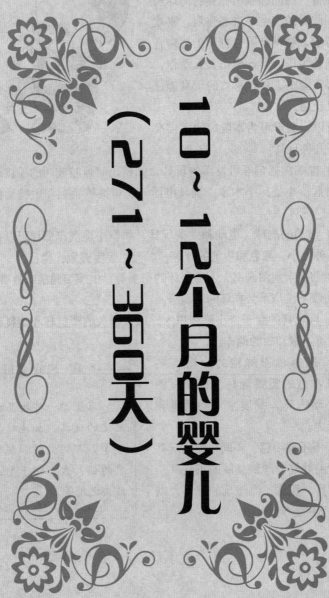

Part 5

10～12个月的婴儿
（271～360天）

宝宝的生长发育

🌱 10个月的宝宝

体重：10个月的宝宝体重增长不是很快，一个月可增长0.22～0.37千克，有时可能不增长。这个月宝宝的平均体重，男宝宝是8.83～11.01千克，女宝宝是8.27～10.29千克。

如果宝宝快到10个月了，体重还不足7.36千克（男宝宝）和6.96千克（女宝宝），就要引起父母高度注意，必要时看医生。

身高：身高的增长速度与上个月相同，一个月可以长1～1.5厘米。这个月宝宝的平均身高，男宝宝是72.9～78.1厘米，女宝宝是71.0～76.6厘米。

🌱 11个月的宝宝

体重：这个月宝宝的体重增长速度与上个月一样，平均每月增长0.22～0.37千克。这个月宝宝的平均体重是：男宝宝9.07～11.31千克，女宝宝8.51～10.57千克。

在体重方面，父母可能更重视宝宝体重低的问题，而往往忽视宝宝体重偏高的问题，在父母看来，只有瘦是异常的，胖是正常的。现代儿童中，肥胖儿童的比例越来越高，应该引起父母的重视。

身高：这个月宝宝身高增长速度与上个月一样，平均每月增长1～1.5厘米。这个月宝宝的平均身高标准是：男宝宝74.1～79.7厘米，女宝宝72.5～78.1厘米。

🌱 12个月的宝宝

体重：1岁宝宝的体重平均值是：男宝宝9.34～11.64千克，女宝宝8.75～10.57千克。一般情况下，宝宝全年体重可增加6.56～7.16千克。

身高：1岁宝宝的身高平均值是：男宝宝75.4～81.2厘米，女宝宝

74～79.6厘米。一般情况下，宝宝全年身高可增长27厘米。

头围：这个月宝宝头围增长速度同前个月一样，一个月可增长0.35厘米。一般情况下，宝宝全年头围可增长12.3厘米。满1岁时，如果男宝宝头围小于43.6厘米，女宝宝头围小于42.6厘米，即被认为是头围过小，最好带宝宝去看医院诊断一下。

本阶段宝宝有哪些进步

10个月的宝宝：10个月的宝宝能稳坐较长的时间，能自由地爬到想去的地方，能扶着东西站得很稳。拇指和食指能协调地拿起小的东西，会做招手、摆手等动作。这个时期的宝宝能模仿大人的声音说话，说一些简单的词。还能够理解一些简单且常用的词语的意思，并会做一些表示词义的动作。

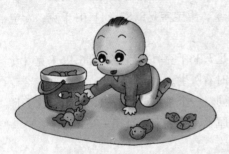

另外，这个月的宝宝，开始会看镜子里的形象，有的宝宝通过看镜子里的自己，能意识到自己的存在，会对着镜子里的自己发笑。

11个月的宝宝：11个月的宝宝坐着时能自由地向左右转动身体，能独自站立，大人拉着他的一只手能走，推着小车能自己向前走。能用手捏起扣子、花生米等小东西，并会试探性地往瓶子里装，能从杯子里拿出东西然后再放回去。双手摆弄玩具很灵活。会模仿成人擦鼻涕、用梳子往自己头上梳等动作，会拧开瓶盖，剥开糖纸，不熟练地用杯子喝水。

12个月的宝宝：12个月的宝宝已经能够直立行走了。而且已经能够理解大人的许多话，对于大人说话的声调和语气也发生了兴趣。喜欢用摇头表达自己的意思。如果妈妈问他喜欢这个玩具吗，他会用点头或摇头来表达。妈妈要问他几岁了，他会用眼睛注视着妈妈，竖起食指表示1岁了。

❧ 妈咪宝贝 ❧

这个阶段的宝宝活动范围加大，喜欢探索，对很多事情都好奇。比如想自己用勺子吃饭，想自己穿衣服等，这说明宝宝的独立意识在增强，父母要多给宝宝自己尝试的机会。

🔸 本阶段的宝宝有哪些心理特点

　　10个月的宝宝：10个月的宝宝喜欢模仿着叫妈妈，也开始迈步学走路了，他们喜欢东瞧瞧、西看看，好像在探索周围的环境。在玩的过程中，还喜欢把小手放进带孔的玩具中，并把一件玩具装进另一件玩具中。

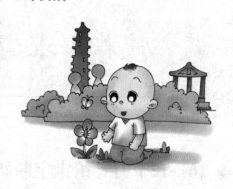

　　11个月的宝宝：11个月的宝宝喜欢和父母在一起玩游戏、看书画，听大人给他讲故事；喜欢玩藏东西的游戏；喜欢认真仔细地摆弄玩具和观察事物，边玩边"咿咿呀呀"地说着什么，有时发出的音节让人莫名其妙。这个时期的宝宝喜欢的活动很多，除了学翻书、讲图书外，还喜欢玩搭积木、滚皮球，还会用棍子够玩具。如果听到喜欢的歌谣就会做出相应的动作来。

　　12个月的宝宝：他喜欢到户外活动，观察外面的世界，他对人群、车辆、动物都会产生极大的兴趣。喜欢看图画、学儿歌、听故事，并且能模仿大人的动作，如做一些家务事。如果妈妈让他帮忙拿一些东西，他会很高兴地尽力拿给妈妈，并想要得到大人的夸奖。

　　本阶段的宝宝开始厌烦妈妈喂饭了，虽然自己能拿着食物吃得很好，但还用不好勺子。他对别人的帮助很不满意，有时还大哭大闹以示反对。

❧❧ 妈咪宝贝 ❧❧

　　由于此阶段的宝宝语言能力还处于萌芽期，很多需要和愿望不会用关键词来表达，还会经常用哭、闹、发脾气来表达内心的挫折。这时，父母不要对宝宝发脾气，应该尽量去猜测宝宝需要什么，尝试用不同的方法来满足宝宝，或者转移他的注意力，让他忘掉自己的要求。

营养需求与喂养指导

❀ 10~12个月：给宝宝断奶的最佳时间

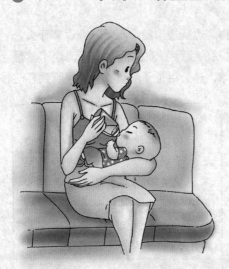

断奶需要选择合适的时机，必须在宝宝身体状况良好时断奶，否则不但断奶会失败，还会影响宝宝的健康。

给宝宝断奶的最佳年龄

宝宝自从4个月开始添加辅食，随着品种的逐渐增加，一般到6~7个月时就可以吃少量稀饭或面条了。开始可每天喂一次，随着宝宝消化功能和咀嚼功能增强，添加辅食的次数慢慢增至每天2~3次。随着辅食的增加相应地减去1~3次母乳，到10~12个月基本准备充分就可以断奶了。当然时间不一，但最佳的时间是10~12个月，最迟不要超过2岁。

给宝宝断奶的最佳季节

断奶最好在春、秋两季，但如果宝宝对辅食很适应，父母又能注意食具消毒和食物卫生，则在任何季节都可断奶。

但是断奶的时间最好选择在凉爽季节，而不是炎热的夏季。因为宝宝由哺乳改为吃饭，必然会增加胃肠的负担，加上天气炎热，消化液分泌减少，肠胃道的功能降低，容易发生消化功能紊乱而引起消化不良，甚至发生细菌感染而导致腹泻。如果此时正是夏季，可以提前或稍微推迟一下断奶时间，以免给宝宝带来不良影响。另外，宝宝的身体出现不适时，断奶时间也应当适当延后。

—∞✦ 妈咪宝贝 ✦∞—

宝宝生病期间生理和心理都非常脆弱，如果妈妈还要强制断奶的话，会给宝宝的身心带来伤害，还会导致断奶不顺利。

🌢 如何给宝宝断奶

母乳喂养的宝宝，10～12个月是最适宜的断奶时期，如果在增加辅食的条件下仍保留1～2次母乳直到1岁半也是可以的。关键问题不在于硬性规定什么时候一定要断奶，而主要在于及早、按时增加断奶食物即辅食，一方面让宝宝能得到充分的营养来满足自身生长发育的需要；另一方面让宝宝慢慢地习惯辅食，逐渐地、自然而然地断掉母乳，即所谓的自然断奶。

首先，妈妈要掌握循序渐进的方法，先考虑取消宝宝最不重要的那一顿母乳。最好是每隔一段时间取消一顿母乳，代之以奶瓶。如从10个月起，每天先减去白天喂的1顿奶，过1周左右，如果妈妈感到乳房不太发胀，宝宝消化和吸收的情况也很好，可再减去1顿奶，并加大辅食的量，逐渐断母乳，直至过渡到完全断母乳。一般情况下，完全断母乳后2～3天，宝宝即可适应，最迟在1周左右也能完成。

其次，宝宝会有习惯性的喝奶需求，这种喝奶习惯可以先移除。例如，宝宝早上起床习惯喝母乳、中午必须喝完母乳再睡觉，那么妈妈可以改变自己，让宝宝无法维持这些习惯。例如妈妈可以比宝宝更早起床，让宝宝无法直接在床上喝奶；中午可能是让宝宝边喝边睡，可以改成让宝宝到公园去玩耍，玩累了就回家睡觉。总之就是尽量让宝宝不要处在会让他想喝母乳的情境。

—∞✦ 妈咪宝贝 ✦∞—

如果妈妈拿着奶瓶喂宝宝，他不肯接受的话(他一定是因为能闻到妈妈的气息，知道妈妈的乳房就在附近)，可以尝试由爸爸或者其他家人来喂他。

🌢 宝宝哭闹不肯断奶怎么办

首先，妈妈要掌握正确的断奶方法，以逐渐减少母乳喂养的次数，增加辅食喂养的次数来让宝宝自然断奶，而不是突然就不给宝宝吃母乳了，这样宝宝当然很难接受，会大哭大闹。

其次，妈妈要知道，断奶对于宝宝来说是一件非常痛苦的事情，但妈妈也不能因为看到宝宝哭得特别伤心，心一软就放弃断奶了。这个时候，妈妈的母乳已经没有太多的营养了，如果一直喂母乳，宝宝也不会习惯吃配方奶或牛奶，这样营养自然跟不上，所以，断奶是必须的。只要妈妈把握一定的技巧，耐心地对宝宝进行安抚，宝宝会顺利度过断乳期的。

❶ 不让乳汁成为宝宝的安慰剂。当宝宝情绪急躁、哭闹时，妈妈的乳汁是安慰剂。许多妈妈会选择用喂奶来安慰宝宝，久而久之，宝宝不仅饿了吃奶，在情绪急躁不安时也要寻求母乳，从而加剧了宝宝对母乳的依赖。

❷ 不能养成妈妈抱着入睡或含着妈妈乳头入睡的坏习惯。宝宝入睡时，妈妈可以守候在宝宝的床边，让宝宝不担心与妈妈分离，使宝宝心里更踏实，能安安稳稳地入睡，逐渐淡化宝宝对母乳的依恋。

❸ 断奶不是一两天就能完成的，不能急于求成，遇到宝宝身体不适或恋奶等情况时，还需要反复多次尝试断奶。

❹ 断奶期间，妈妈要对宝宝格外关心和照料，并多花一些时间来陪伴他，和他多做游戏，抚慰他的不安情绪，可大大改善宝宝的哭闹行为。

> **❦ 妈咪宝贝 ❧**
>
> 如果妈妈觉得乳房胀得难受，可以适当挤掉一些。注意：只是挤出来一部分，而不是完全挤空，以逐渐减少母乳的"产出"。

💧 断奶期间给宝宝添加什么辅食

宝宝10个月时就进入了断奶末期。这个阶段可以把哺乳次数进一步降低为少于2次，让宝宝进食更丰富的食品，以利于各种营养元素的摄入。可以让宝宝尝试全蛋、软饭和各种绿叶蔬菜，既增加营养又锻炼咀嚼能力，同时仍要注意微量元素的添加。

到了12个月，宝宝应该完全断奶了，和大人一样形成一日三餐的饮食规律了。当然光靠3次正餐也是不够的，还需要在上午和下午给宝宝加2次点心，另外还要加两次配方奶或牛奶。

此外，随着乳量的减少，妈妈在给宝宝添加辅食的时候更要注意合理搭配，为宝宝提供充足而均衡的营养。多给宝宝吃营养丰富、细软、容易消化的食物。快1岁的宝宝咀嚼能力和消化能力都很弱，吃粗糙的食物不易消化，易导致腹泻，所以，要给宝宝吃一些软、烂的食物。一般来讲，主食可吃软饭、烂面条、米粥、小馄饨等，主菜可吃肉末、碎菜及蛋羹等。

每天500~600毫升配方奶或牛奶

"断奶"的意思是断掉母乳，而不是要断掉一切乳类食品。鉴于配方奶（牛奶）等乳制品能为人类提供丰富的优质蛋白质，营养价值很高，不但在婴儿期，即使长大以后，宝宝也应该适当地喝点配方奶（或是吃一些乳制品）。也就是说，宝宝需要一直喝乳制品，如果是在1岁以前断母乳，应当喝配方奶粉，以每天500~600毫升配方奶为宜，可以早、晚各250~300毫升，1岁以后的宝宝可以给他喝牛奶，每天500毫升左右的量即可。

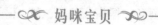

妈咪宝贝

给宝宝做饭时多采用蒸煮的方式，比炸、炒的方式保留更多的营养元素，口感也较松软。同时，还保留了更多食物原来的色彩，能有效地激发宝宝的食欲。

🌰 断奶时妈妈胀奶厉害怎么办

断奶是每个母乳喂养的妈妈都要面对的问题，断奶时，很多妈妈会感觉奶胀得厉害，不舒服，甚至有的会影响正常工作和生活。那么，有什么好的方法可以缓解断奶后奶胀痛呢？

断奶过程中，宝宝吮吸的时间和次数少了，泌乳素分泌也随之减少，这是一个自然的过程。妈妈处理胀奶问题的关键是减少对乳房乳头的刺激，除了减少吮吸外，还要避免让宝宝触摸乳房；饮食中适当控制水的摄入量；奶胀不适时，可挤出少量乳汁，但不应过度挤奶，以免刺激导致乳汁分泌过多；还可用冰袋冷敷乳房以减少不适；此外，也可以在医生的指导下使用一些中药来回奶。一般用中药回奶的方法有以下几种：

❶ 用炒麦芽50~100克，加水煎服，每日1剂，连服3天（适用于产后早期和断奶前）。

❷ 挤出奶后，可以用生芒硝（半斤包好）外敷，每天3次。3天可以见到效果。

按照上面的方法，即可减轻胀奶。

注意不要自行服用回奶药，不要热敷和按摩，也不要听信什么偏方说可以快速回奶。

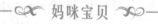

妈咪宝贝

除上述方法可减轻胀奶现象外，妈妈应注意，在断奶期间应停止饮用大量汤水，减少营养，禁吃炖鸡、炖肉，或营养性药膳。

🌱 宝宝断奶后如何保持营养

宝宝断奶后，其食物构成就要发生变化，要注意科学喂养。

❶ 选择食物要得当，食物的营养应全面和充分，一般主食可以吃粥、软饭、面条、馒头、包子、饺子、馄饨等，副食可以吃新鲜蔬菜（特别是绿色蔬菜）、鱼、肉、蛋、动物内脏及豆制品，还应经常吃一些海带、紫菜等海产品。总之，完全断奶后，宝宝每日的饮食中应包含糖类、脂肪、蛋白质、维生素、无机盐和水等6大营养素，避免饮食单一化，多种食物合理搭配才能满足宝宝生长发育的需要。

❷ 配方奶必不可少：配方奶是宝宝断母乳后每天的必需食物。因为它不仅易消化，而且有极为丰富的营养，能提供给宝宝身体发育所需要的各种营养素，所以，断母乳后，配方奶要继续给宝宝喝，以每天500～600毫升为宜。

❸ 避免吃刺激性食物：刚断母乳的宝宝在味觉上还不能适应刺激性的食品，其消化道对刺激性强的食物也很难适应，因此，不宜给宝宝吃辛辣食物。

❹ 补充水分：和平时一样，白天除了给宝宝喝奶外，可以给宝宝喝少量1∶1稀释鲜果汁和白开水。

❺ 一日5餐：1岁宝宝全天的饮食安排为：一日5餐，早、中、晚3顿正餐，中间加两顿点心，强调平衡膳食和粗细、米面、荤素搭配，以碎、软、烂为原则。

❻ 注意饮食卫生，食物应清洁、新鲜、卫生、冷热适宜。

> **〰 妈咪宝贝 〰**
>
> 断母乳要与辅食平等进行。不是因为断母乳才开始吃辅食，而是在断母乳前辅食已经吃得很好了，所以断母乳前后辅食添加并没有明显变化，断母乳也不会影响宝宝正常进食辅食。

🌱 宝宝不爱喝水怎么办

很多宝宝只爱喝饮料、汽水，就是不爱喝白开水。饮料和汽水没什么营养，还会影响宝宝胃口，妈妈不能经常给宝宝喝。但是怎样使宝宝爱喝水呢？

❶ 首先千万不要强迫宝宝喝白开水，要有耐心，适当引导。一开始先减少饮料的摄入量，买一个宝宝喜欢的水壶或水杯，还可以把葡萄糖加入温开水中给宝宝喝。

❷ 不要等宝宝喝饱奶粉再喂，在宝宝饿的时候先喂水，然后才喂奶粉，吃饱后再喂一点水，每次都要这样做，让宝宝养成喝水的习惯。

❸ 宝宝4个月大后，可以榨果汁喝，还可以每天用一个苹果煲水给他喝。

苹果含有丰富的果糖，并含有多种有机酸、果胶及微量元素。另外，其中丰富的纤维质还能帮宝宝调理肠胃，有助排泄，宝宝喝最好了。

❹ 用水果或蔬菜煮成果水或菜水，果水可以不添加任何东西，维持原味，而菜水则可以略加一些盐，也可不加。

❺ 可在水中加入一些口感好的补钙冲剂。

❻ 多给宝宝吃一些多汁水的水果，如西瓜、梨、橘子等，也可以给他喝果汁（最好是用新鲜水果自制的）。

❼ 可以在每顿饭中都为宝宝制作一份可口的汤水，多喝些汤也一样可以补充水分，而且还富含营养。

总之，通过以上方式，久而久之，宝宝就会养成喝白开水的好习惯了。

❀ 宝宝怎么吃粗粮更健康

所谓粗粮，是指除精白米、富强粉或标准粉以外的谷类食物，如小米、玉米、高粱米等。小儿从4~6个月加辅食后，就可以考虑吃点粗粮了。

❶ 宝宝不喜欢吃燕麦片，怎么办？

燕麦片有一种滑腻的感觉和特殊的风味，有时候难以被宝宝接受。可以将它与其他食物拌在一起，如用牛奶调制并加入少量糖，或者与米粥、豆粥同煮后与小菜、熟食一起吃，还

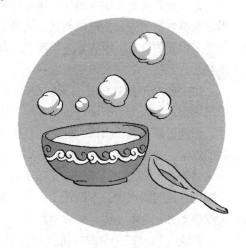

可以加入巧克力、可可粉、鸡蛋、大枣等风味配料。也不妨购买经过处理的速食燕麦片，其口感和风味都会比较容易让宝宝接受。

❷ 这么多粗粮，怎么搭配好？

按照饮食多样化的原则，应当给宝宝经常更换主食品种，这样既能保证营养的全面，也能帮助宝宝养成适应多种口味的良好膳食习惯。其中一个方法是煮粥时或做煎饼时放入多种原料，将它们搭配得既美味又容易消化，而且能一次吃到多种粗粮，对于保证宝宝的饮食多样化最有好处。比较理想的做法是选

择一种比较黏的原料和其他不黏的原料搭配，煮出来比较可口。

❸ 除了粥和饭之外，还可以怎样利用粗粮呢?

几乎每一种粗粮都适合用来煮饭和煮粥，特别是经过高压锅烹制，都能得到比较理想的口感。除此之外，粉状的粗粮适合用来制作点心和软煎饼，例如豆粉和玉米粉与面粉混合之后加入鸡蛋与牛奶，可以制成非常美味的小饼，或者柔软芳香的发糕。豆类可以用来制作汤和甜食。此外，杂粮面条也是个好主意。荞麦面条、玉米面条、杂豆面条都是美味营养的粗粮食品。

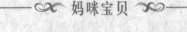
妈咪宝贝

建议每周至少让宝宝吃3次粗粮，如果每天有一种则更加理想。

♦ 宝宝体重增长慢是什么原因

有的宝宝在断奶后，即10~12个月后，体重增长慢，大多是由喂养不当造成的。

只要母乳充足，宝宝出生头半年体重增长迅速。添加辅食后，宝宝的辅食以淀粉类食物为主，蛋白质和钙、磷等矿物质含量不足，况且，宝宝的消化系统对蛋白质的消化、吸收能力仍较差，此时若奶量供应不足，会导致体内蛋白质缺乏，直接影响宝宝的生长发育。

宝宝断奶前后，一日三餐食物的质量如果不符合营养要求，也会影响体重的增加。大人为了省事，让宝宝和大人吃一样的饭菜，宝宝想吃什么就吃什么，忽视了添加肉、蛋黄、肝脏、豆腐等含有丰富蛋白质的食物，及蔬菜和水果的供给，使各种营养素的供应不充足，或比例不均衡。

另外，宝宝的生活不规律，如没有固定的进餐时间，睡眠不定时，甚至白天睡觉，夜间两点钟还不睡觉，更没有充足的时间进行户外活动，也会导致宝宝吃饭不香、睡眠不实、体重增长慢。

建议：10~12个月的宝宝，每天要喂配方奶500~600毫升，以保证生长发育的需要；注意膳食的营养素质量，比例要均衡，食物要多样；养成宝宝良好的生活习惯，特别是饮食、睡眠的规律，增加室内活动量，这样宝宝体重才会正常增长。

妈咪宝贝

如果宝宝饮食、睡眠、活动等一切正常，体重却只减不增，妈妈可带宝宝去看看医生，是否宝宝吸收能力不好。

🍂 宝宝食欲不佳怎么办

宝宝产生食欲不佳现象时，父母应先注意是否有以下情况发生：

❶ 宝宝可能因为身体不舒服、口腔疾病、缺锌等导致食欲不振。

❷ 平时已养成吃零食的习惯，对吃饭感到没有滋味。点心的给予方式不适当，用餐的时间不规律，饭前饮用过多的牛奶、果汁等饮料，都会让宝宝吃饭的时候食欲不振。

❸ 有的宝宝从小没有锻炼咀嚼，吃什么都囫囵吞下，碰到稍硬的食物，不是吐出就是含在嘴里。妈妈为了让宝宝将食物咽下，就给宝宝喂大量的汤水，冲淡了胃酸。久而久之宝宝食欲减退。

❹ 如果宝宝的活动量不够，食物尚未完全消化，就没有饥饿感。宝宝过于疲劳或过度兴奋，吃饭时想睡觉或无心吃饭，也会影响食欲。

❺ 养育的方法是否恰当，是否有过分娇宠、放任的情形？用餐时父母有没有强迫宝宝用餐？

父母应该针对上面几种引起宝宝食欲不佳的原因对宝宝的饮食及生活进行调理。如果解决了上面几个问题，宝宝仍然食欲不佳，妈妈最好注意下面两个问题：

❶ 补充微量元素：宝宝经常表现为生长迟缓、食欲不振、味觉迟钝甚至丧失、皮肤创伤愈合不良、易感染等。如果宝宝有这些情况发生，应带宝宝马上去医院，如缺锌等，补充微量元素可以从根本上治疗疾患，增加食欲。

❷ 使用健脾开胃的药物：从中医的角度分析与小儿脾胃功能不好有关，治疗上可以服用健脾和开胃的药，如小儿康和小儿喜食糖浆，还有一些中成药也是有这个作用的。当然，给宝宝服药必须得到专业医生的许可及指导才行。

> **❀ 妈咪宝贝 ❀**
>
> 有时候宝宝的食欲不佳只是暂时性的，如果宝宝精神状况好，妈妈可不用担心。

🍂 吃鸡蛋有讲究，不要随便吃

❶ 鸡蛋不能吃太多：1～2岁的宝宝，每天需要蛋白质40克左右，除普通食物外，每天添加1个或1个半鸡蛋就足够了。如果吃得太多超过了宝宝的需要，宝宝的胃肠就负担不了，就会导致消化和吸收功能障碍，引起消化不良和营养不良。

❷ 煮鸡蛋的时间要掌控好：为防鸡蛋在烧煮中蛋壳爆裂，将鸡蛋洗净后，

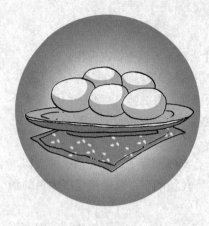

放在盛水的锅内浸泡1分钟，用小火烧开。水开后改用小火煮8分钟即可。煮得太生或太老都对健康不利。

❸ 最营养的烹饪方法：鸡蛋的吃法多种多样，就营养的吸收和消化率来讲，煮蛋为100%，炒蛋为97%，嫩炸为98%，老炸为81.1%，开水、牛奶冲蛋为92.5%，生吃为30%～50%。由此来说，煮鸡蛋是最佳的吃法，但要注意细嚼慢咽，否则会影响吸收和消化。不过，对宝宝来说，还是蒸蛋羹、蛋花汤最适合，因为这两种做法能使蛋白质松解，极易被宝宝消化吸收。

❹ 正在出疹的宝宝不要吃蛋，因为鸡蛋会加重宝宝的过敏反应。

❺ 煮鸡蛋的两个"不宜"：

鸡蛋不宜与豆浆同食。早上喝豆浆的时候吃个鸡蛋，或是把鸡蛋打在豆浆里煮，是许多人的饮食习惯。但是，这种饮食习惯会造成营养成分的损失，降低二者的营养价值。

鸡蛋不宜与白糖同煮。鸡蛋不能和糖同煮，否则会对健康产生不良作用。如果宝宝必须要放糖才吃的话，妈妈可以在鸡蛋煮熟后再加入适量糖。

> **妈咪宝贝**
>
> 如果宝宝的粪便中发现有形状如蛋白的物质，这表明宝宝未消化吸收蛋白质，这时要把蛋黄拌煮到其他食物（如健儿粉、糕干粉、米粉）中一起喂食。

宝宝缺钙会有什么表现

这个时期的宝宝身体长得飞快，骨骼、肌肉和牙齿都开始快速发育，因而对钙的需求量非常大。如未及时补充，2岁以下的宝宝，身体很容易缺钙。

缺钙的表现

❶ 常表现为多汗，即使气温不高，也会出汗，尤其是入睡后头部出汗，并伴有夜间啼哭、惊叫，哭后出汗更明显。部分宝宝头颅不断磨擦枕头，颅后可见枕秃圈。

❷ 偶见手足抽搐症：宝宝缺钙，血钙低时，可引起手足痉挛抽搐。

❸ 厌食偏食。人体消化液中含有大量钙，如果人体钙元素摄入不足，容

易导致食欲不振、智力低下、免疫功能下降等。

❹ 易发湿疹。2岁前的宝宝比较多见，有的到儿童或成人期发展成急性、慢性湿疹，或表现为异位性皮炎。

❺ 出牙晚或出牙不齐。有的宝宝1岁半时仍未出牙，前囟门闭合延迟，常在1岁半时仍不闭合。

❻ 前额高突，形成方颅。

❼ 长有串珠肋。是由于缺乏维生素D，肋软骨增生，各个肋骨的软骨增生连起似串珠样，常压迫肺脏，使宝宝通气不畅，容易患气管炎、肺炎。

妈妈们可以对照一下，看看宝宝是否缺钙。妈妈在怀孕期、哺乳期有没有常规补钙，如果没有，宝宝缺钙的概率是非常高的。那么，这个时候就应该补钙了。

宝宝1岁还没出牙，是不是缺钙呢

一般情况下，宝宝在6个月甚至更早的时候长出第一颗乳牙，到12个月的时候已经长出6～8颗乳牙。

当然，由于宝宝间的身体差异，有的出牙早，有的出牙晚，一般早和晚的差别在半年左右，这些都属于正常的范围，在1岁以内萌出第一颗牙都属正常。妈妈不要一见宝宝该出牙时没长牙就以为是缺钙，就给宝宝吃鱼肝油和钙片，这是不可取的。宝宝的出牙快慢的原因有多种：可能是遗传原因，也可能是妈妈怀孕时缺乏一些营养，也可能是宝宝缺钙。总之，宝宝出牙晚不一定都是缺钙引起的。

如果盲目补钙，可能会引起身体浮肿、多汗、厌食、恶心、便秘、消化不良等症状，严重的还容易引起高钙尿症，同时补钙过量还可能限制大脑发育，并影响生长发育。血钙浓度过高，钙如果沉积在眼角膜周边将影响视力，沉积在心脏瓣膜上将影响心脏功能，沉积在血管壁上将加重血管硬化。

1岁左右的宝宝如果没出牙，只要没有其他毛病，注意合理、及时地添加泥糊状食品，多晒太阳，就能保证今后牙齿依次长出来。是否需要补钙治疗，要看宝宝是否缺钙，补钙也必须遵医嘱，切不可滥用鱼肝油、钙剂等药物盲目补钙。当然，为了防止宝宝缺钙，可适当多吃些富含钙的食物，或给予一些钙保健品服用，但千万不可滥用。

如果宝宝1岁半才出牙或者还没出牙，要注意查找原因，如是否为佝偻病，是否伴有其他异常情况，应该到医院进行检查、治疗。

◆ 给宝宝补充钙剂的注意事项

❶ 遵循"少量多次"的原则。

一般来说，任何时候都可以服用钙片，但人体每次摄入钙低于或等于50毫克时，钙的吸收率最高，所以给宝宝服钙片时，尽量采取"少量多次"的原则，以达到最好的吸收效果。

❷ 碳酸钙的最佳服用时间是饭后半小时。

此时服用钙制剂，吸收率最高，利用率最好，能充分发挥钙剂的各种效能。而进餐时胃分泌较多的胃酸，有利于补钙剂的吸收率达到最高点。

❸ 钙剂不可与植物性的食物同吃。

植物性的食物比如蔬菜中多数含有草酸盐、磷酸盐等盐类，它们可以和钙相结合生成多聚体而沉淀，从而妨碍钙剂的吸收。所以钙剂不可与植物性食物同吃，如食物中豆腐和豆制品不宜与蔬菜一起烹制也是一样的道理。

❹ 钙剂不可与油脂类食物同吃。

油脂分解之后生成的脂肪酸与钙结合形成奶块，这不容易被肠道吸收，最终随大便排出体外。所以给宝宝补充钙剂的时候，不要同时吃油脂类食物。

❺ 补钙应注意适当的剂量。

通常2岁以下的宝宝每天需要400~600毫克钙。按照正常的饮食，宝宝每天从食物中摄取的钙只有需要量的2/3，所以每天必须再额外补钙，以填补欠缺的1/3的钙量。

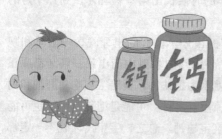

宝宝所需要的钙，是各种钙制剂中的钙元素而不是制剂本身，制剂本身仅作为钙的载体。因此选用钙制剂，主要要看钙在制剂中占多少百分比。所占百分比越高，说明含钙量越高。

日常生活护理细节

❤ 宝宝太乖为什么要警惕

宝宝太乖意味不善于表达

有些宝宝总是安安静静地在婴儿车里玩，把弄自己的手指或看看灯光，他不会吵着要人家抱，即使陌生人抱他，他也不慌不闹。当你对他说话时，他总是安静地看着你并听你说话。所有的人都夸这宝宝"实在太乖了"。

这种"乖宝宝"，虽然对大人来说很省心，但对宝宝自身发展来说，"太乖"并不好。这样的"乖宝宝"长大后常见的特点是：有问题提不出来，或不敢提出来，你说东他往东，说西就向西，就算心里不满意也会适应、服从别人的想法。特别是对长辈，无论是对还是错，都不敢与之辩论。因为，他们的心里已经形成了一种定式：自己是个听话的好宝宝。长此以往，便会导致宝宝将来不善表达，在人际交往能力上有所欠缺。

父母应多与宝宝沟通

安安静静、不吵不闹的宝宝，很容易被父母忽略掉。当家里有个"太乖"的宝宝，父母应该时时刻刻提醒自己，主动去关心、照顾他，多与他沟通，多激发他表达内心感受的欲望。

不论何时，当宝宝哭闹、缠着要父母抱或要赖时，父母不要大声斥责他，应该告诉他"想要什么，就大声地告诉爸爸或妈妈，比如说肚子饿、想要有个伴、想要抱抱等。"另外，父母应该带领宝宝认识世界。有些宝宝天性好奇，他们对周遭的一切都感到有趣，想要探索全世界，父母可以借着宝宝认识世界的同时，建立亲子间紧密的联系，培养宝宝的信赖感。

> **❤ 妈咪宝贝 ❤**
>
> 有些宝宝本来很活泼，却突然变得很乖，很可能是得了急性病的表现，家人应该速带宝宝去医院诊治。

❂ 宝宝门牙之间有缝影响以后牙齿发育吗

很多父母都会发现，在宝宝长牙的时候，尤其是对于正处于换牙期的宝宝来说，门牙常常会出现不同程度的缝隙。很多迷信的父母们都认为，宝宝门牙有缝是"漏财缝"，会丧失财运，其实这种说法是不正确的。

乳牙稀疏有缝叫生理间隙。一般来说，乳牙的尺寸会相对小一些，而且中间有一定缝隙，这主要是为恒牙的萌出留出足够的空间。所以宝宝的乳牙稀一些，但总数目不少，这基本是正常的，父母不必着急。

而且，在儿童换牙期，新长出的门牙间也会出现一条1～2毫米的缝隙，这也属于恒牙萌发过程中的一种常见现象。它多半是由于一些宝宝的上颌骨发育跟不上牙的生长所造成的。门牙的牙根都呈锥形，在较小的颌骨里，门牙的牙根挤在一起，使门牙呈扇形排列，牙冠便呈现缝隙。随着颌骨的发育长大，多数小孩的门牙间隙会自行关闭。

不过，也有少数的小孩是因为两个门牙之间有多长牙，所以才会存在空隙的，只要拍片就可以发现。当然，还有极少数小孩是因为唇系带长得又粗、又低，使两个中切牙不能靠拢。这些情况就需要进行手术治疗了。

因此，建议在宝宝长牙期间，父母一定要定期带宝宝到医院进行口腔检查，及时发现牙齿问题，及时治疗，从而最大限度地减少宝宝牙齿存在的问题。

> **❧ 妈咪宝贝 ❧**
>
> 宝宝牙齿有缝，吃肉时容易将肉夹在缝隙中，这时妈妈不要用牙签给宝宝剔牙，可以试着用牙线为宝宝清除牙缝中的残余食物，也可以给宝宝漱漱口。

❂ 如何为宝宝进行口腔清洁

宝宝10～12个月大时，乳牙已经萌发出好几颗了，乳牙的好坏可能影响日后恒牙的萌出和牙齿的整齐和美观。由于宝宝既不会漱口也不会刷牙，口腔容易滋生细菌，对乳牙生长不利，因此，父母应该经常给宝宝清洁口腔。

清洁乳牙工具：已洗净消毒的乳牙刷、4厘米×4厘米的纱布、张口器（橡皮水管、针顶、数片压舌板用纱布或医用胶布缠绕好，压舌板如果太长，可折去一部分）、装开水的奶瓶。

清洁方法：让宝宝躺在床上，然后妈妈和宝宝面对面，或妈妈将双腿盘起，让宝宝的头靠在自己的小腿上，或让宝宝躺在妈妈大腿上，妈妈从侧方帮宝宝刷牙。

妈妈用一只手的食指稍微拉开宝宝的颊黏膜，如果怕被宝宝咬伤，可套上橡皮水管，或直接让宝宝咬住压舌板。

妈妈用另一只手拿乳牙刷，或用手指缠绕纱布，按顺序从宝宝下颚牙齿的外侧面开始清洁，然后是内侧面、咬合面，再刷上颚牙齿的外侧面、内侧面、咬合面，总之要"面面俱到"。

刷牙方式以前后来回刷为宜，需特别留意刷牙齿和牙龈的交界处。

咬压舌板时，可先刷一边的上下颚牙齿，之后再换边。

刷前牙的外侧面时，可让宝宝牙齿咬起来，发"七"的声音，之后再让宝宝说"啊"，以方便刷牙齿的内侧面。

最后用温开水漱口，漱完后直接吞下也没问题。

> **妈咪宝贝**
>
> 如果纱布或是棉花棒弄脏了，应立即更换新的。以免造成细菌感染。在清洁的过程中，宝宝如果有任何不适感，都应停止动作。

宝宝是左撇子要不要纠正

多数左撇子智商相对较高

生活中我们看到，有的宝宝左手用得多，右手用得少，这叫左利手，俗称"左撇子"。

左撇子一般比较聪明。大脑皮层上的手部代表区非常大，因而手的活动对大脑功能的开发利用有极为重要的作用。通常右利手的人大脑仅左半球的功能较发达，右半球的功能开发利用较少；而左撇子的右脑得到充分的开发利用，这就能极大地提高其整个大脑的工作效率，并且唯独左撇子们才有可能将大脑在左半球的抽象思维功能与右半球的形象思维功能合二为一。有的研究发现，信息从大脑通过中枢神经系统传递到左侧比传递到右侧快。

由于以上原因，使得相当比例的左撇子智商较高。

不要强行改变宝宝的用手习惯

日常生活中左撇子确实会遇到许多困难。但是，强迫左撇子改用右手是有一定害处的。比如会造成左脑负担过重，左右脑功能失调，右脑功能混乱，阻碍宝宝创造力的发展。强行纠正左撇子还可能造成宝宝口吃、语音不清、唱歌走调、阅读困难、智力发育迟滞、甚至神经质。因此，对习惯用左手的宝宝，父母千万不可强迫他们改用右手，最好的态度是顺其自然。

妈妈应当允许宝宝自由地使用左手。用左手做事已不会发生任何困难，现在左手用剪刀、机器等各种用具已应有尽有。

～⊱ 妈咪宝贝 ⊰～

妈妈要多刺激宝宝不常使用的那只手，左撇子的宝宝可以多让他用右手捡球；宝宝用左手吃饭，就尽量让宝宝学会用右手写字等，但不可勉强。

◆ 怎样正确使用学步车

关于学步车，有很多妈妈会产生这样的疑问：学步车到底应不应该用？对于学步的宝宝来说，使用学步车有利有弊。妈妈可以根据自己宝宝的情况决定要不要给宝宝使用学步车。一般来说，只要正确使用学步车，对宝宝学步是有一定帮助的。但如果你的宝宝很勇敢，学走路相对来说不是特别难的话，就不需要学步车的辅助了，以免宝宝迷恋学步车，限制了其他的活动。

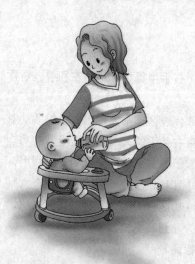

使用学步车的注意事项

❶ 不能过早使用。宝宝没有学会爬之前不要使用，否则易造成身体平衡和全身肌肉协调差，出现感觉统合失调，还会增加"X"形和"O"形腿的发生率。

❷ 使用学步车时，妈妈要在旁边看护。学步的环境要安全，严禁在高低不平的路面、斜坡、楼梯口、浴室、厨房和靠近电器等危险场所使用。

❸ 移除有电的东西：例如电熨斗、电风扇，并记得拔除电插头、电线，以免宝宝被绊倒、缠住而发生意外。

❹ 学步车要调成适当高度，不要让宝宝因踩不到地板而踮脚尖，使得腿容易变成往外岔开的腿形，或者养成踮脚尖走路的习惯。

❺ 不要让宝宝使用学步车太久，避免宝宝因此而脚变形，或是养成依赖学步车的习惯。建议一天之内可分成好几次给宝宝使用学步车，而每次乘坐学步车的时间约30分钟就够了。

尽量购买正规厂家生产的学步车。按照说明书装配或使用，按宝宝的身高进行调节。

怎样教宝宝学走路

宝宝一般在10个月后，经过扶栏的站立，已能扶着床栏横步走了。这时怎样教宝宝学走路呢？

初学时，可让宝宝在学步车里学习行走，当步子迈得比较稳时，妈妈可拉住宝宝的双手或单手让他学迈步，也可在宝宝的后方扶住腋下或用毛巾拉着，让他向前走。锻炼一个时期后，宝宝慢慢就能开始独立地尝试，妈妈可站在面前，鼓励他向前走。刚开始，他可能会步态蹒跚，向前倾着，跌跌撞撞扑向你的怀中，收不住脚，这是很正常的表现，因为重心还没有掌握好。这时妈妈要继续帮助他练习，让他大胆地走第2次、第3次。渐渐地熟能生巧，会越走越稳，越走越远，用不了多长时间，就能独立行走了。1岁多时已能走得比较稳了。

学走路的时间规定

最佳时间：宝宝饭后1小时、精神愉快的时候，是练习的好时机。

练习时间：每天2~3次，每次走5~6步即可，可逐渐增加练习次数、拉长距离。

练习地点：选择活动范围大，地面平，没有障碍物的地方学步。如冬季在室内学步，要特别注意避开煤炉、暖气片和室内锐利有棱角的东西，防止发生意外。

特别提示：不宜过早开始训练，每天练习的时间不宜过长，否则，宝宝的腿可能弯曲变形。

如何为宝宝选购合适的鞋

看尺寸：宝宝的脚趾碰到鞋尖，脚后跟可塞进大人的一个手指为宜，太大与太小都不利于宝宝的脚部肌肉和韧带的发育。

看面料：布面、布底制成的童鞋既舒适，透气性又好；软牛皮、软羊皮制作的童鞋，鞋底是柔软有弹性的牛筋底，不仅舒适，而且安全。不要给宝宝穿塑料底的童鞋，因为它不透气，还易滑倒摔跤。

看鞋面：鞋面要柔软，最好是光面，不带装饰物，以免宝宝在行走时被牵绊，以致发生意外。

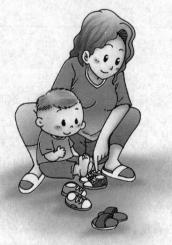

看鞋帮：刚学走路的宝宝，穿的鞋子一定要轻，鞋帮要高一些，最好能护住踝部。宝宝宜穿宽头鞋，以免脚趾在鞋中相互挤压影响发育。鞋子最好用搭扣，不用鞋带，这样穿脱方便，又不会因鞋带脱落，踩上跌跤。

看鞋底：会走以后，可以穿硬底鞋，但不可穿硬皮底鞋，以胶底、布底、牛筋底等行走舒适的鞋为宜。鞋底要富有弹性，用手弯可以弯曲，防滑，稍微带点鞋跟，可以防止宝宝走路后倾，平衡重心，鞋底不要太厚。

❋ 妈咪宝贝 ❋

这一时期宝宝脚的生长速度很快，一般来说，每隔大约两星期，就要注意宝宝的鞋是不是太小了。妈妈可以让宝宝坐下来，摸摸看大拇指离鞋面是否还有0.5～1厘米的距离。这样宝宝每次迈开步伐向前走时，大拇趾往前伸展才有足够的空间。而太大的鞋子容易绊脚，也不合适。

● 宝宝不会爬就想走有问题吗

根据近年的研究证实，爬行对宝宝的身心发育有好处。婴幼儿时期会不会爬对宝宝的今后发育是很重要的，爬得越好，走得也越好，学说话也越快，认字和阅读能力也越强。

有些宝宝在应该爬的年龄因种种原因没有很好爬过，如环境狭小限制了爬，天冷穿得太多爬行不便，妈妈怕地上冷、怕宝宝弄脏、怕出危险，还有很多妈妈只一味地想让宝宝早走而忽视爬行训练。一旦错过了爬的关键时期则很难弥补。

即使宝宝不会爬，也会走、会蹦蹦跳跳的，但没有很好爬过的宝宝，在运动中经常显得动作不协调、笨手笨脚，很容易磕磕绊绊、走路摔跤。

另外，爬还可以促进宝宝大脑的发育，因为大脑的发育并不是孤立的，它需要接受并整合来自其他脑部（如小脑、脑干）的刺激而发育起来。爬是婴幼儿从俯卧到直立的一个关键动作，是全身的综合性动作，需要全身很多器官的参与。在爬的时候双眼观望，脖子挺起，双肘、双膝支撑，四肢交替运动，身躯扭动，这不仅需要自身器官的良好发育，更需要它们之间的协调运动，这些部位必须协调配合才能向前运动。因此，爬对大脑发育有很大的促进作用，并且可以治疗受伤后的大脑。

所以，父母应尽量让宝宝学会爬行，会爬的宝宝学走路也会更快、更灵活。

> **妈咪宝贝**
>
> 如果已经错过了学爬行的最佳时期，宝宝已经开始学走路了，妈妈也最好让宝宝多在地上爬爬，多为宝宝创造爬行的条件和机会。

宝宝晕车怎么办

宝宝和大人一样，也会有晕车的现象，多表现为哭闹、烦躁不安、流汗、吐奶、面色苍白、害怕、紧紧拉住父母、呕吐等。下车后有好转。那么，可采取什么措施来预防宝宝晕车呢？具体方法是：

❶ 乘车前，不要让宝宝吃得太饱、太油腻，也不要让宝宝在饥饿时乘车，可以给宝宝吃一些可提供葡萄糖的食物。

❷ 上车前可以给宝宝吃点咸菜，但不能太咸，吃一点点即可，否则会增加宝宝肾脏的负担。

❸ 上车前，可以在宝宝的肚脐处贴块生姜或伤湿止痛膏，以缓解晕车的症状。另外，尽量不要让宝宝在饥饿、过饱、疲劳、情绪低落时坐车。

❹ 上车后，父母可尽量选择靠前颠簸小的位置，可以减轻宝宝晕车的症状。

❺ 打开车窗，让空气流通。

❻ 尽量让宝宝闭目休息。

❼ 分散宝宝的注意力，可以给他讲故事、笑话。

❽ 发现宝宝有晕车症状时，妈妈可以用力适当地按压宝宝的合谷穴，合谷穴在宝宝大拇指和食指中间的虎口处；用大拇指掐压内关穴也可以减轻宝宝

的晕车症状（内关穴在腕关节掌侧，腕横纹正中上2寸，即腕横纹上约两横指处，在两筋之间）。

❾ 随身携带湿巾，以防宝宝呕吐后擦拭；呕吐后让他喝些饮料，除去口中呕吐物的味道。

❿ 晕车厉害的宝宝，乘车前最好口服晕车药，剂量一定要小。1岁以内的宝宝不能服晕车药。

怎样给宝宝洗手、洗脚

洗手

手接触外界环境的机会最多，也最容易沾上各种病原菌，尤其是手闲不住的宝宝，哪儿都想摸一摸。如果再用这双小脏手抓食物、揉眼睛、摸鼻子，病菌就会趁机进入宝宝体内，引起各种疾病。所以，妈妈要经常给宝宝洗手。

❶ 用温水彻底打湿双手。

❷ 在手掌上涂上肥皂或倒入一定量的洗手液。

❸ 两手掌相对搓揉数秒钟，产生丰富的泡沫，然后彻底搓洗双手10～15秒钟；特别注意手背、手指间、指甲缝等部位，也别忘了手腕部。

❹ 在流动的水下冲洗双手，直到把所有的肥皂或洗手液残留物都彻底冲洗干净。

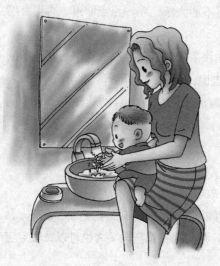

❺ 用纸巾或毛巾擦干双手，或者用热风机吹干双手，这步是必须的。

洗脚

经常给宝宝洗脚，不仅可去除脚上的污物，还可以促进局部的血液循环，增强足部皮肤的抵抗力。

给宝宝洗脚时要注意3点：一是水温，二是水量，三是浸泡时间。一般婴幼儿洗脚的水要用温水，即使是炎热的夏天也要用温水，水温应保持在38～40℃，冬天洗脚水要保持在45～50℃。洗脚时的水量以将整个足部都浸在温水中为宜。浸泡时间以3～5分钟为宜。

洗脚时，妈妈可轻轻触摸宝宝的脚板和脚背，让宝宝放松。洗完脚后要及时将宝宝的脚擦干，然后穿好合适的袜子即可。

🌸 夏天给宝宝剃光头好不好

夏天，宝宝的头发不宜留得过长，因为除了通过呼吸排出人体部分热量外，皮肤排汗是排出热量的主要途径。但给宝宝剃太短的头发或剃光头也不可取，那样会导致以下几种疾病发生：

❶ 皮肤感染。

剃短发或光头虽然在一定程度上可以帮助排汗，但汗液里的盐分也会直接刺激皮肤，宝宝会觉得头皮瘙痒。另外，因宝宝头发较少，一出汗就会不自觉地用手去抓痒，一旦抓出伤痕，就很容易引起细菌感染。

❷ 日光性皮炎。

头发是天然遮阳伞，可以使头部皮肤免受强烈的阳光刺激。如果宝宝头发过短或根本没有头发，无疑等于失去"遮阳伞"保护，从而增加了患日光性皮炎的可能。

❸ 损坏毛囊。

剃短发或剃光头，增加了宝宝头部皮肤受创的机会。而宝宝头部皮肤的抓伤或玩耍时的磕碰所致的外伤，都可能会引发头部皮肤上出现细菌感染。如果细菌侵入宝宝头发根部，损坏毛囊，便会影响头发的正常生长，甚至导致谢顶。

🌸 宝宝的肚子总是圆鼓鼓的正常吗

一般来说，宝宝的肚子看起来是鼓鼓胀胀的，那是因为宝宝的腹壁肌肉尚未发育成熟，却要容纳和成人同样多的内脏器官，特别是宝宝处于立位时，腹部会显得突出下垂。此外，宝宝的身体前后是呈圆形的，这也是让肚子看起来鼓胀的原因之一。

另一个造成宝宝腹胀的常见因素，是宝宝比大人更容易胀气，比如宝宝进食、吮吸太急促；奶瓶的奶嘴孔大小不适当；宝宝过度哭闹；食物在消化道内通过肠内菌和其他消化酶作用而发酵产生大量的气体均可引起胀气。在这种情况下如果宝宝能吃、能拉、没有呕吐的现象、肚子摸起来软软的、活动力良好、排气正常、体重增加正常，这一类腹胀大多属于功能性腹胀，无须特别治疗。

若出现下列情况应该特别注意并及时就医检查治疗：

❶ 腹胀并呕吐、食欲不振、体重减轻、肛门排便排气不畅，甚至有发热、解血便的情形。

❷ 肚子有压痛感。

❸ 肚子鼓胀有绷紧感。

❹ 呼吸急促。

❺ 在腹部能摸到类似肿块的东西。

上述情况，极有可能是病理性因素造成的。比如肠套叠，尤其是寒冷季节，宝宝肠子尚未完全固定，活动量大，在寒冷的刺激下容易诱发。此外还有可能是先天性巨结肠症、肠闭锁、腹部肿瘤、腹部实质器官(例如：肝、脾、肾)肿大、腹水、泌尿系统出问题等。若没有足够的把握判断腹胀性质，应该定期给宝宝进行健康检查。

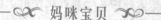
妈咪宝贝

妈妈可每天在宝宝睡觉前轻柔地给宝宝按摩肚子，以顺时针绕肚脐画圈按摩，或从上往下轻轻按摩，对缓解宝宝腹胀有帮助。

🌸 接种乙脑疫苗有哪些注意事项

乙脑是通过黑斑蚊传染的疾病，可致使患者产生高热、头痛、呕吐、抽风，甚至昏迷等症状，并容易留下后遗症，如瘫痪、智力低下等。

宝宝在满1周岁要连续注射2针乙脑疫苗，间隔7～10天，在2、3、6、7、13岁仍要各加强一针才能维持身体的免疫力，预防乙脑的发生。

乙脑疫苗诱导体内产生抗体需1个月，所以宝宝具体注射乙脑疫苗的时间，可根据各地区乙脑病开始流行的时间提早1个月。我国华北地区最佳注射时间为5月份，东北地区为6月份，南方各省为4月份。

乙脑疫苗比较安全，注射后可出现局部轻度红肿，个别宝宝会有38℃以上的发热反应，根据情况应去医院诊治。若宝宝体质过敏，在注射后第3天，局部的红肿瘙痒会达到最重，之后就会逐渐消除，不必过分担心。

不过，患有发热、急性疾病、慢性疾病的宝宝，应暂缓接种，待身体恢复后再补种。患有脑神经疾病和严重过敏体质的宝宝不能接种乙脑疫苗。

妈咪宝贝

接种疫苗和灭蚊是预防乙脑的关键。妈妈要按时给宝宝接种乙脑疫苗，如果发现宝宝出现类似乙脑的早期症状，应尽快到专科医院就诊。还应保持居家环境卫生，注意灭蚊，加强对家猪等家畜的管理，最好给家畜也接种疫苗，从源头上遏制传染。

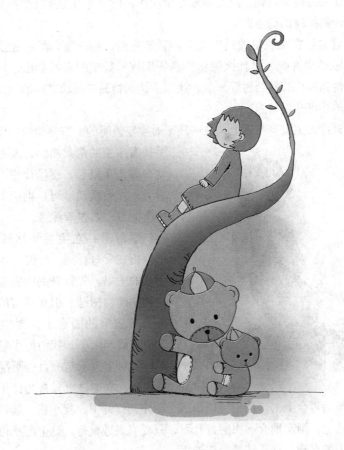

早教启智与能力训练

🜔 适合本阶段宝宝的游戏有哪些

荡来荡去：爸爸妈妈面对面坐着，妈妈扶着宝宝的两腋，面向爸爸，并对宝宝说："快，到爸爸那里。"并松开手。爸爸在没等宝宝坐下的时候就赶紧接住。再让宝宝面向妈妈，反复地做这个动作。可以练习宝宝的平衡感，减少宝宝学习走路摔跤的机会。

打开看看：在纸袋里放进能发出声音的东西，摇一摇，然后让宝宝猜："有哗啦啦的声音响，是什么呢？"诱导宝宝把袋中的东西拿出来以后说："原来是铃铛啊！"然后再摇一次。让宝宝认识物品与行动之间的因果关系，这类思考游戏可开发智能。

摇摆舞：让宝宝坐在床上，放一段平时宝宝爱听的、节奏明快的音乐，用手扶着宝宝的两只胳膊，左右摇身摆动，多次重复后，逐渐让宝宝自己随着音乐左右摆动。可以训练大动作与平衡能力，培养节奏感。

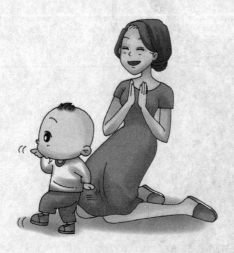

学翻书：在宝宝情绪愉快时，把他抱在父母怀里，打开一本适合宝宝读的图书。先打开书中宝宝认识的一种小动物图画，引起宝宝的兴趣，再当着宝宝的面合上，对宝宝说："小猫藏起来了，我们把小猫找出来吧！"对宝宝示范一页一页翻书，一旦翻到，立刻显出兴奋的样子："找到了！"然后再合上书，让宝宝模仿这个动作，打开书，找小猫。起初宝宝只能打开、合上，渐渐地会一次翻好几页，只要有兴趣就行。这个游戏可以培养宝宝对图书的兴趣，训练精细动作能力。

做游戏时，一定要调节好宝宝的情绪，让宝宝在愉快的气氛中玩耍，效果会更好。

教宝宝学说话应该避免哪些误区

误区一：总用叠词跟宝宝说话

这时候的宝宝可能会发出一些重叠的音，如"抱抱""饭饭""果果""拿拿"，再结合身体动作和表情来表达他的愿望。比如，他说"抱抱"时，就张开双臂伸向妈妈，表示要妈妈抱。但妈妈不要用同样的"宝宝语"跟宝宝说话。这样会延长宝宝学习语言的过渡期，使宝宝迟迟不能发展到说完整话的阶段。

要注意的是，虽然一再强调不要用"宝宝语"跟宝宝说话，但并不意味着就不让宝宝用此语言和妈妈说话，这是他世界里的语言，妈妈没有必要去纠正。对宝宝清晰和正确地说话，是妈妈提供给宝宝最好的帮助和方案。听多了，宝宝自然会改正。宝宝学说话是用来享受生活乐趣的，而不是一项乏味的工作。

误区二：重复宝宝的错误语音

这个时候宝宝刚刚学会一些简单的词语，并能基本上用语言表达自己的愿望和要求，但是还存在着发音不准的现象，如把"吃"说成"七"，把"狮子"说成"狮几"，把"苹果"说成"苹朵"，等等。

这是大多数宝宝在说话初期都会出现的情况，妈妈不要着急，更不能学宝宝的发音、重复错误的语言，而应当给宝宝示范正确的发音，张开嘴巴让他看说话时舌尖放的位置，训练他发出正确的声音。

有些家庭中父母亲、爷爷奶奶、保姆各用各的方言，语言环境复杂，多种方言并存，这会使正处于模仿大人学习语言的宝宝产生困惑，从而导致宝宝说话晚，或是发音不标准，口齿不清晰。要尽量避免。

🌸 亲子阅读变得更有趣

在宝宝的这个阶段，阅读更多地意味着享受跟爸爸、妈妈之间的互动交流。当宝宝坐在你的大腿上听你大声朗读时，他不仅在欣赏书籍，而且还在享受你一心一意带来的安全感。你可以采用一些方法让你们的亲子阅读变得更加有趣。

选择合适的书籍阅读

现在的宝宝主要是玩书，你可以给他准备一些纸板书、洗澡书、有立体图片的书、任何只要他们自己容易抓住和玩弄的图书。一些带有明亮、清晰、逼真的图片的故事。押韵的诗词儿歌都是与宝宝一起阅读的好选择。

重复，重复，再重复

喜欢重复是宝宝这么大时的特点。宝宝喜欢一遍又一遍地读同样故事，这这样的重复也可以加强他的记忆力。你可以给他重复念一本书，读一篇诗歌，他会在熟悉的句子中变得安静下来。

夸张的表演

给宝宝读书时，你可以给宝宝进行表演。在讲《小红帽》的时候，学着大灰狼的咆哮；讲《三只小猪》的时候，就像小猪那样尖声说话。这样可以让你们的阅读更加有趣，等宝宝再长大点，就可以让他积极参与进来了。

> **🐾 妈咪宝贝 🐾**
>
> 你可以把宝宝的布书放在他触手可及的地方供他玩耍，这样宝宝随处都能接触到书籍，他的阅读兴趣更容易被激发，阅读更容易成为一种习惯，求知欲很容易就能维持下来。

🌸 如何进行手部精细动作训练

让宝宝尽情涂鸦

妈妈可以给宝宝一根粉笔，让宝宝在小黑板上，或地板上随意地画。也可给宝宝一张纸，各种不同颜色、类型的画笔，让宝宝随时将生活体验、感受与情绪，通过画笔表现出来。

面对宝宝的涂鸦活动，不管他涂得如何，父母都不要过早地教给宝宝绘画的规则，想象力比绘画技巧重要得多。如果父母总是试图给宝宝的涂鸦活动给予指导，试图灌输给宝宝所谓的美感及对色彩与空间的认知，就会扼杀宝宝天生的直觉与创意。

训练宝宝的双手

❶ 锻炼手的皮肤感觉。经常给宝宝手部皮肤以有利的刺激，如玩沙子、玩石子、玩豆豆等。这样，可以锻炼宝宝手的神经反射，促进大脑的发育。

❷ 增强手指的柔韧性。如让宝宝经常伸、屈手指，扣扣子，练习写字、绘画，这些锻炼有利于提高宝宝大脑的活动效率。

❸ 锻炼手指的灵活性。让宝宝的手指做一些比较精细的活动，如打算盘、做手指操等；要手脑并用，边做边思考，以增强大脑和手指间的信息传递，提高健脑效果。

❹ 培养宝宝自己动手的习惯。为宝宝选择玩具时，要从培养宝宝自己动手的习惯出发，积木、橡皮泥或能拆能拼的玩具有利于动手能力的培养。

❺ 交替使用左、右手。交替使用和锻炼左、右手，可以更好地开发大脑两半球的智力。

> **❀ 妈咪宝贝 ❀**
>
> 这个时候的宝宝喜欢敲敲打打，妈妈可以不用给这个时期的宝宝买高档新玩具，只需找一些带把的勺子、玩具锤子、玩具小铁锅、纸盒之类的东西就足够。

❀ 教宝宝与别人分享好东西

美国一些儿童教育专家做过一个实验：送苹果给幼儿园的小朋友吃，大部分小朋友都是拣大苹果、好苹果吃；一部分小朋友等人家拿了后，再去拿，只能吃小苹果；还有几个小朋友吃不到苹果（因苹果不是每人一只，不够分），他们不吵不闹，并不在意没有吃到苹果。作为幼儿园的小朋友，具有这种谦让品质已经是很了不起的了，这是父母教育得好。等这批小朋友长大后，教育家跟踪研究，他们惊奇地发现：没有吃到苹果的小朋友都成了政府官员；吃小苹果的宝宝基本上都是厂长、经理；抢苹果吃的小朋友一般都是平平淡淡，无所作为。

由此可见，从小培养宝宝的谦让精神多么重要！妈妈应从小培养宝宝慷慨待人的品格。

❶ 在日常生活中，父母应首先做到慷慨待人。如肯把东西借给邻居使用，能主动把好吃的食品拿出来让别人吃，乐意把自己心爱的物品转让给别人等。

❷ 利用电影、电视、童话、故事等文学作品中的慷慨形象教育宝宝、熏陶宝宝。

❸ 在日常生活中，为宝宝提供机会。如买回的糖果不要全部留给宝宝吃，要让宝宝亲自把糖果分给家庭成员；玩耍时，引导宝宝把心爱的积木、玩具等分一些给小朋友玩。

❹ 在宝宝与小伙伴的交往过程中，父母还可以指导宝宝相互交换玩具进行玩耍。在反复交换玩具的过程中，宝宝就会逐渐明白礼尚往来的必要性与相互帮助的重要性。

❺ 鼓励宝宝帮助困难者，并不忘及时表扬宝宝。

> **妈咪宝贝**
>
> 要让宝宝一点一点地明白什么行为是好的，什么行为是不好的，从宝宝懂事时就开始教他，以后长大就养成了优良品质。

🌑 怎样保护宝宝的好奇心

这个阶段的宝宝对身边的任何东西都有极大的兴趣，父母会发现宝宝的好奇心非常的强。有的宝宝对电话里的声音感兴趣，常常拉电话线；有的宝宝对墙上电源插孔感兴趣，常用小手指去捅……宝宝的这种好奇心能促进宝宝记忆力的发展，并懂得了事物的因果关系等，对宝宝的心智发展非常有利。虽然也存在伤害宝宝的可能，但父母也不能一味地阻拦，而应该正确地保护宝宝的好奇心，并在此基础上，对宝宝的好奇心进行科学的引导，让宝宝的好奇心激发出更多的智力潜能。

如，正面教宝宝认知事物，多鼓励，少说"不"。尤其是当宝宝偏要去做时，父母不如干脆放开了让宝宝去做，让他自己去探个究竟，而你们只需要在旁边做好指导和保护工作即可。

另外，等到宝宝能走路时，妈妈可以把握时机训练宝宝做简单的家务，耐心地告诉他正确的方法。不仅能保护宝宝的好奇心，还能增强宝宝社会交往能力。

只要最大限度地减少不安全因

> **妈咪宝贝**
>
> 父母要多带宝宝参加户外活动，逛逛公园，满足宝宝的好奇心，使宝宝保持一个良好的心情，感受到世界的美好。

素，如将剪刀、热水瓶、药品等放在宝宝不易触摸到的地方；把容易引起宝宝误食的东西锁起来；把家里所有的电源插座盖盖上，或放在宝宝拿不到的地方等。只要多加注意，就可放心地让宝宝尽情玩耍，尽量满足他的好奇心。

❀ 宝宝胆子很小怎么办

宝宝胆小的原因

❶ 有些宝宝生活范围很小，平常只生活在自己的小家庭里，从小由爷爷奶奶照看，很少带宝宝出去玩，接触外人也少，依赖性较强，不能独立地适应环境。这样的宝宝一见生人就躲藏，生人一抱他就哭闹。

❷ 有些宝宝在家里不听父母的话，如哭闹或不好好吃饭时，父母就用宝宝害怕的语言来吓唬他，说"你再哭我把你扔在外面让老虎吃了你了"；还有的宝宝不睡觉，大人藏在门后学老猫叫。用这些恐吓宝宝，从而使宝宝失去了安全感，而形成胆小怯懦的性格。

如何让宝宝胆大勇敢

❶ 创造一个温馨祥和的家庭气氛，让宝宝自由自在地生活，并让宝宝有充分发挥的余地。

❷ 平时，处处注意培养宝宝的独立性、坚强的毅力和良好的生活习惯，鼓励宝宝做力所能及的事情。当宝宝遇到困难时，不要一味包办，而要让他自己想办法解决。

❸ 鼓励宝宝与人接触交往。要让宝宝和同龄伙伴多接触，有意识地邀请一些小朋友到家中来，让他做小主人。平时注意帮助宝宝结交新朋友。

❹ 端正父母的教育态度，从思想上认识对宝宝的溺爱、娇宠只会造成宝宝怯懦、任性的性格。父母要树立起纠正宝宝怯懦性格的信心，要认识到只有教育得当，才能使年幼的宝宝得到健康发展。

> **❀ 妈咪宝贝 ❀**
>
> 如果你有一个胆小羞怯的宝宝，换新环境时，不要为他的不活跃过分心急。因为他需要一定的时间或适宜的氛围，才能适应新的环境、新的事物。

🔵 如何教宝宝认识身体部位

方法一：宝宝照镜子

妈妈抱着宝宝坐在大镜子前，点点宝宝的鼻子，再指指镜中的小鼻子说"这是宝宝的鼻子"，还可以把着宝宝的小手去摸自己的鼻子，再摸妈妈的鼻子。通过游戏反复这样做，宝宝就能认识自己的鼻子和别人的鼻子，听到"鼻子在哪里"的问话，就会去指自己的鼻子。这样下去再认识眼睛、耳朵、嘴巴、头发、小手、小脚等，慢慢地就能认识身体各部位。玩的时候可以编一首简短的儿歌配合着念，也可以做不同的动作如眨一眨眼睛，拉一拉小耳朵，张一张小嘴巴，拍拍小手等。

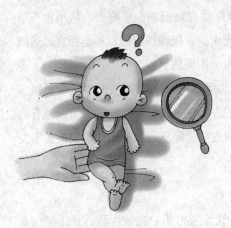

方法二：宝宝洗澡时

妈妈应经常在给宝宝洗澡时让宝宝认识更多的身体部位，例如眉毛、睫毛、黑眼珠和白眼球；知道自己有一个鼻子，下面有两个鼻孔，不可以自己用手指去抠鼻屎；耳朵里有耳郭和耳道，不可以把小东西塞进去，以免妨碍它们的工作。宝宝有一个脸蛋，一个下巴，下巴的下面有脖子，脖子的两边有肩膀，肩膀下面是腋窝等。妈妈洗到哪，就跟宝宝说到哪。但要注意，要及时添加热水，别让水太凉了。

方法三：叫宝宝起床时

早上，如果宝宝睡懒觉，妈妈可以将手伸进宝宝的被子里，先摸摸小脚丫说："宝宝的小脚丫醒了。"从下至上一直摸到宝宝的小脸蛋，这样做不仅能形象地让宝宝认识自己的身体部位，还能轻松地叫醒宝宝。

> **🌸 妈咪宝贝 🌸**
>
> 妈妈不仅要教宝宝认识身体部位，还要教会宝宝爱惜自己的身体，保护自己的身体，要有良好的安全意识。

🔵 怎样培养宝宝独自玩耍的能力

在宝宝情绪好的时候，父母可将一些玩具放在宝宝周围，让他自己玩一会儿，训练宝宝自己玩一会儿，有利于养成从小独立支配自己的好习惯。

有些父母爱子心切，只要宝宝醒着就逗他玩，长此以往，宝宝就不善于自己嬉戏，一会儿也不肯自己玩。然而父母是不可能永远守在宝宝身边的，一旦宝宝醒来，发现父母不在身边，便会哭喊。有些宝宝习惯了让人逗着玩，时时刻刻都要缠着父母，养成严重的依赖性。

由于宝宝的个性差异很大，所以究竟让宝宝自己玩多长时间要视具体情况而定。应注意不要宝宝一闹就抱，但也不要让宝宝哭得太厉害。可以有计划地逐渐延长宝宝自己玩的时间，宝宝独自玩耍时，父母应经常留心观看，确保宝宝的安全。

帮助宝宝学用工具

当宝宝伸手拿东西拿不到时，父母可以引导他使用"工具"去拿，而不是代他去拿。比如桌上有一块糖，宝宝够不着，很着急。父母不要替他拿，而是给他一根筷子或一个长柄勺。宝宝可用勺把糖拨到近前，但要时刻注意宝宝的安全。如果宝宝不明白，爸爸可以提醒他去做。

妈咪宝贝

如果宝宝比较内向，一开始妈妈只要有机会就要和宝宝沟通、交流，给宝宝更多一点的母爱和自信。然后再让宝宝多一些自由玩耍的时间。

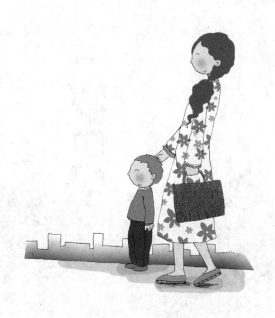

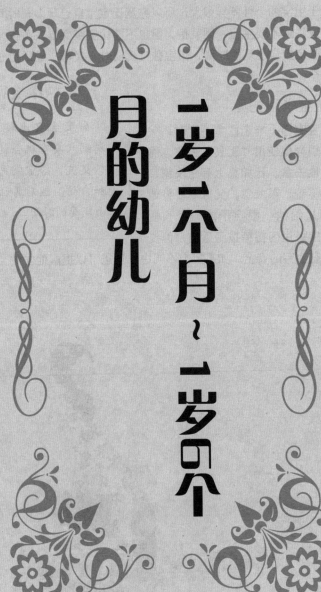

Part 6

一岁一个月～一岁的个月的幼儿

宝宝的生长发育

宝宝身体发育

体重：尽管1岁后的宝宝体格发育速度有所减缓，但在1~2岁的一年中，体重仍呈稳步增长的趋势，一年平均增长2.8千克左右。

不过，随着宝宝运动能力的增强，每天消耗的能量比较多，也不像婴儿期那么肯吃饭，吃饭的时候总是不停地玩耍。所以，妈妈可能会发现当宝宝满周岁时体重可能是10千克，一个月过去了，宝宝体重

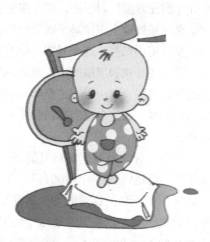

可能仍然是10千克，甚至过去两三个月，体重才增加几两。这都是正常的，只要给宝宝提供了合理的饮食，宝宝就会健健康康成长，父母不需要担心。

身高：1~2岁宝宝，年平均身高增长标准为：女宝宝增长12.1厘米左右，男宝宝增长13厘米左右。满13个月的宝宝，身高与满12个月的宝宝相比，并没有显著的差异。当宝宝满13个月的时候，如果女宝宝身高低于70厘米，男宝宝身高低于71厘米，被视为身高过低；如果女宝宝身高高于79厘米，男宝宝身高高于81厘米，被视为身高过高。这只是一般规律，有的宝宝身高显著高于同龄的宝宝，也有的宝宝身高显著低于同龄宝宝，但并不意味着宝宝有疾病情况，身高与遗传关系非常密切。

妈咪宝贝

宝宝进入幼儿期后，不管是身高还是体重，其发育都没有特定的规律，所以妈妈无须月月关注宝宝有没有长高，有没有长壮实。只要宝宝饮食合理，活动精神，一两个月不增长，妈妈完全没必要担心。

🌸 宝宝的能力进步

精细运动能力飞速发展：相对于婴儿而言，刚进入幼儿期的宝宝，明显的变化就是，大运动能力的发展进入缓慢而稳定的发展时期，而精细运动能力却会在未来几个月里飞速发展起来。比如在这个阶段，宝宝可能会自己拿遥控器开电视，自己拿勺子吃饭，自己学着穿鞋子等。

宝宝可以走路了：这个阶段是训练宝宝走路的关键时期，通过这几个月的强化训练，绝大多数宝宝都能比较顺畅地独立行走，并基本能接近成人的步伐。光着脚走路对促进幼儿脚掌、脚踝和腿部的肌肉发育很有帮助，所以，尽量让宝宝光着脚练习走路，但要避免宝宝着凉，如果是在室内的地板上让宝宝学走路，最好铺上泡沫垫子或薄棉垫。

交际能力加强：这个时期的宝宝开始喜欢与人交往了，随着语言能力的发展，宝宝还喜欢和周围的亲人对话，用极少的字表达丰富的意思。尽管宝宝掌握的字词有限，但由于宝宝交际欲望的加强，仍可以通过种种非语言的手段、借用的方式，表达自己的想法和要求，这正说明宝宝的交际能力在一点一点地加强。

味觉与视觉发展：妈妈可能还记得，婴儿期的宝宝，如果用奶瓶给宝宝喂苦药，再用奶瓶喂奶水的时候，宝宝可能会拒绝喝奶，即使在奶头上蘸些甜水，宝宝都不喝。这是因为，尽管味道变了，但视觉没改变，宝宝看到的仍然是奶瓶，宝宝记住了就是这个奶瓶曾经让他喝了难喝的苦药水，这就是视觉和味觉的内在的联系。而1岁多的宝宝，对这种内在联系有了初步的判断能力，尽管同是奶瓶，但如果妈妈往里放的是奶，宝宝会喝；放的是药水，宝宝就会拒绝喝。这意味着宝宝已经能够简单区别不同的事物了。

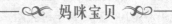

🌸 妈咪宝贝

妈妈要利用宝宝的这些能力，多给宝宝进行巩固加强，以使宝宝的能力不断进步。

🌸 宝宝的行为和心理特点

宝宝有了自己的主意：1岁后的宝宝开始逐渐有了独立的思想和意愿，并学会了反抗和耍性子。宝宝不想吃的东西，妈妈很难再按照自己的想法喂给宝宝；宝宝不喜欢的东西，会毫不犹豫地扔在地上；妈妈越不让动什么，宝宝越要去拿……妈妈将面临更多的育儿挑战，但只要把这些看成是宝宝成长阶段的一种进步，妈妈们就能欣然接受，并学着正确地处理宝宝的这些行为与心理变化特点。

语言理解关键时期：宝宝满1岁后，对语言的理解能力逐渐加强。父母千万要注意了，你的宝宝的语言理解能力在一天一天加强，到宝宝1岁半时，甚至都能跟父母很正常地沟通了，可不要什么话都当着宝宝的面说，要做宝宝的好榜样。

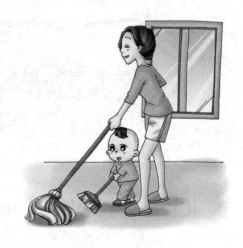

非常喜欢模仿：说宝宝的能力是父母教的，不如说是耳濡目染模仿来的。此阶段的宝宝非常喜欢模仿大人的一举一动，吃饭、做事、表情等，宝宝都会一一模仿。所以，父母要满足宝宝的这种模仿心理，当父母起床穿衣时，可以让宝宝模仿把小手伸进袖子里，模仿如何扣扣子，如何穿鞋子，甚至如何系鞋带；当父母做家务时，不妨带上宝宝，让宝宝模仿如何扫地，如何擦桌子等。

重复是宝宝的兴趣所在：这个时候的宝宝特别喜欢重复同一件事情，比如将东西扔在地上，妈妈捡起来，他又会马上扔掉，如此反复的动作会让他更加兴奋。还有，宝宝喜欢听同一个故事，明明你已经讲过很多遍，他还会要求你再讲一遍。

妈咪宝贝

妈妈可以利用宝宝的这些特点，寻找宝宝感兴趣的事情让宝宝做，会对宝宝智力的开发有极大的帮助。

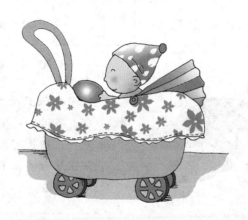

营养需求与饮食指导

宝宝的1周饮食如何安排

星期	早饭（7点）	点心（10点）	午饭（12点）	点心（3点）	晚饭（6点）
周一	奶、蛋	枣泥粥	包子（肉末、菜、胡萝卜馅）	奶	千层糕、肝末、青菜豆腐
周二	奶、馒头	小米粥、豆粥	蒸饼、丸子、烂菜	鸡蛋羹	饺子（肉末青菜馅）
周三	奶、面包、果酱	大米粥、肉松	软饭、鱼泥、豆腐青菜	小点心	土豆、鸡蛋饼、菜粥
周四	奶、饼干	蛋花粥	麻酱花卷、肉末炒青菜	代乳品	烂饭、菜泥、鸡蛋羹
周五	奶、馒头片、麻酱	肉末菜	软饭加肉粥、青菜、豆腐羹	蛋糕	鸡蛋发糕、鱼泥青菜
周六	奶、菜粥	蒸鸡蛋	馄饨（肉末青菜馅）	水果汁饼	青菜煮挂面、肝末、豆腐
周日	奶、鸡蛋羹	饼干、奶	煮面条、肉末青菜	水果羹	烂饭、肉末、青菜豆腐

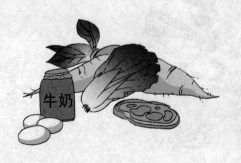

妈咪宝贝

　　妈妈只要保证宝宝饮食均衡，多做一些宝宝喜欢吃的食物就好，即使有些食物很有营养，但宝宝如实在不喜欢吃的话，也不要强逼。

● 宝宝的早餐如何做更营养

掌握给宝宝做早餐的原则，每天早上花不到30分钟的时间就能给宝宝做出营养又美味的早餐，可以让爸爸妈妈做到效率营养两不误：

一定要喝水

早晨一定要让宝宝喝一杯温开水或牛奶。

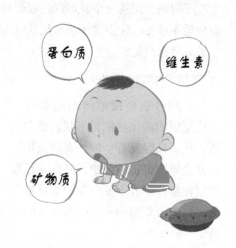

经过一夜的代谢，宝宝身体里的水分散失很快，而且有许多废物需要排出，喝水可以补充身体里的水分，促进新陈代谢。

牛奶中除了水分，还提供优质蛋白质，易于消化吸收的脂肪和丰富的乳糖，还可以提供丰富的钙，对宝宝的生长发育非常有益。

事实上，不仅是宝宝早起后需要喝水，大人也是如此，爸爸妈妈不妨与宝宝共进早餐。

淀粉＋蛋白质＋脂肪＝能量＋营养＋抗饿

如果早餐只有面包、米饭、粥之类的淀粉类食物，宝宝当时吃饱了，但因为淀粉容易消化，宝宝很快又会感到饿。所以，早餐一定要有一些含蛋白质和脂肪的食物，可以让食物在胃中停留比较长的时间。

做到这一点并不难，可以再给宝宝喝一杯牛奶，再配一个鸡蛋和一些主食，比如给宝宝准备了粥，就配上煮鸡蛋或蒸鸡蛋、豆腐干、香肠；如果吃面，就配上荷包蛋或一块排骨。

别落下维生素

维生素对宝宝的成长至关重要，宝宝一天的开始当然不能落下维生素了，早餐给宝宝一个水果，或在汤面里加一点绿叶蔬菜都是获取维生素的好办法。

除了早餐以外，宝宝的每顿饭都需要注意补充点维生素，维持营养均衡。

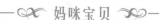

妈咪宝贝

宝宝的早餐最重要的还是需要爸爸妈妈用心做，每天都应给宝宝换不一样的食物。

🔸 宝宝需要补"蛋白粉"吗

现在市面上出现不少"蛋白粉"，声称喝后可以补充蛋白质，爱子心切的爸爸妈妈大多都很想问一个问题——宝宝是否需要特别补充蛋白质？其实，宝宝在平时的正常膳食中就可以获取蛋白质。但是许多爸妈仍然唯恐宝宝摄取的蛋白质不够多，让宝宝小小年纪就吃入超量的蛋白质。那么，父母该何时给宝宝补充蛋白质呢？

正常情况不需补

长期吸收精细的蛋白质食物，会让宝宝的消化功能得不到训练和发挥，从而减缓发育，增加肾脏负担，反而会影响宝宝的健康。所以父母要特别注意，千万不要一味追求高蛋白质，以免给宝宝的身体带来太多的负荷。

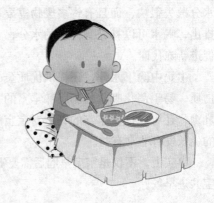

蛋白质的摄取其实很大部分可以从乳制品中获得，不同年龄的宝宝对乳制品的需求是不同的：

0～1岁：婴儿以乳制品作为主食，可以通过每天摄入700～800毫升母乳或配方奶，获得足够的蛋白质。

1岁以后：可由乳制品与其他食物一起补充蛋白质。如：每天400～500毫升乳制品+鱼肉类100克+豆制品50～100克+蔬菜、水果类各50～100克+米饭类100克。

> **妈咪宝贝**
>
> 在宝宝营养充足、活泼健康的状况下，父母不应一味地给宝宝吃含高蛋白的食物、营养品。因为宝宝的胃肠道很娇嫩，消化器官没有完全成熟，消化能力是有限的。

🔸 如何烹调宝宝的饮食

切法：蔬菜——碎末；鲜豆、干豆——豆沙；豆制品——泥、碎末；肉类——去骨碎末；鱼类——去刺碎末；血——碎末。

烹制方法：大米——粥、煨烂饭；面食——蒸、煮、烩；粗粮或薯类——粥、糊、泥；肉类——烧、煮、炖、蒸；蔬菜——炒、烧、煮、炖。

调味品的运用：在幼儿的食物中，调味品不应放得太多，最好以清淡为宜，不应该使用有刺激性的调味品，如辣椒、酒、花椒等。

常用食物的制作方法：

❶ 粥类：豆粥：红豆、黄豆、绿豆等各种豆类加米煮烂或大米粥内加豆粉再煮熟。菜粥：粥内加入炒熟的鱼肉、肝脏等碎末或蛋花、菜末。甜粥：白薯、枣（煮熟后去皮去核）、山药、土豆等加水煮烂再加糖。

❷ 煨饭：软饭加炒熟的鱼肉、肝、菜末再煨烂；软饭加牛奶或豆浆、糖蒸熟；软饭加鸡蛋炒青菜末蒸熟。

❸ 软饼类：面粉加土豆泥或白薯泥，或豆腐粉或适量鸡蛋或牛奶，糖或盐和葱花调匀，摊成软饼，也可在软饼内卷上豆泥或枣泥蒸熟。

❹ 蛋糕：将少许猪油温化，与白糖一起放入盆中，再把鸡蛋搅拌成糊状，然后加入面粉，调成面糊，将面糊倒入涂好油的碗或盆内，上笼蒸或烤箱内烤25分钟。

> **◈❀◈ 妈咪宝贝 ◈❀◈**
>
> 在烹调过程中，尽可能避免食物中的营养素因切、洗、煮受到过多的损失。如煮饭时不要倒掉米汤；蔬菜不要泡在水里时间太长，应先洗后切，现吃现做；煮粥不要加碱等。

❤ 断奶后给宝宝制作的营养汤

宝宝断奶后，父母应给宝宝补充食物营养，几款美味汤，可以轮换着给宝宝喝，还能提高抗病能力。

鲫鱼汤：鲜活鲫鱼150克，去内脏洗净，加适量猪油、盐调味，加水煮，再加葱白一根，生姜一片，鲜薄荷20克，水沸即可。汤、肉一起吃，鲫鱼有健脾利水止咳的功效。

紫菜汤：20克左右的紫菜，洗净，切碎，烧煮成汤，分次喂宝宝吃。紫菜含有丰富的蛋白质、钙、磷、铁元素及碘、硒、镁、锌等营养，还有胡萝卜素、B族维生素和维生素C。

豆腐蛋汤：煮熟的蛋黄1/2个、海味汤1/4、豆腐少许。把蛋黄和海味汤一起放入，然后上火煮，边煮边搅，开锅后放少许豆腐即停火。

番茄猪肝汤：切碎的猪肝2小勺、

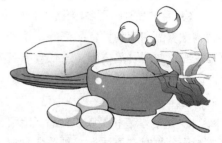

番茄2小勺、葱头1小勺、盐少许。把番茄剥皮并切碎；将切碎的猪肝和切碎的葱头同时放入锅内，加水或肉汤煮，然后再加入番茄和少许盐。

胡萝卜汤：取新鲜胡萝卜150~200克，切成大块，放入锅中煮烂后，用漏勺捞出，挤压成糊状，再放回原汤中煮沸，用白糖调味，每隔数天喂宝宝一次。胡萝卜中含有多种氨基酸以及丰富的维生素A，对组成人体骨骼、神经细胞、红细胞有益。

> **ᘒ 妈咪宝贝 ᘒ**
>
> 不要做汤泡饭给宝宝吃，可以先让宝宝喝些汤，再开始吃饭。如果将汤和饭混在一起，宝宝不经咀嚼就吞咽食物，会大大增加胃的负担，长此以往，宝宝在很小的年龄就可能生胃病。

制作宝宝食物如何搭配更营养

在给幼儿的饮食制作中应这样搭配食物：

❶ 采取几种不同颜色的食物搭配在一起烹调。如什锦煨饭：可用鲜豌豆（绿色）、胡萝卜（红色）、鸡蛋（黄色）、虾仁（白色）加调味品制成。

❷ 同一类食物也要采取不同的烹制方法调味及少量食品搭配，避免食物单一化，使宝宝厌食。例如鸡蛋可以蒸蛋羹，上加少许肉末；煮水泡蛋时加碎番茄；蛋花粥中加蚕豆泥；蒸蛋糕时加葡萄干等，均可引起宝宝的食欲。

❸ 搭配食物要注意营养素含量。要尽量选择营养素含量高的食物，如虾皮紫菜汤中除包括蛋白质、脂肪、碳水化合物外，钙、磷、铁、碘的含量多，还含有少量维生素。尤以虾皮与紫菜中钙、磷含量多，能促进骨骼、牙齿的生长发育；蛋黄中铁含量多，能预防缺铁性贫血。这种搭配的食物既经济又实惠，宝宝容易消化吸收。

❹ 搭配食物要注意蛋白质的互补作用。动物蛋白质与植物蛋白质搭配在一起的生理价值高。如排骨黄豆汤的两种蛋白质互补后提高了营养价值，而且这两种食物含钙量都高，对宝宝的骨骼生长有利。

❺ 食物品种搭配多样化。可以将动物性食品和植物性食品搭配，粗细粮搭配，咸甜食品搭配，干稀食品搭配。既能增进食欲又能达到营养互补的作用。

❻ 适应季节和气候的食品。给宝宝制作食物时，要注意，夏季多吃清凉食品，冬季多吃温补食品。

> **ᘒ 妈咪宝贝 ᘒ**
>
> 虽然搭配食物能使食物营养更全面，但妈妈们也要注意食物的搭配禁忌，有些食物之间是相克的，不适宜搭配在一起吃，如水果不宜与海鲜同食。

宝宝吃饭喜欢"含饭"怎么办

含饭现象往往发生在幼儿期，主要是父母没有使他们从小养成良好的进食习惯，又缺乏机会多训练咀嚼。父母要有耐心，通过采取有效措施是能矫正过来的。

❶ 有的宝宝喜欢含饭，可能是饭菜做得不可口，宝宝根本就不喜欢吃。所以，妈妈在做宝宝食物时，应使食物品种多样化，粗细粮搭配，荤素搭配，色、香、味、形俱全。

❷ 不让宝宝吃过多的零食，宝宝平时吃太多零食就会影响正餐的进食量和进食态度。宝宝饮食应定时、定量，少吃或不吃零食，少吃甜食以及肥腻、油煎食品。

❸ 进餐时要保持轻松愉快且安全的气氛，如果环境过于吵闹会影响宝宝的正常进食，要么食欲不佳，要么边吃边玩，自然会养成将饭含在嘴里不咽下去的坏习惯。

❹ 改变饭菜的质地，适当地增加一点可以供宝宝咀嚼的、硬度适宜的食物，如馒头、饼干、肉丸等。这样的食品不仅可以满足宝宝的品尝需要，可以使食物在口腔中多停一段时间，又可以锻炼宝宝的咀嚼能力，使宝宝的食欲得到提高。

❺ 利用宝宝天生喜欢模仿的特质，父母可以在吃饭时故意多咀嚼给宝宝看，让宝宝跟着模仿，等到宝宝熟悉了咀嚼的感觉和味道，就会慢慢习惯自己咀嚼了。

> **❀ 妈咪宝贝 ❀**
>
> 如果宝宝实在不想吃，妈妈不要勉强，也不要让宝宝把饭含在嘴里，等到宝宝实在饿了，他就会吃了。

如何对待边吃边玩的宝宝

养成良好的饮食习惯

❶ 饭前1小时内不要给宝宝吃零食，宝宝平时吃零食不能吃得太多，一天两次为宜，一般在两顿主餐的中间可以给宝宝吃一些。热量也不能过高，尽量选择适合宝宝生长发育的零食，如酸奶、纯牛奶、饼干、山楂片等，可在饭后适当吃一点。

❷ 让宝宝养成定时定点吃饭的饮食习惯，固定餐桌和餐位。

❸ 将宝宝的餐位放在最靠内侧的位置，让宝宝不方便进出。

做出符合宝宝口味的菜肴

❶ 重视食物品种的多样化，饭菜花样经常更新，以引起宝宝的食欲。

❷ 食物要软、易咀嚼、松脆，而不要干硬，应使宝宝吃起来方便。

❸ 色彩鲜艳的食品更受宝宝的青睐，食物的温度以不冷不热、微温为宜。

营造良好的进餐氛围

❶ 营造舒适的饮食环境，创造开心、轻松、愉快的进餐气氛来引起宝宝的食欲。

❷ 家庭成员都共同遵守餐桌规矩，例如大家关注谁还没坐到餐桌边，让宝宝感受到不光是在用餐，还能愉快地享受用餐时光，围着餐桌边吃边交流情感。

❸ 饭前不要用强烈的言语训斥宝宝，若宝宝吃饭吵闹，应以正确的方法疏导，如告诉宝宝"吃饱饭了，妈妈就带你去公园玩，好吗"。当然这样的承诺或奖励方式不能长期用来哄宝宝吃饭，否则宝宝会形成依赖。另外，给宝宝许下的承诺一定要实现。

❹ 宝宝吃饱了，就不要再硬塞给他吃。

❺ 进餐时尽可能排除引发宝宝玩的因素，并尽可能将看电视与吃饭时间错开。这也需要妈妈能以身作则。

> ❧ **妈咪宝贝** ❧
>
> 如果宝宝吃到一半就开始玩，也可能表示他不想吃了，由于吃饱了，所以就开始玩。此时不可强迫他再吃，吃得太饱容易导致消化不良。

♥ 怎样防止宝宝偏食挑食

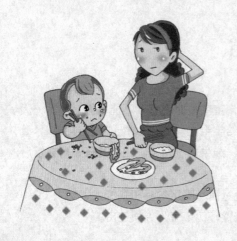

给宝宝选择食物的权利

妈妈可以在吃饭前和宝宝一起布置餐桌，让宝宝选择自己喜欢的餐具和座位，提高宝宝对进餐的兴趣与期待。

进餐时要有轻松的交流，如果妈妈发现宝宝不喜欢某种食物，妈妈可以采用一些建议的口吻或说话技巧。如"我们尝尝这个怎么样？""这个和那个拌着吃更好吃。""妈妈和宝宝一人一半好不好？"

注意：是允许选择，绝不是迎合宝宝的挑食。有些妈妈常常事先征求宝宝的意见，问他想吃什么菜，这无疑是教他学会挑食。允许选择一般是在宝宝自己提出不愿吃的时候。

食物设计和烹饪讲究技巧

当宝宝不喜欢某种食物时要分析烹调中是否有问题。如不要一连几天重复同一种食物，食物一定要有变化，可以将宝宝喜欢的食物和不喜欢的食物搭配起来；可以将食物做成可爱的卡通人，如将胡萝卜切小块后做成小人，再蒸、煎或煮熟。

用小故事启发宝宝

妈妈可以用小故事启发宝宝，例：某某就是吃了什么，才长得高，成了冠军；某某动画明星，很喜欢吃鸡蛋才有本事；小兔子那么喜欢吃胡萝卜所以才长得那么可爱的……以此来激发宝宝对食物的兴趣。

满足宝宝"自己吃"的欲望

如果宝宝想自己"吃"，要尽量满足他的愿望，给他一个属于他自己的小勺让他自己拿勺吃。其实，宝宝不会自己将饭放入口中，妈妈可以趁宝宝不注意的时候，喂宝宝一勺饭，而宝宝呢，仿佛是自己吃到了食物，会很高兴。

> **妈咪宝贝**
>
> 当宝宝吃饭感觉香甜、不挑食时，妈妈要有关心和高兴等积极反应，并给予表扬，以达到强化的目的。

🖤 给宝宝吃什么水果好，吃多少

吃水果要讲究时间

吃水果的最佳时间应在两餐之间，或是午睡醒后，吃一个苹果或橘子。妈妈不要一大早就在餐桌上摆放一些水果，供宝宝在餐后食用，认为这时吃水果可以促进食物的消化。其实，对于正在生长发育中的宝宝并不适宜，容易导致便秘。另外，餐前餐后都不宜给宝宝吃水果，餐前吃会影响宝宝正餐的摄入，餐后吃容易导致肥胖。

根据宝宝体质选对水果

不是所有水果宝宝都能吃，应挑选与体质、身体状况相宜的水果。

偏热体质：容易便秘的宝宝，最好吃寒凉性水果，如梨、西瓜、香蕉、猕猴桃等，可以败火。

虚寒体质：可多吃荔枝、桂圆、桃、番石榴、榴莲、杏等温热水果。

缺乏维生素A、维生素C：多吃杏、甜瓜及柑橘，能给身体补充大量的维生素A和维生素C。

感冒、咳嗽：梨性寒、生津润肺，梨加冰糖炖水喝，可以清肺热，但宝宝腹泻就不宜吃梨。

体重超标：要注意控制水果的摄入量，或者挑选那些含糖较低的水果。

种类数量要控制

每天最好能吃到不同的水果，但最好不超过3种，分两次吃，并控制摄入量。各种颜色的水果都要吃。太甜的如荔枝、香蕉、西瓜、哈密瓜等瓜类水果，比较胖的宝宝不应该多吃，因为所含糖分多、热量高。有些水果不宜空腹食用，如香蕉、荔枝、柿子、橘子、山楂。

> **妈咪宝贝**
>
> 水果要清洗干净，在清水中浸泡30分钟或用淡盐水浸泡20分钟，再用流动水冲净；有些水果在食用前要用毛刷刷干净，不能在水龙头下冲冲了事，如桃子。

❧ 给宝宝吃水果的注意事项

喝果汁不能代替吃水果：果汁与水果相比，最大的不足在于纤维素的严重缺失。买来的现成果汁中一般都含有各种添加剂，不可与新鲜水果相提并论。即使是自己鲜榨的果汁，固体残渣往往也浪费掉了，而正是这些残渣含有丰富的纤维素。

不宜多吃罐头水果：罐头在制作中，都加入了一定量的添加剂、人工合成色素，如甜味剂、香精、防腐剂等。常吃罐头食品，势必加重身体器官解毒、排泄的负担，时间长了会影响宝宝的身体健康。

过敏体质宝宝享受水果：对过敏症状较轻的宝宝来说，可以在食用水果前先削皮或将水果放在微波炉里加热30秒，使致敏成分被分解破坏，并且不会让水果熟透。或将水果切开，在空气中放置一会儿，产生氧化反应后，其致敏性也可降低。

喝完牛奶不要立刻吃酸性瓜果：如柑橘、柠檬等，因为果酸与牛奶中的蛋白质相遇后会发生凝固，影响柑橘中营养素的吸收，所以喝牛奶前后1个小时内最好不要让宝宝吃水果。

吃水果是否削皮：通常果皮中的维生素C含量比果肉多，从获取维生素C的角度讲，带皮吃好。但考虑到水果可能被喷打农药、催熟、上蜡等，安全起见还是削皮吃好。

烂水果削掉腐败部分也不能吃：因为在腐败过程中产生的有害、有毒物质会污染尚未发生病变的果肉，是肉眼看不到的，有些真菌及其毒素还具有致癌作用，食用后对人体有害。

❧ 春天防感冒，多吃红色蔬果

春天到了，气温节节攀升。不过，早春的天气还是很冷的。这个季节，宝宝也是最易生病的，其中以感冒、咳嗽等呼吸道疾病居多。宝宝容易感冒常常与缺少维生素A有关，不妨吃一些富含维生素A的红色水果和蔬菜。

宝宝爱上红色蔬果，春天不感冒

首先，胡萝卜能提供丰富的维生素A，并具有促进机体正常生长、维护上皮组织、防止感冒及保护视力的作用。因此，可将胡萝卜榨成汁，再加上几滴蜂蜜，宝宝会十分喜欢。

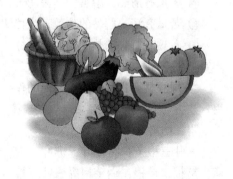

其次，番茄脐小肉厚，汁多爽口，富含维生素A、维生素C、维生素B_1、维生素B_2以及胡萝卜素和钙、磷、钾、镁、铁、锌、铜和碘等多种元素，还含有蛋白质、糖、有机酸、纤维素等。不过，不要给宝宝吃生番茄，因为生番茄会使胃酸大量分泌，造成宝宝胃部不适。

此外，红枣、红苋菜等也是不可多得的红色果蔬，这些食品中富含的胡萝卜素能参与合成维生素A，对人体上皮组织和呼吸道黏膜等都有很强的保护作用。

有了红色果蔬里众多维生素的呵护，再加上早晚一杯牛奶，偶尔喝上一碗暖暖的鸡汤和鱼汤，相信宝宝一定会过得既健康又愉快。

不要因为害怕宝宝受凉感冒，就天天把宝宝关在屋子里，适度的户外活动能增加人体抵抗力，预防感冒。

◆ 夏季炎热，如何通过饮食给宝宝降暑

❶ 吃好三餐的主食，保证营养供给。

❷ 适当喝矿泉水、冷茶、牛奶、苹果汁等饮料，及时补充水分，防止中暑。

❸ 适当多吃水果蔬菜，特别是多吃水分多的品种，如西瓜、黄瓜和番茄等。

❹ 寒凉饮食有利于解暑，但要适度。若主食是凉的，汤也是凉的，水和饮料全都是凉的，势必损伤小儿脾胃。要防止寒凉过度损伤小儿脾胃，尤其对于患病小儿更要注意。

❺ 西瓜是盛夏美味，既香甜可口，又清凉解暑，瓜皮亦可炒菜、做馅食用，还可煮水饮用。

❻ 丝瓜能消暑解热，做汤与炒菜均可。

❼ 冬瓜有清热、解暑、利尿功效，可炒菜或煮汤食用。

❽ 苦瓜有清热解暑的功效，凉拌清炒均可。

❾ 黄瓜有解暑清热的功效，水分丰富，生吃与熟吃皆可。

❿ 绿豆具有良好的防暑降温的作用，熬粥与煮水均可。

附：防暑降温秘方

三叶三根茶：将荷叶、苏叶、薄荷、葛根、芦根、白茅根等三叶三根共同煮水当茶饮，可以解暑防暑。

夏天天热，但不要给宝宝喝成人饮料，如咖啡、可乐、汽水等，这些饮料对宝宝的生长发育有害。

◆ 立秋后宝宝应多吃的9种食物

莲藕：鲜藕能使宝宝清热生津，润肺止咳，尤其适合上火的宝宝，对防治秋燥有独特的效果。怎么吃？6个月以上的宝宝可以将藕蒸熟做成藕泥吃，1岁以上的宝宝可以将藕炒着吃，2岁以上的宝宝就可以将藕凉拌着吃，也可以把海带、莲藕和排骨放在一起给宝宝煲汤喝。

芋头：芋头口感细软，绵甜香糯，营养价值近似于土豆，易消化，能提高宝宝的抵抗力。怎么吃？可以将芋头煮熟或者蒸熟，捣成芋头泥给宝宝吃，也可以把芋头蒸熟，捣成泥和在面粉里，做成芋头饼给宝宝吃。

百合：百合有良好的营养滋补作用，而且有润肺、止咳、清新安神的功效，还能提高宝宝的睡眠质量，让宝宝睡得更香甜。怎么吃？百合可煮粥、煮糖水、蒸和炒，百合银耳粥具有滋阴润肺、健脾生津的作用。

鸭肉：鸭肉味甘、咸，性微凉，清虚热。秋天容易上火、燥热、咽干口渴的宝宝可以适量食用鸭肉，起到清补作用。怎么吃？可以将鸭肉做成鸭汤给宝宝吃，也可以用鸭汤煮粥给宝宝吃，大一点的宝宝可以吃板栗焖鸭，板栗有滋阴补肾、强身健骨、益胃平肝的功效，与鸭肉同食相得益彰。

萝卜：萝卜能够调理脾胃，对秋季常见的消化不良、风热型感冒、扁桃体炎、咳喘多痰、咽喉痛等疾病也有辅助治疗作用。怎么吃？对于小一点的宝宝，可以将萝卜炖得烂烂的，对于大一点的宝宝，就可炖可炒了，不过生着吃是最好的。

南瓜：南瓜所含的β－胡萝卜素，可由人体吸收后转化为维生素A，对于保护宝宝的眼睛很有帮助。怎么吃？南瓜的营养价值较高，除做成汤、糊外，还可以煮粥、蒸食、熬制、煮饭等。

木耳：木耳的铁元素含量非常丰富，可以改善宝宝的缺铁性贫血。怎么吃？白木耳具有滋阴、润肺、生津的作用，加上冰糖熬水炖服就是一种理想的滋阴润肺佳品，可以用来调理宝宝秋季的肺燥干咳。黑木耳的常见吃法为生炒、蒸和煮汤，最好与猪肉猪肝或禽类一起烹调，既营养又美味。

菜花：菜花的维生素C含量极高，不但有利于宝宝的生长发育，更重要的是能提高人体免疫功能，增强体质，增加抗病能力。怎么吃？对于小一点的宝宝可以将菜花煮烂捣成泥加一点盐给宝宝吃，对于大一点的宝宝可以将番茄与菜花同炒，味道酸甜，营养丰富。

蜂蜜：蜂蜜是一种营养丰富的天然滋养食品，也是最常用的滋补品之一。在秋天吃蜂蜜，可以防止"秋燥"对宝宝的伤害，起到润肺、养肺的作用。怎么吃？每天早、晚空腹用25克，以不超过60℃的温开水冲服。

> **妈咪宝贝**
>
> 秋天要多喝白开水，饭桌上多一点汤水和蔬菜，少一点油腻和荤菜。

哪些食物有助于宝宝长高

很多妈妈都会问"有没有什么食物能有效地让宝宝身体长得更高"？如果真有这种食物，那世界上就没有矮人了。但要注意均衡饮食，不挑食，按时吃饭，并注意适量多吃下面5种食物，对宝宝长高非常有利。

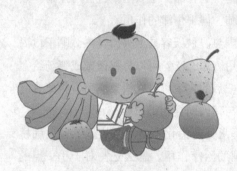

黑大豆：大豆是公认的高蛋白食物，其中黑大豆的蛋白质含量更高，是有利于成长的好食品。做米饭时加进去，或者磨成豆浆喝都可以。

鸡蛋：鸡蛋是最容易购买到的高蛋白食物。很多宝宝都喜欢吃鸡蛋，特别是蛋清中含有丰富的蛋白质，非常有利于宝宝的成长。有些妈妈担心蛋黄中含有的胆固醇对宝宝不好，其实处于成长期的宝宝不用担心胆固醇值，每天吃1～2个鸡蛋是比较合适的。

牛奶：牛奶中富含制造骨骼的营养物质——钙，而且容易被处于成长期的宝宝吸收。虽然喝牛奶不能保证一定会长高，但是身体缺乏钙质肯定是长不高的。所以多喝牛奶是不会有坏处的。每天喝3杯牛奶就可以摄取到成长期必需的钙质。

胡萝卜：胡萝卜富含维生素A，能帮助蛋白质的合成。宝宝一般不喜欢吃整块的胡萝卜，所以可以做成不同的菜肴。比如榨汁喝，如果不喜欢胡萝卜汁，可以跟苹果一起榨汁中和胡萝卜的味道。此外，做鸡肉、猪肉、牛肉时可以把胡萝卜切成细丝一起炒，这样不仅可以调味，营养也更丰富。

菠菜：菠菜中富含铁和钙。很多宝宝都不喜欢吃菠菜，所以不要做成凉拌菜，可以切成细丝炒饭，或者加在紫菜包饭里面。

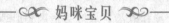
妈咪宝贝

妈妈不要盲目听信广告，给宝宝吃所谓的能促进长高的"生长激素"或"补品"，这类激素类药物对一般的矮个宝宝无效，而且还会给宝宝的身体带来副作用。

哪类宝宝可以用生长激素长高

很多父母想给宝宝服用生长激素，以使宝宝长得更高，但生长激素对于一般的宝宝来说没用，还会产生副作用。那么哪些宝宝可以通过服用生长激素来长高呢？

国际上对于适用生长激素疗法的患儿有严格的界定：

❶ 出生时为低体重儿。对于宫内生长受限所致出生的低体重儿，生长激素可帮助其加速生长，向正常儿身高追赶。

❷ 特发性矮身材。矮小儿中还有一部分属于目前尚难确定病因机制的特发性矮身材（ISS），这类小儿的身高低于正常身高参比值2个标准差，呈均匀矮小。他们出生时体重正常，无内分泌功能失常等，如不进行治疗，大部分患儿至成人时仍是矮身材，对这类小儿应用生长激素进行治疗观察，已取得较满意的效果。

❸ 患有某些疾病。患其他一些疾病如软骨发育不全，可酌情使用。还有肾病综合征等由于采用激素治疗，从而对体内的生长激素造成抵抗，影响了生长发育，故也可用生长激素治疗。由先天性卵巢发育不良综合征、慢性肾功能衰竭、宫内生长受限等所造成的矮身材，也已被公认是生长激素治疗的适应症。

❹ 经过多次严格的抽血检查，确定是生长激素缺乏者。要确定一个矮小儿是否应该和可能使用生长激素进行干预治疗，首先必须由专业医务人员进行体格检查、骨龄测定、必要的内分泌功能检测。个别患儿还需进行遗传学分析和影像学（B超、CT、MRI）检查，以明确导致矮身材的原因，严格掌握治疗适应症。

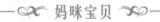

妈咪宝贝

不是以上所指出的几种特征的小儿，不要使用生长激素，否则会出现肢端肥大症，即下颌变长，手指、脚趾变长，但是身材不增长的情况。即使有上述特征的小儿，也应在医生指导下使用生长激素。

🔹 宝宝能喝市售的饮料和水吗

宝宝适合的饮用水里面，白开水的老大地位是无可取代的；除此之外呢，市场上花样繁多的饮料，如可乐、雪碧、矿泉水、果汁、娃哈哈等，让爸爸妈妈眼花缭乱，到底它们对宝宝的身体健康有什么影响？

酸奶：酸奶含有丰富的钙、维生素C和多种B族维生素及各种幼儿成长所需要的营养物质，是宝宝成长所必需的。不过，专家提醒，酸奶品质良莠不齐，很多是酸奶口味的饮料，对宝宝的生长发育没有什么好处，妈妈在选择上要注意。

果汁饮料：果汁中富含维生素，对宝宝身体有益。但需要注意有些果汁中添加的糖分含量很高，容易导致宝宝长蛀牙，甚至患糖尿病。所以，给宝宝喝果汁时，要控制好量，每天不要超过150毫升，而且最好选用纯果汁。

碳酸饮料：宝宝一般都喜欢喝可乐、雪碧等饮料，但是父母最好不要让宝宝喝这类饮料。首先碳酸饮料容易产生气体，使宝宝腹胀，影响正餐的摄入；其次，可乐含咖啡因，小孩摄入过多咖啡因，会引起烦躁不安、食欲下降、失眠、记忆力降低，而且还会影响宝宝对维生素B_1的吸收，引起维生素B_1缺乏症。

矿泉水：目前，矿泉水消费者普遍具有盲目性。一些父母没有搞清楚每种矿泉水的成分并不相同，其保健作用也不相同，而是将矿泉水当成普通解渴饮料让宝宝喝，盲目认为矿泉水比自来水好，这是一种误解。小孩如果常年饮用，将会对健康造成不利影响。

> **妈咪宝贝**
>
> 妈妈要从小就克制宝宝喝除白开水、鲜榨果汁以外的饮料和水，尤其是碳酸饮料，对宝宝的健康成长有害无益。

🍴 宝宝怎样吃鱼更健康

鱼肉营养丰富，这是众所周知的，宝宝多吃鱼能变得聪明这也是被证明了的事实。但鱼的种类繁多，宝宝的肠胃又很脆弱，宝宝应该怎样吃鱼才更科学呢？

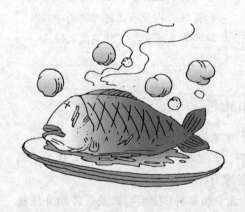

❶ 鱼类的选择

具体说淡水鱼好，还是海水鱼好，应该说各有利弊。海水鱼中的DHA（俗称"脑黄金"）含量高，对提高记忆力和思考能力非常重要，但其油脂含量也较高，个别宝宝消化功能发育不全，容易引起腹泻等消化不良症状。淡水鱼油脂含量较少，精致蛋白质含量却较高，易于消化吸收。只不过，淡水鱼通常刺较细、小，难以剔除干净，容易卡着宝宝，一般情况下，1岁以上才适合吃。

带鱼、黄花鱼和三文鱼非常适合宝宝，鲈鱼、鳗鱼等也不错。

❷ 鱼肉的烹调方式

鱼肉对宝宝虽好，但还是需要讲究烹调方式。妈妈最好采用蒸、煮、炖等方式，不宜采用油炸、烤、煎等方法。另外还可以将鱼做成鱼丸，这种吃法比较安全、清淡，而且味道鲜美，无论是哪种鱼都可以做。

具体做法：将鱼肉剁细，加蛋清、盐调成茸。锅内添水烧开，将鱼茸揉成丸子，逐个下锅内煮熟，再加入少许精盐、葱花即可。

给宝宝做鱼时可添加蔬菜作为配菜，既增加口感又均衡营养。炖鱼时，不妨搭配冬瓜、香菇、萝卜、豆腐等。但要注意，口味不应过咸，更不要添加辛辣刺激性调料，鸡精和味精也要少放。

> **━━ ❦ 妈咪宝贝 ❦ ━━**
>
> 很多妈妈只给宝宝喝鱼汤不吃肉。其实鱼汤的营养都在鱼肉中，正确的吃法是既吃肉又喝汤。

❦ 吃蔬菜的一些注意事项

❶ 有绿叶的蔬菜蒸煮时间不宜过长。

蔬菜的绿叶中含有硝酸盐，如果蒸煮时间过长，硝酸盐会变成亚硝酸盐，容易产生食物中毒的现象。例如韭菜，最好做现吃，不能久放。另外，消化不好的宝宝最好不要吃韭菜。

❷ 食用胡萝卜素不宜过多。

虽然胡萝卜素很有营养，但是一旦过多食用，宝宝可能会出现不愿意吃东西、爱发脾气等症状，严重者还可能睡不好，甚至出现说梦话、夜惊等现象。

❸ 豆芽菜一定要炒熟。

豆芽菜营养丰富，是为宝宝补充营养的好选择，但是豆芽菜一定要炒熟，否则宝宝吃了以后可能会产生腹泻、呕吐等不良反应。

❹ 餐前不吃番茄。

如果在餐前食用番茄，宝宝可能会产生腹痛和胃部不适等病症，这是因为餐前吃番茄会使胃酸浓度提升，引起胃扩张。因此，番茄适合餐后食用，可使胃酸和食物混合，从而大大降低酸度。

❺ 宝宝不宜过多食用含有草酸的蔬菜。

含有大量草酸的蔬菜：菠菜、韭菜、苋菜、苦瓜等含有大量的草酸，在人体内不易吸收，并且会影响食物中钙的吸收，可导致宝宝骨骼、牙齿发育不良。如果非要给宝宝喂食，可以先焯水再烹调。

> **━━ ❦ 妈咪宝贝 ❦ ━━**
>
> 有的妈妈看见宝宝不喜欢吃蔬菜而喜欢吃水果，于是就用水果代替蔬菜喂食宝宝，这是不行的。虽然水果中的维生素量不少，足以代替蔬菜，然而水果中钙、铁、钾等矿物质的含量却很少。

日常生活照料

🔹 规律宝宝的作息时间

宝宝如果很小的时候，生物钟就被打乱，作息没有规律，有晚上不睡、早上不起的坏毛病，那么宝宝将来会很难适应幼儿园或学校生活。妈妈应该从小就为宝宝建立生活时间表，这样会让宝宝每天在同一时间想做同一件事情，慢慢形成习惯。

6：30～7：00　起床，大、小便

7：00～7：30　洗手，洗脸

7：30～8：00　早饭

8：00～9：00　户内外活动，喝水，大、小便

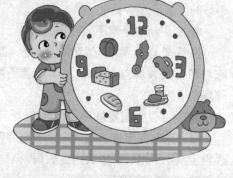

9：00～10：30　睡眠

10：30～11：00　起床，小便，洗手

11：00～11：30　午饭

13：00～13：30　户内外活动，喝水，大、小便

13：30～15：00　睡眠

15：00～15：30　起床，小便，洗手，午点

15：30～17：00　户内外活动

17：00～17：30　小便，洗手，做吃饭前准备

17：30～18：00　晚饭

18：00～19：30　户内外活动

19：30～20：00　晚点，洗漱，小便，准备睡觉

20：00～次日早晨　睡眠

妈咪宝贝

宝宝作息无规律常常是受父母作息规律的影响，如父母因为看电视、在家加班不休息等，都会影响宝宝的作息习惯。当宝宝在正常时间没有醒来时，父母可及时将其叫醒，并用有趣的活动打消宝宝的睡意。

❀ 宝宝晚上不肯睡觉如何哄

如果认为宝宝1岁多了，晚上入睡也相对容易了，那可就错了。这个时期的宝宝越发喜欢对妈妈撒娇。可以说，这个时候的宝宝几乎没有在妈妈给他换上睡衣，盖上被子就安安静静入睡的。他们普遍会闹着要妈妈陪在身边睡，或吮吸妈妈的奶头，或摸着妈妈的头发、耳朵等才能入睡。那么，妈妈到底应不应该满足宝宝，以帮助他安心入睡呢？

尽管这个时候宝宝已经能独立玩耍了，但在宝宝的内心深处，仍然有一种对妈妈割舍不断的依恋。这种依恋常表现为把妈妈拉到自己的身边。作为妈妈如果拒绝宝宝的这种依恋，强行要求宝宝自己去睡，宝宝不但不会听话，还会产生仇恨心理，导致宝宝性格上的叛逆与霸道，这对宝宝的生长发育是不利的。因此，入睡前，宝宝想让妈妈在身边的话，妈妈就应该高兴地满足宝宝，让宝宝安心、快速地进入梦乡。在母子同睡一室的情况下，这样才是自然的。

如果洗澡能使宝宝快点入睡的话，就给宝宝洗完澡再让他睡。入睡前吮吸手指的宝宝较多，但是，如果陪着宝宝睡的妈妈一开始就握着宝宝的手的话是可以预防的。这多半是由于强迫宝宝自己睡觉而养成的习惯。而一旦吮吸手指成癖，妈妈也不必紧张，只要躺在宝宝身边陪着宝宝，宝宝就能很快入睡，因而吮吸手指的时间也就变短了。

---ⓢ 妈咪宝贝 ⓢ---

宝宝如果睡午觉，晚上入睡的时间就会相应地推迟。睡了午觉的当天晚上，最好不要让宝宝睡得太早。在被子里躺着不能入睡，时间一长，宝宝就会或是吮指，或是嚼被角儿。最好是在宝宝到了特别困的时候才让他上床睡觉。

❀ 宝宝睡软床好还是睡硬床好

目前，随着人们生活水平的提高，家具不断更新替换，木板床被舒适、造型美观的沙发软床或弹簧床等代替。做妈妈的为了让宝宝睡得好、睡得舒服，往往会挑选类似沙发或弹簧软床那样松软的床给宝宝，还有的妈妈为宝宝特制了一个比较软的床——在床上铺上一些软垫子，认为宝宝睡软床，不会碰伤宝宝的身体。其实这种做法是有害的，不利于宝宝的生长发育。因为婴幼儿脊柱的骨质较软，周围的肌肉、韧带也很柔软，由于臀部重量较大，平卧时可能会造成胸曲、腰曲减少，侧卧可导致脊柱侧弯，宝宝无论是平卧或侧卧，脊柱都处于不正常的弯曲状态。

不过，宝宝睡太硬的床也不好，会使翻身困难，导致身体某一部位的压迫，久而久之会形成驼背、漏斗胸等畸形，不仅影响宝宝体形美，而且更重要的是妨碍内脏器官的正常发育，对宝宝的危害极大。

可见，床铺太硬、太软皆不宜。理想的床铺应该是软硬适中为宜，以在木板床上铺垫约10厘米厚的棉垫的软硬度为最佳。这样厚的棉垫能适应人体表面曲线的需要，保持脊椎的挺直和正常的生理弧度，对睡眠和健康都有益处。

> **∽ 妈咪宝贝 ∾**
>
> 床铺宜稍宽大。一般来说，其长度比宝宝长20～30厘米，宽度比宝宝宽30～40厘米，这样睡觉时，宝宝可以随意伸缩活动，舒展筋骨，有利气血流通。

❤ 如何防止宝宝尿床

1～2岁宝宝夜间尿床是正常生理现象，为减少夜间尿床的次数，使宝宝2～3岁以后不再尿床，可采用以下办法预防宝宝尿床：

❶ 避免过度疲劳。

过度疲劳会导致宝宝夜间睡得太熟，夜间睡眠太熟的宝宝，白天一定要睡2～3小时。睡前不宜过度兴奋，必须小便后再上床睡觉。

❷ 晚餐不要太咸，餐后要控制汤水。

晚餐不要吃得太咸，否则宝宝会不断地想喝水，水喝多了势必会造成夜尿多；晚餐要少喝汤，入睡前1小时不要让宝宝喝水；上床前要让宝宝排尽大小便，以减少入睡后尿量。

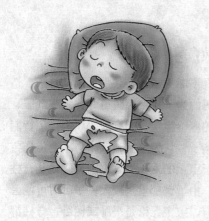

❸ 夜间把尿。

夜间要根据宝宝的排尿规律及时把尿，把尿时要叫醒宝宝，在其头脑清醒的状况下进行。随着宝宝年龄增长，应培养宝宝夜间能自己叫妈妈把尿的能力，夜间小便的次数，也可逐渐减少或不尿。到1～2岁时，一般宝宝隔3小时左右需排一次尿，每晚把尿2～3次即可。

❹ 训练宝宝控制排尿。

白天要训练宝宝有意控制排尿的

能力，如当宝宝要小便时，可酌情让其主动等几秒钟再小便等。教宝宝排便时自己拉下裤子，也可培养有意控制排尿时间的能力。

> **∽ 妈咪宝贝 ∾**
>
> 　　夜间排尿时，一定等宝宝清醒后再要求宝宝排尿，很多5~6岁甚至更大些的宝宝尿床，都是由于幼儿时夜间经常在朦胧状态下排尿而形成尿床的习惯。

宝宝养成午睡习惯很重要

　　足够的睡眠，能使宝宝精神活泼，食欲旺盛，促进正常的生长发育。宝宝活泼好动，容易兴奋也容易疲劳，所以宝宝年龄越小睡眠时间越长，次数也越多。到了1岁半以后，白天还需睡一次午觉。因宝宝活动了一个上午，已经非常疲劳，在午后舒舒服服地睡一觉，使脑细胞得到适当休息，可以精力充沛、积极愉快地进行下午的活动。午睡对于1~3岁的宝宝来说是必不可少的。

　　然而，父母常常因宝宝不愿意午睡而伤透脑筋。这就要找一找原因，并采取相应的措施。如果宝宝每天早上睡懒觉，到了午后还不觉疲劳，自然不肯午睡。父母要注意调整宝宝的睡眠时间，早上按时起床，上午安排一定的活动量，宝宝有疲劳感就容易入睡了。

　　父母应在固定的时间安排宝宝午睡，节假日带宝宝上公园或到亲戚朋友家做客，也不要取消午睡。当然，父母不可用不正确的方法强制宝宝午睡，会使宝宝产生反感，而应该是耐心地加以提醒："该午睡了，睡醒再玩。"

　　如果家里环境不够安静也会影响宝宝的午睡。这就要求父母能为宝宝创造一个安静的、空气新鲜的睡眠环境，做到在宝宝午睡时不高声谈话或发出较大的响声，适当开窗，拉好窗帘。

> **∽ 妈咪宝贝 ∾**
>
> 　　刚开始培养宝宝睡午觉的习惯时，妈妈应陪宝宝一起午睡，这样宝宝就会认为午睡是每个人每天必做的事情，会比较容易接受。

宝宝不喜欢理发怎么办

　　很多宝宝都不爱理发，要哭闹。这个年龄的宝宝不爱理发是很正常的现象。造成宝宝不愿意理发的原因有很多，如最开始理发师弄疼了他；洗头时水弄进眼睛、鼻子或耳朵里了；头发渣掉在身上，扎皮肤等。这些在大人看来无所谓的小细节，却成为宝宝记忆中不太愉快的经历，让宝宝对理发望而生畏。那么，有什么好的方法可以让宝宝乖乖理发吗？

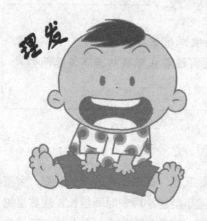

❶ 理发时，除了尽量避免以上情况出现外，还要消除宝宝的恐惧心理。可以带宝宝和其他小朋友一起去理发，并跟宝宝说"宝宝和哥哥一起剪头发，看谁更乖一些"。也可以妈妈和宝宝坐在一起理发，告诉宝宝理发不可怕。宝宝不愿意理发时，千万不要强迫，这样更会加重宝宝对理发的恐惧心理，也不利于心理健康。

❷ 妈妈可以自己买一套理发工具，让宝宝最喜欢最亲近的人——妈妈给他理发，奶奶在旁边拿着玩具吸引他的注意力，一般很顺利就能把头发理好。关键是妈妈之前要学会比较好的理发手法，以免弄疼宝宝，适得其反。

❸ 经常带宝宝去一家固定的理发店，与理发师熟悉熟悉，消除陌生感。去理发之前要告诉宝宝理完发之后他会变得更神气，理完之后还要说些"真帅，真好看"之类赞美的话。妈妈和家人还可以和他一起，比比理完后谁更漂亮一些。宝宝渐渐就会把理发和愉快的感觉联系在一起，再也不会哭闹反抗了。

> **妈咪宝贝**
>
> 父母对不爱理发的宝宝要多启发，进行耐心教育，千万不可用强制手段，如用胳膊夹住宝宝，按住脑袋等给宝宝理发，这样做，只能增加其恐惧及厌烦心理。

🔥 宝宝经常上火怎么办

宝宝上火是很常见的，如嘴角溃烂、腹痛还有大便秘结，虽然不是大病，可是也会影响宝宝的生长发育，尤其天气干燥、炎热，都会不约而同引起上火。所以，妈妈要在日常生活中细心地呵护宝宝，以防宝宝上火，影响生长发育。

❶ 保证宝宝睡眠充足，幼儿睡眠时间稍长，一般为12个小时左右。人体在睡眠中，各方面机能可以得到充分的修复和调整。

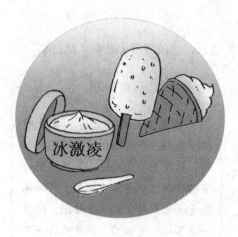

冰激凌

② 培养宝宝良好的进食习惯，不挑食、不偏食，并注意多给宝宝吃一些绿色蔬菜，如：卷心菜、菠菜、青菜、芹菜。蔬菜中的大量纤维素可以促进肠蠕动，使大便顺畅。

③ 平时多注意控制宝宝的零食，不给或少给宝宝吃易上火的食物，如：油炸、烧烤食物。少吃瓜子、花生或荔枝。尽量少喝甜度高的饮料，最好喝白开水。

④ 让宝宝养成良好的排便习惯，每日定时排便1~2次。肠道是人体排出糟粕的通道，肠道通畅有利于体内毒素的排出。

⑤ 秋冬季节天气干燥，易上火，应该注意及时补充水分，要多喝水，保证每天在8杯以上。

⑥ 在炎热季节，可给宝宝喂些绿豆汁或绿豆稀饭，给较大宝宝适当吃些冷饮，如冰激凌、雪糕等。此外，服些清热降火的中成药或煎药如夏菊冲剂、荷叶、紫苏、荸荠等，不仅可以清热降火，而且可以补脾养胃。

⑦ 父母不要想当然地给宝宝食用各种补品，以免燥热上火。

> ～◎ 妈咪宝贝 ◎～
>
> 如宝宝患上疱疹性口炎或溃疡性口炎，妈妈需及早带宝宝看医生。

🝂 如何训练宝宝自己吃饭

① 如果宝宝总喜欢抢着拿勺子的话，妈妈可以准备两把勺子，一把给宝宝，另一把自己拿着，让他既可以练习用勺子，也不耽误把他喂饱。

② 教宝宝用拇指和食指拿东西。

③ 给宝宝做一些能够用手拿着吃的东西或一些切成条和片的蔬菜，以便他能够感受到自己吃饭是怎么回事。如：土豆、红薯、胡萝卜、豆角等，还可以准备香蕉、梨、苹果、西瓜（把籽去掉）、熟米饭、软的烤面包、小块做熟了的嫩鸡片等。

④ 1岁左右的宝宝最不能容忍的就是妈妈一边将其双手紧束，一边一勺一勺地喂他。这对宝宝生活能力的培养和自尊心的建立有极大的危害，宝宝常常

报以反抗或拒食。

❺ 宝宝并不见得一定是想要自己吃饱饭，他的注意力是在"自己吃"这一过程，如果只是为了训练他自己吃饭，不妨先喂饱了他，再由着他去满足学习和尝试的乐趣。

❻ 千万不要给宝宝吃可能会呛着他的东西，最好也别让他接触到这些东西，如：圆形和光滑的食物（整个葡萄）或硬的食物（坚果或爆米花）。

❼ 1岁多的宝宝基本上可以吃成人吃的饭菜了。妈妈做饭时，在准备放盐和其他调料之前，应该把宝宝的那份饭菜留出来。然后一起上桌，一家人坐在一起吃饭。

> **✖ 妈咪宝贝 ✖**
>
> 当宝宝自己吃饭时，要及时给予表扬，即使他把饭吃得乱七八糟，还是应当鼓励他。如果妈妈确实烦他把饭吃得满地都是，可以在宝宝坐着的椅下铺几张报纸，这样一来等他吃完饭后，只要收拾一下弄脏了的报纸就行了。

💧 怎样知道宝宝身高是否长得过慢

身高能否如意，取决于几个因素，首先是遗传因素，占70%，此外，取决于其他条件，包括运动、营养、环境和社会因素等。

出生后头3个月，平均每月长3.5厘米；出生后3～6个月，平均每月长2.0厘米；出生后6～12个月，平均每月长1.0～1.5厘米。宝宝出生第1年平均共长25厘米，第2年平均共长10厘米，第3年平均长8厘米。如果你的宝宝增长速度低于上述值的70%，那么可以判断为长得慢。

如何预测宝宝未来身高

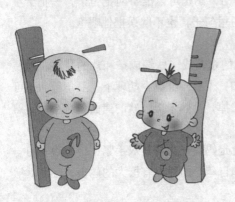

宝宝身高受遗传影响较大，从父母的身高可以一定程度上预测宝宝未来所能达到的身高。

【男孩】：未来身高（厘米）=（父亲身高+母亲身高）×1.078÷2

【女孩】：未来身高（厘米）=（父亲身高×0.923+母亲身高）÷2

从本公式可以看出遗传因素确定

了身高的可能性，但是如果后天其他的因素影响，身高还可能有增加或是减少6～7.5厘米的变化。

遗传因素对宝宝身高的影响不是绝对的，在遗传学上身高的遗传度为0.72，意思是说子女的身高有72%受遗传影响。那么还有其他哪些因素会影响宝宝的长高呢？后天因素，如饮食、运动、睡眠等。

> ## 妈咪宝贝
>
> 有的宝宝刚开始会长得慢些，只要妈妈给予的营养均匀，并经常进行户外运动，睡眠质量也较好，妈妈就不需要太担心。千万不可因为宝宝比同龄宝宝长得慢一些，就无限制地给宝宝吃大鱼大肉，营养过剩也是会抑制宝宝生长，使宝宝生长得过慢的。

🌱 春季——宝宝的"黄金生长期"

专家提醒，遗传确实决定了宝宝身高的大方向，但良好的后天环境也不容忽视。尤其在春季这个"黄金生长期"，父母更应该创造有利条件，为宝宝长个儿加把油。

儿童春季增高最快

据世界卫生组织的一项研究表明，少年儿童的生长速度在一年四季中并不相同，儿童在春季长得最快，尤其是5月份可长高7.3毫米，长得最慢的是10月，只有3.3毫米。

春季为什么有利于长高？据医生介绍，传统医学理论强调"春生夏长秋收冬藏"，春天是万物生长的季节，人体也不例外。春季人体新陈代谢旺盛，血液循环加快，呼吸消化功能加强，内分泌激素尤其是生长激素分泌增多，为正处于生长发育期的儿童创造了"黄金条件"。另外，春季阳光中的紫外线含量是所有季节中最高的。紫外线对于骨骼的生长发育同样有益，因为无论是食物中的维生素D，还是人体皮肤组织中的维生素D，只有经过紫外线的照射转化才能被人体吸收，从而促进胃肠道对钙、磷的吸收，为骨骼的生长发育提供充足的钙、磷。

因此，要想让宝宝长得更高，应抓住春季这一黄金季节，在营养、睡眠、运动等方面加强护理。

> ## 妈咪宝贝
>
> 人在一生中身高有两个快速发展的阶段，一个是婴幼儿时期，主要是在6个月之前：1～3个月平均长3.5厘米，4～6个月平均长2厘米；另一个时期是进入青春期。因此把握住婴幼儿期后天的各种因素，宝宝还是能够长高的。

🐳 宝宝囟门还没闭合有问题吗

囟门就是宝宝颅骨间还没有完全骨化的部分，包括前囟门和后囟门两部分。不过我们通常说的囟门大多是指前囟门。前囟门是指两块额骨、顶骨间形成一个无骨的，只有脑膜、头皮及皮下组织的菱形空间，其外观平坦或稍微下陷，常可以看到它会随着宝宝脉搏的跳动而跳动。

正常情况下，宝宝头顶的囟门一般在12~18个月闭合。囟门的闭合是反映大脑发育情况的窗口，如果宝宝的囟门在6个月之前闭合，说明宝宝可能小头畸形或脑发育不全；在18个月后仍未闭合，可能是疾病所引起的，父母需重视。

如果宝宝到了18个月大时，囟门还是没有闭合，父母就应该请医生帮宝宝仔细检查一下，以便找出病因及时治疗。最常见的原因是维生素D缺乏引起的佝偻病（俗称软骨病）。建议这时，父母请儿科医生检查一下，看看有无其他佝偻病的迹象，如头部呈四方型、双肋串珠状突起、腿脚呈"O"形或"X"形、手腕或脚踝肿起等。佝偻病宝宝还常常伴有烦躁、易怒、睡不安稳、出汗多等表现，学坐、站立和走路等动作也会迟一些。

单纯佝偻病引起的囟门迟闭，在治好佝偻病后不影响智力。若囟门迟闭是由于脑积水引起的话，智力会明显低下。脑积水除囟门大外，还会有大头、颅缝分离、头皮静脉曲张、双眼珠下沉和智力低下等表现。另外，患有甲状腺功能低下、侏儒症等疾病的孩子，前囟门闭合也会延迟。

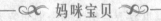

妈咪宝贝

如果检查确诊为佝偻病，可用维生素D和钙剂治疗，平时应适当多晒太阳。

🐳 宝宝长倒睫毛如何处理

小儿长倒睫毛非常常见。由于婴幼儿脸庞短胖，鼻梁骨尚未发育，眼睑（俗称眼皮）脂肪较多，睑缘较厚，容易使睫毛向内倒卷，造成倒睫。一般的小儿长倒睫毛是无害的。随着宝宝年龄的增大，脸形的变长，鼻骨的发育，多数的倒睫是可以恢复正位的，父母们不必为此太过担忧。但是如果倒睫毛刺激眼球很难受，甚至导致结膜充血、发炎等时可以前往医院进行治疗。

提醒：宝宝倒睫切忌自行拔除或剪去，因为拔除睫毛不当往往会损伤毛囊和睑缘皮肤，造成睫毛乱生倒长和睑内翻；而经剪切的睫毛会越长越粗。如果发现宝宝的倒睫毛确实影响到了生活和健康，要前往医院让专科医生来进行治疗，倒睫毛的问题并不严重，一般前往正规医院眼科治疗即可。如果父母不放心，或者有另外的眼部问题想要咨询，可以选择较为知名的小儿眼科咨询就诊。

父母应注意到：宝宝喜欢揉眼，往往会使倒睫加重，父母要尽量制止；宝宝泪多，这与睫毛刺激有关，但必须与泪道阻塞相鉴别；宝宝容易患结膜炎，这是因为宝宝时常揉眼，把病菌带入眼内引起的。当宝宝患结膜炎时，要及时带宝宝上医院诊治。

父母可做的是：经常按摩宝宝的下眼睑，这对促进康复有一定好处，必须坚持下去。经常点一些抗菌素眼药水或眼膏（用药需遵医嘱），可减少睫毛的刺激，起到防止感染和保护眼球的作用。

> **妈咪宝贝**
>
> 对于倒睫医院主要有两种手段，一是倒睫拔除术；二是倒睫电解术，用电解的方法破坏睫毛毛囊，减少睫毛再生。

❀ 如何早发现宝宝视力异常

根据以下状况可以早期发现宝宝视力异常：

❶ 宝宝对细小的玩具不感兴趣，没有伸手去拿的表现。

❷ 当宝宝的一只眼被盖住时，宝宝会哭闹或用手扯开挡住之物，说明这只眼睛视力良好。如果盖住另一只眼睛时反应不大，说明这只眼睛的视力可能较差。

❸ 如果宝宝看东西时头偏向一侧，是因为两眼不平衡，可能一眼高一眼低，或者出现复视，所以用偏头来矫正。这种与斜颈不同，如果将宝宝的一只眼睛盖上，头就不会偏斜，这种情况应当到眼科诊治。

❹ 有弱视的宝宝会畏光，在阳光下会将视力差的眼睛闭上。

❺ 视力不良的宝宝活动范围受限，因为看不清周围景物与自己的距离、高低或深浅的关系，所以动作缓慢，比较小心。

❻ 黑眼珠过大，夜里经常啼哭、烦躁不安，有可能是先天青光眼，应赶快治疗，否则会致盲。

❼ 瞳孔发白反光，可能是先天白内障，应马上手术治疗。

❽ 在瞳孔区有黄光反射，如猫眼可能是"黑蒙猫眼"，即视网膜母细胞瘤，是恶性的肿瘤，应马上到眼科治疗。

> **妈咪宝贝**
>
> 宝宝从1岁开始，每年应到眼科检查一次，最常见的弱视和屈光不正都应早期发现，及早治疗才能挽救视力。

❀ 宝宝爱玩自己的生殖器，需要纠正吗

你可能会发现这个时期的宝宝非常喜欢玩弄自己的生殖器，主要是男宝宝，总喜欢玩自己的"小鸡鸡"。这边妈妈刚把他的小手拿开，那边他的小手就又不自觉地伸了过去。

实际上，宝宝的这种行为并不是什么大事，根本不足为奇，只是幼儿期一时的现象，到了一定的时候会自己改正过来。因此，父母对于宝宝玩生殖器的动作，只当没看见，不用大惊小怪，也不要呵斥宝宝，或强行纠正。

妈妈首先要平静对待宝宝的这种行为。这么小的宝宝还没有性的概念，玩自己的生殖器，仅仅是因为他对这个器官感兴趣，就好比他玩自己的手、脚和肚脐眼一样。宝宝的这种行为并不值得父母担忧，父母没必要把事情看得那么严重，只要平静地看待他的这种行为就可以了。

其次，妈妈要多关怀宝宝，看看宝宝有哪些感情和要求还没有得到满足，是不是户外活动少了，父母和宝宝接触时间少了，宝宝感到寂寞无聊了，尽量去满足宝宝的心理、感情和生理上的需要，这样宝宝就不再注意自己的生殖器了。也可以用一些玩具和游戏来转移宝宝的注意力，如给宝宝一个好玩的玩具或者和他玩手指游戏，让他搭积木，玩球类游戏等都是不错的选择。

> **❀ 妈咪宝贝 ❀**
>
> 有的成人喜欢碰下宝宝的小鸡鸡逗宝宝玩，于是，宝宝就很容易在这些人的影响下，养成没事儿就玩小鸡鸡的习惯。另外，如果宝宝的小伙伴里有人这样做，他也会好奇地模仿，慢慢就会形成习惯。

❀ 如何对宝宝进行空气浴

空气浴可以提高宝宝神经和心血管系统反应的灵敏度，增强体温调节功能，以适应气温变化，增强对寒冷的适应性。同时还可增强皮肤的呼吸作用，从新鲜空气中吸入较多的氧气，抑制一些细菌生长，防止感冒。

空气浴最好从夏季开始，这样宝宝能适应气温从热到温、冷的逐渐过渡。寒冷季节可在室内进行，预先开门、窗通风换气，使室内空气新鲜，但室内温度应逐渐下降，一般每三四天下降1℃，冬季持续时间以20～25分钟为宜，若结合宝宝游戏与体操，可适当延长。

让宝宝裸体或穿单薄、肥大、透气的衣服，使皮肤广泛地接触空气。每次空气浴的时间，可从开始时的几分钟，逐渐延长到10~15分钟，最长可达2~3小时。

只要天气不是很冷，没有刮风、下雨雪等，正常健康的幼儿最好坚持每天去户外活动2~3个小时，可分上、下午进行散步、游戏及自由活动。

空气浴锻炼使人体产生冷的感觉是正常的，但不应冷到宝宝皮肤起"鸡皮疙瘩"。如宝宝有寒战表现时应停止进行。

> **妈咪宝贝**
>
> 空气浴锻炼适合任何年龄及不同健康状况的宝宝，但身体过于虚弱、有急性呼吸道疾病和各种急性传染病、急慢性肾炎、代偿不全的心瓣膜病的宝宝不宜进行此项锻炼。

🌑 白天的一天两觉转变成一天一觉

宝宝在这个阶段，白天的睡眠时间开始从一天两觉向着一天一觉转变。在这个转变过程中，有的宝宝会经历一段困难时期，因为一天一觉对他们来说不够，但一天两觉又太多了，因此，你需要继续观察他的睡眠规律，在保证在午饭后睡一次觉的基础上，根据他自己的睡眠规律来帮助他适应。

一般来说，宝宝在大约18个月左右会从一天两次小睡转变为一天一个午觉。不过，每个孩子都有自己独特的睡眠需求，如果宝宝在18个月后还需要白天睡2次，也不必担心。大约有25%的宝宝到3岁就完全

> **妈咪宝贝**
>
> 适当的睡眠对宝宝的发育十分重要，不过，不要让他在傍晚时分睡得过多，以免影响他晚上的睡眠。

不用再在白天睡觉了，还有一半的宝宝会到4岁，而其余25%的宝宝则一直到5岁，甚至更大一些的时候，仍然需要午睡。

🌢 宝宝2岁前罗圈腿属正常现象

对父母来说，宝宝走路稳不稳固然重要，腿长得直不直也一点不能忽视。也因此，才有了老一辈传下来的从小给宝宝捆腿的法子。但这其实根本没必要，2岁前宝宝呈现O形腿大多属于正常现象，90%以上都能自动矫正，恢复正常。

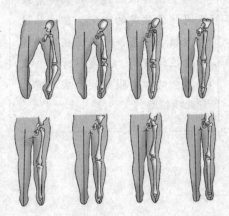

医学上，把"O"形腿称作膝内翻，把"X"形腿称作膝外翻。它们绝大多数发生在儿童期，其中大多数与维生素D缺乏引起的佝偻病(俗称软骨病)有关。但正常情况下，宝宝在刚出生时，腿部都是偏"O"形的，这主要是由于出生前胎位的影响及先天体质的差别造成的。

婴幼儿在发育过程中，伴随着年龄的增长，会经历从膝内翻到正常，再转变为膝外翻再到正常的过程。一般来说，新生儿是膝内翻，至2岁时接近正常；2岁后逐渐成轻微的外翻，至10岁再恢复正常。10岁以后，绝大多数人会保持正常或略呈5～10度的膝内翻，这都在正常生理范围之内，无须治疗。

所以，父母在宝宝2岁前发现他是罗圈腿，不必着急，更不能用绷带把宝宝的双腿缠起来，希望借助外力强行把他的腿矫正变直。正确的办法是适当补充维生素D，同时督促他积极进行运动，改善肌肉张力，让腿在生长发育过程中慢慢纠正过来。

🌢 宝宝走路八字脚，如何纠正

八字脚是一种下肢的骨骼畸形，分为"内八字脚"（即"O"形腿）和"外八字脚"（即"X"形腿）两种。它会影响人的外观形象，且成年后难以矫正。所以要预防宝宝形成八字脚，父母一旦发现宝宝学步时成八字脚，就要马上矫正。

造成"八字脚"的原因有几种，比较常见的是婴儿过早地独自站立和学走，因为宝宝足部骨骼尚无法支撑身体的全部重量，从而导致宝宝站立时双足呈外撇或内对的不正确的姿势。

其次，如果宝宝学走路时，父母给宝宝穿硬底的皮鞋，使得宝宝脚踝带动皮鞋困难，就会使步态扭曲，而形成八字脚。有些父母给宝宝买大号的鞋或者未能及时更换过小的鞋，这也会让宝宝步态不当。

再者，宝宝如果严重缺钙，会造成骨质不够结实，在站立时需要负重，致使髋关节向外分开，形成外八字脚。

所以，要预防宝宝出现八字脚，首先不要让宝宝过早站立和过早学步；注意给宝宝穿软的布鞋，买新鞋时不宜过大，挤脚就要马上更换；应给学步期的宝宝提供丰富的蛋白

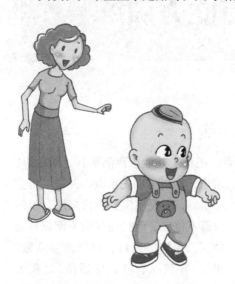

质、钙和维生素D，加强户外活动，避免佝偻病。

发现宝宝出现八字脚应马上矫正，方法是让宝宝沿着一条宽7~8厘米的直线行走。父母用双手扶住宝宝双腋下，注意让宝宝的膝盖面向前方，一脚离开地面时另一脚将重心落在脚趾上，迈步时两膝有轻微碰擦。每天坚持练习两次，就能较快矫正。

妈咪宝贝

记住，宝宝绝不是越早学步越好。婴幼儿学坐、学爬、学走应按其生长发育的规律，适时地进行相应的训练，只有这样才真正有益健康。

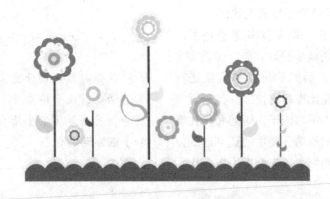

早教启智与能力训练

🔥 如何加强宝宝的手部动作能力

搭积木：1岁左右的宝宝坐在小桌旁，把桌上其他东西都移开，给他2块一样大小的积木，让他把2块积木搭成二层塔。父母可以先示范，并说"搭宝塔了"，于是宝宝会模仿搭塔，虽然搭得不整齐，但只要放稳不倒就算成功。二层塔搭成后，可以教宝宝数1和2，并加以赞赏，然后给3块积木叫宝宝搭三层塔，到宝宝1岁三四个月时就能搭四层塔不倒了。1岁半时可以把8块小方块一块一块地堆积起来，搭成八层宝塔而不倒，还可以随意搭成各种简单形状，如两块积木加一块搭成桥形等。

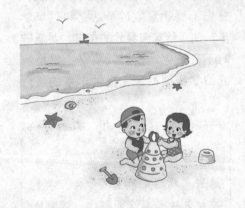

玩水，玩沙：宝宝的天性最喜欢玩水，且在玩水过程中能学到很多知识，父母不要阻止宝宝们玩水，而是要主动领着他们玩水。给他准备个小桶及小铲子、小杯、小碗等用具，教他在沙堆旁挖洞、筑堤；用小铲子往桶里堆沙，放水再倒出来；用小碗当模具制作一个个沙碗；用小手抓起沙子，再轻轻撒下，那感觉，会令宝宝欣喜无比。

串珠子：教宝宝串珠子是手、眼、脑协调训练的好方法。先教宝宝串珠子，然后妈妈可以和宝宝进行比赛，"比比谁串得快"。先告诉宝宝"你的小手真能干，妈妈和你比赛吧"，并把他需要使用的道具递到他的手里，妈妈可以先给宝宝做一次示

妈咪宝贝

这个时候应该让宝宝多参与家务活动，比如擦桌子、收拾杂物等，能培养宝宝生活自理能力和手眼协调能力。

范。示范之后，启发宝宝按步骤顺利完成，然后鼓励宝宝再串第2个、第3个，宝宝比妈妈穿得多了就及时肯定成绩，给予表扬。

宝宝还不会说话怎么办

宝宝到了1岁半还不会说话，或者在3岁半时仍说不出整句句子，一般属于语言发育迟缓。那么，是哪些因素造成幼儿语言发育迟缓呢？

第1类原因是听觉。听觉的问题大致有3种：失聪、环境太宁静及环境太嘈杂。失聪的宝宝可能完全听不到声音，这样就会影响了宝宝接收外界声音的能力，也妨碍了发展语言的能力。环境太宁静会减慢宝宝的语言能力发展，而且是十分常见的原因。父母往往忙于工作，抽不出时间跟宝宝沟通，宝宝身处这样的环境下，缺乏外来的启发，要学会说话自然较慢。环境太嘈杂对宝宝的语言能力发展同样没有好处。例如家里的电视机声音十分大，宝宝根本听不清楚外界的声音，更谈不上可以吸收外界的说话信息。

第2类原因是脑部问题。如果宝宝的智力发展迟缓，说话能力通常会受影响。

第3类原因则是来自发声器官。例如宝宝出生时已经有舌头或咽喉肌肉动作不协调，这些缺陷可以令宝宝较难发展语言能力。

要想让宝宝尽早学会说话，最重要的还是让宝宝接受适量的外界刺激，要让宝宝多听说话及声音，才可以刺激他们的语言能力发展。父母要与宝宝多说话、多沟通。例如给宝宝洗澡时，父母可以说"现在给你洗澡了""给你抹身，别乱动"；让宝宝跟同龄的小朋友玩耍，也可以让他在同辈中学到说话的技巧；教宝宝唱歌也是一个不错的办法，同时更可以增进亲子关系。

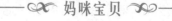

妈咪宝贝

也有的宝宝说话慢是因为遗传，假如父母幼年时都较迟才会说话，那么其子女有较大机会步父母的后尘。

如何教宝宝与他人交往

帮助宝宝寻找小朋友

❶ 如果宝宝已经交上了小朋友，妈妈要及时给予强化，比如对宝宝说："宝宝有了自己的朋友，以后和小朋友应该互相关心，互相帮助。"或者说："我很想见见你的朋友，你看可以吗？"

❷ 如果宝宝还没有朋友，则应积极帮宝宝寻找。比如让宝宝与家附近的小朋友一起玩，与同事或同学的宝宝一起玩，最好是同龄、近龄的。

❸ 利用双休日或其他节假日，与宝宝朋友的妈妈约好，带宝宝一起出去旅游、度假，创造宝宝之间的交往机会。这种方法很有效，妈妈带动宝宝交朋友。此外，亲戚的宝宝之间更容易交往，如果有这方面条件，应充分利用。

欢迎宝宝的小朋友到家里来

宝宝交朋友，妈妈对宝宝的朋友要当自己的朋友一样，采取热情欢迎的态度。当小朋友来家里时，妈妈应该说"我们家来朋友啦，欢迎欢迎"，而且要让宝宝认真接待一番。一旦宝宝们自己玩起来，学习起来，妈妈就可以退居"二线"，让宝宝们自己玩。

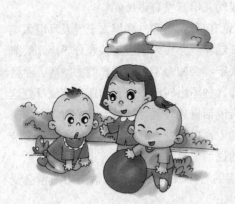

给宝宝交朋友以具体指导

宝宝毕竟是宝宝，在与小朋友交往中难免出现各种各样的问题，妈妈应该细心观察，给予指导，千万不可严厉地批评与责骂。如宝宝和小朋友抢一个玩具，妈妈可以说："小欣（小朋友的名字）是喜欢你（宝宝）的玩具呀，你是主人应该让给小欣玩的，如果你什么都不让小欣玩，小欣下次就不会来了，你想这样吗？"

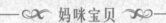
妈咪宝贝

妈妈要经常与宝宝朋友的妈妈一起指导宝宝、带动宝宝。妈妈们来往之后，对宝宝是一种促进，许多具体问题就容易解决了。

🌢 怎样全面培养宝宝的观察力

❶ 利用家庭环境诱发宝宝观察力。

宝宝在家中的时间比较多，对家里的一切（亲人、物品、家具）比较熟悉。父母可有意识地创设各种有利于宝宝观察的情境与机会。比如，天气转冷了，家里人穿衣服有什么变化？客人来了，家里人各自采用怎样的行动招待客人？过节了，家里摆设有什么变化？让宝宝不断得到观察的锻炼。

❷ 利用宝宝好奇心提高宝宝观察力。

对周围世界好奇是宝宝的天性。对于宝宝的好奇心、探求欲，父母要积极保护和利用。当宝宝问"是什么""为什么"时，除了一些不能通过观察得出结论的问题，父母不必急于将答案告诉他，而应引导他自己去观察、去发现。

❸ 适当地提醒和肯定宝宝的观察。

宝宝最初的观察活动，是无意识的，如果这时能得到你的肯定，他的观察行为就会得到强化。比如：你带宝宝到街心花园玩耍，宝宝在草地上发现许多好玩的东西，他的眼前有：绿绿的草、几朵小花、一小堆土、一群蚂蚁，还有一个满脸皱纹的老大妈。这个时候，宝宝可能会兴奋地扭来扭去，欢快地叫起来。你就可以问他：宝宝，你在看小蚂蚁吗？小蚂蚁好可爱啊！对小蚂蚁的强化，就有可能使宝宝的注意力集中在蚂蚁上更多的时间，增加注意的深度，观察得更认真、更细致。

妈咪宝贝

在培养宝宝的观察力时，还应掌握由易到难，由简单到复杂的原则。同时，父母应注意多提问题，有意识地引导宝宝去观察那些容易被忽略的方面，使宝宝的观察力得到充分发展。

🌢 教宝宝认识颜色、图形、交通工具

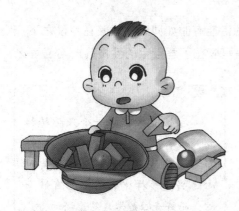

认识圆形、三角形：拿出圆形的实物或图片给宝宝看，告诉他这是圆形，然后从生活中找出圆形的东西，告诉宝宝小汽车的车轮子、洗澡的澡盆等都是圆形，以加深印象。在这基础上以同样的方法教宝宝认三角形、

妈咪宝贝

从宝宝1岁起，妈妈就可有意识地教宝宝认识一些常见物品的颜色、形状、大小、用途等，以提高宝宝的认知能力。每次介绍认识的事物，应从一种一件东西说起，认识后，再开始认识其他事物，以便加深记忆。

正方形。通过实物比较，可找出各自物体的形状。

认识红色、绿色、黄色：先将红色的物品放在一起，一个一个地指给宝宝看，这是红帽子、红毛衣、红旗、红气球等，反复告诉"这就是红

色"。宝宝理解后，可以从不同颜色的物品中指出红色的物品。在这个基础上再辨认绿色、黄色。以后可让宝宝从一些物品中找出这3种颜色。

认识交通工具：父母可以带宝宝在街上观察小汽车、摩托车、平板三轮车、运货大卡车、双层大公共汽车、小公共汽车等各种交通工具。回家后再看图识别各种车辆、轮船、火车和飞机等。父母有时间可带宝宝乘坐公共汽车或小汽车去街上，使他进一步明白交通工具可以替代步行。这些训练可扩大认知范围，提高视觉分辨力。

🌰 如何发现宝宝的潜能并进行培养

潜能是指一个人在某一方面高于别人的智力或能力。每个宝宝都有潜藏的能力，充分发挥出宝宝的潜能，并着力培养和提高宝宝的潜能，是宝宝未来成功的有力保证。那么，怎样发现宝宝的潜能呢？妈妈应做到以下几点：

❶ 留心观察，寻找潜能。有很多宝宝的潜能一生也没发挥出来，并不是宝宝没有某一方面的潜能，而是父母没注意观察和发现。父母亲可观察宝宝的行为举止，兴趣爱好以及喜怒哀乐，比如，他虽不喜欢弹钢琴却喜欢画画，虽没有耐性却有创意，虽不善言语却很热心。父母若把这些细节记录下来，认真分析就能归纳出宝宝的性格趋向，或是擅长的一面，从而诱导和激发宝宝的潜能。

❷ 制造机会，发掘潜能。宝宝的潜能有时如同石油埋藏在沙漠之下一样，不努力开挖就很难终见于世。妈妈应在了解宝宝的性格趋向与喜好之后，尽可能给他机会多加练习。妈妈随时给机会让宝宝帮妈妈的忙，只要是他力所能及的，如洗碗、拖地、晾衣服等，这样越做越熟练，宝宝对自己越有信心。在宝宝遇事不会退缩、不会自卑自闭的时候，妈妈要适时和不断地让宝宝充分表现，以发现其潜能。比如，家人过生日时，鼓励每个人表演一个节目；每周用一个餐后时间轮流朗读短文，并发表心得；让宝宝把当天经历的有趣的事叙述一遍或记录下来等。

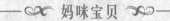

妈咪宝贝

宝宝能经常从一个兴趣转移到另一个兴趣，对遇到的所有新鲜事都想试试，这时妈妈一定要耐心。兴趣多样化表明宝宝有好奇心，而好奇心是学习的最强动力，妈妈可以满足宝宝的好奇心，让他多尝试。

❤ 如何训练宝宝的耐性

❶ 让宝宝独立解决问题。对于缺乏耐性的宝宝，父母往往爱包办一切。这样一来宝宝如果不喜欢时，父母便全权代劳，使宝宝失去求知欲，更失去了耐性。所以，父母要多给宝宝自己解决问题的机会，不管他做得怎么样，都得让他自己去做。

❷ 让宝宝坚持有规律的运动。有了健康的身体才会有健康的心理。给宝宝制订确定可行的运动目标，每天进行一定量的运动锻炼，宝宝会逐步具备自我调整的能力。

❸ 玩益智玩具。让宝宝玩一些具有开发智力功能的玩具，例如搭积木。一个个小木块堆积在一起组成不同的形状，在这个过程中锻炼了宝宝的耐性。此外，剪纸同样也是一种培养宝宝耐性的好方法。沿着画好的线小心地裁剪，自然而然地锻炼了宝宝的耐性。

❹ 多玩团体游戏。与单独玩相比，多玩一些团体游戏可以使宝宝养成遵守规则的习惯，在游戏等待的过程中，锻炼了宝宝的耐性和团结协作精神。

❺ 引导宝宝确定目标。在宝宝力所能及的范围内为他们确定目标，并帮助他们最终实现。此时，最好要让宝宝反复说出自己的目标，因为通过这一方式，向自己暗示一定要坚守承诺，从而产生坚强的意志。

> **❦ 妈咪宝贝 ❦**
>
> 缺乏耐性的宝宝会出现3种倾向：暴力性，得不到想要的东西时就尖叫、骂人或打小朋友等；依赖性，碰到稍陌生或困难的问题，便丧失了独自解决问题的意志，转而向别人求助；注意力低下，没有耐性的宝宝做事肯定没有持久性，因而会显得注意力低下、散漫。

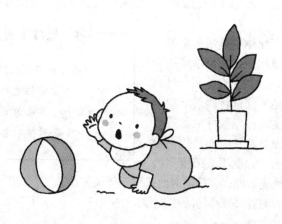

关注孩子的习惯与教养

宝宝爱扔东西怎么办

这个时期的宝宝特别喜欢扔东西，而且扔起来很认真，会一遍又一遍地越扔越起劲，尤其是如果大人给他捡起他扔掉的东西再还给他，他又会马上扔掉。宝宝这样的行为可能会让父母们有些头疼，心烦。但你们不知道，这对宝宝来说，可是一件非常有意义的事。

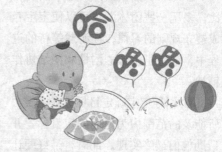

虽然乱扔东西是有些不好，但父母也不可一味地愤怒阻止。因为这是宝宝成长的一个必经阶段，是在他有了抓、握物体的能力以后的最初操纵事物的过程，他要从中探索事情的因果关系。他通过抛、扔不同质地的玩具，如绒毛狗、皮球、积木块等，能够逐渐尝试着去区别各种不同物体的性质。也就是说，这是宝宝心智发展的必然结果，这样的动作能促进宝宝身心发展，父母当然不应该极力制止、限制，而是要允许。

不过，为了防止宝宝将东西扔坏或打伤人，妈妈要注意给宝宝挑选不怕摔的如毛绒的小熊、充气的小皮球等有弹性的玩具。同时，给宝宝一个空旷的地方让他扔个够。

如果在宝宝津津有味地扔个不停的时候，爸爸或妈妈在一旁不停地为他拾、捡玩具，他会认为是父母对他的鼓励，是与他共同进行娱乐活动，这一类亲子活动，可以很好地促进他与成人之间的友好交往。如果你不希望他继续玩下去，你就不必把宝宝扔在地上的玩具捡还给他，你只需对此采取不予关注的态度，或用一些更具吸引力、更有意义的游戏来转移他的注意力。

妈咪宝贝

妈妈注意不能让宝宝扔吃的东西，发现宝宝扔吃的，应该马上把食物拿走，并告诉宝宝"吃的东西不能扔"等，但不要骂宝宝。

❤ 宝宝撞到桌子摔倒，如何鼓励宝宝爬起来

相信妈妈们都非常熟悉这样的场景：宝宝不小心撞到桌子摔倒，妈妈会很心疼地把宝宝从地上扶起来，一边安抚宝宝，一边拍打着桌子说："都是这个桌子不好，让宝宝摔倒了。"

显然，那个桌子是不会错的，当然妈妈似乎也是没有错的，只是在安慰宝宝的时候，用错了教育的方法而已。

宝宝会从被桌子碰倒的疼痛中吸取教训吗？应该是不会的，而且宝宝很可能还会在相同的地方摔倒第二次。因为宝宝看到有错的是"桌子"，而不是他。更重要的是，这样的教育方法还很容易培养宝宝推脱责任、不能自我反省的惯性思维。当他慢慢长大，被人生路上的一些"沟沟坎坎"而"绊倒"的时候，他就会养成找各种客观理由而不愿意自责自省的坏习惯。

当宝宝被桌子碰到时，妈妈应该先鼓励宝宝从跌倒的地方爬起来，然后跟宝宝说："宝宝，你再重新走一遍！"

鼓励方法是：妈妈走到宝宝身边，不要弯下身子扶起宝宝，而是要大声说一句："没有关系的，宝宝，自己站起来！"

如果宝宝摔疼了，可能不会从地上站起来，甚至还会大声地哭起来。这时，妈妈不要将宝宝抱起来，而是要相信每个宝宝都有足够的能力战胜这点小疼痛。要不断地鼓励宝宝，跟宝宝说"你是个勇敢的宝宝，妈妈相信你一定会站起来"，直到他自己站起来。

> **❦ 妈咪宝贝 ❧**
>
> 从宝宝能自己站起来时开始，无论哪次摔倒了，妈妈都应首先鼓励宝宝站起来，然后再表扬宝宝做得很好，以此培养宝宝的独立性。

❤ 宝宝爱抢别人玩具怎么办

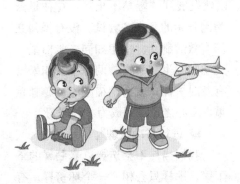

1岁多的宝宝，正处于分不清楚"你的""我的"的童稚阶段。因此，看到喜欢的东西就会拿走，感兴趣的东西就据为己有，这些是很正常的。

作为父母，首先要接受宝宝的这种无意识的自私行为，要站在他的角度去理解他。他为什么要抢？因为妈

妈没有教导他正确的索取方式，他也并不知道那个东西在商场可以买到，他更不知道到商场买需要钱，钱需要付出很多劳动才可以得到，如果这些他都知道的话，他是绝对不会抢的。理解之后，再心平气和地给予宝宝一些必要的指导。比如，当宝宝玩同伴的玩具时，你可以强调一下"这布娃娃是小哥哥的，你玩一会儿要还给小哥哥哦，你也有布娃娃，可以借给哥哥玩"，这些话可以让他们尽快建立所有权的观念。宝宝分清你、我、他之后，独占习惯和行为就会慢慢改善。

如果宝宝抢他人玩具而没有成功时，他可能会大哭，这时，你只能表示同情，安静地注视他，让他哭吧。他哭着哭着常常会忘记自己为什么感到痛苦，你还得提醒他"这是××的，你确实得经得他同意才能要"，慢慢地物权观念就建立起来了。当然他有权不让小朋友玩自己的玩具，你不要强求他，否则他会对物权没有安全感，而延迟分享进程。

总之，当宝宝抢别人玩具时，你不要大惊小怪，不要强化，也不要纵容。你必须告诉他该怎样去得到，而不是批评他当时的行为，你越批评越阻止他越要抢，一是他逆反，二是他不知道用正确的方式该怎么做。

> **～ 妈咪宝贝 ～**
>
> 妈妈不可因为宝宝抢别人的玩具，就马上给宝宝买一个一模一样的，长此以往，会使宝宝产生虚荣心与好胜心，产生别人有的自己都要有的心理。

宝宝喜欢打人怎么办

宝宝喜欢打人是常见事，因为在这个阶段，他的语言能力还没有跟上行为能力的发展，对于情绪，他只能用最直接的行动来表达。然而，有的宝宝却明显地偏爱这种"暴力"行为，对于这种情况，妈妈应该怎么做呢？

❶ 立即制止打人行为。

很多宝宝一而再，再而三地打人，以致发展到"屡禁不止"，往往是因为刚开始的几次"尝试"没有得到立即有效的制止。宝宝如同一张白纸，无意间写上"暴力"两个字，如果没有及时擦掉，就会越描越深、越画越重，无心之过反而成为一种恶习。

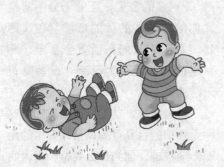

❷ 进行"冷处理"。

我们当然不会选择以暴制暴的下下策，那样只会树立一个坏榜样。有时，没有行动也是一种行动——"冷处理"的效果比简单地呵斥、打骂好。所谓"冷处理"，就是作为"惩罚"，在一段时间内全家人都不跟他说话，用肢体语言告诉他，刚才的表现让他不受大家欢迎了。

父母不恰当的处理态度

第一次发现宝宝出现打人行为时，如果父母处理不当，很有可能就会强化宝宝的这种行为。比如，当宝宝打人时，因为宝宝年龄小，大人往往觉得十分有趣，从而会大声哄笑，甚至认为这是宝宝智力发育的表现，而鼓励宝宝再来一个。殊不知，父母的这种反应就会给宝宝一种误导，会觉得这种行为是好的，是值得常做的，无形中强化了宝宝的攻击行为。

> **妈咪宝贝**
>
> 宝宝之间发生了矛盾，妈妈不要一味地责怪自己的宝宝或别人的宝宝，最好让宝宝们自己解决，自己不能解决时再帮助解决，教会宝宝明白是非观念。

🖤 怎样教宝宝学会等待和遵守秩序

面前的食物还没吃完，宝宝便迫不及待地嚷着要吃另外的食物；在游乐场看到好玩的滑梯，无视前面正在排队的小朋友，自己硬要抢先上去玩；遇到要求没有被及时满足的时候，他立即发脾气，甚至情绪失控……因为宝宝还没有学会等待和遵守秩序。妈妈要从小培养宝宝，让宝宝学会遵守社会规范，让宝宝学会忍耐和坚持，学会等待。

"吃苹果"的等待

当宝宝提出想去楼下玩时，妈妈可以拿出一个苹果说："请等一下，等妈妈吃完半个苹果再下去玩。"然后邀请宝宝也吃一小片苹果，同时对宝宝亲切地说话，说说即将下楼见到哪些小朋友或是小动物、小食品等感兴趣的话题，会使宝宝感受到等待中的小小乐趣。

多带宝宝玩"体验生活"

妈妈可常带宝宝逛超市，去游乐场，排队买票，排队付钱，排队玩耍等。在等待的过程中，教会宝宝遵守社会秩序，让宝宝知道轮流排队和等待，是一种礼仪，是文明的社会现象。从小就要让宝宝学会文明礼让，不要抢先，要按照次序做事，否则就会乱成一团。要知道，虽然宝宝还小，但对宝宝讲清道理，宝宝逐渐就会变得懂事，学会等待。

妈咪宝贝

在等待的过程中，宝宝也会体验到美好的感觉，当愿望得到满足时，他也会感到无比幸福，而且对得到的礼物，也会倍加珍惜。如果宝宝想要什么，父母就马上满足他，所有的东西，都这么轻而易举地得到，宝宝就不会珍惜，也感受不到幸福，反而会觉得这是应该的。

🔸 给宝宝一个愉快的家庭环境

父母是宝宝们最直接的、最好的老师，父母的行为对教育宝宝至关重要。文明的家庭环境，积极健康的生活态度，为宝宝提供良好的家庭精神环境，对宝宝的健康成长非常重要。

避免消极的生活态度

有些父母经常在宝宝面前谈论目前社会上的不正之风、分配不公、道德沦丧、贪污腐化等社会阴暗面，发牢骚、讲怪话、怨气连天；有的父母甚至还把反映社会阴暗面的"顺口溜"说给宝宝听；向宝宝传递拜金主义、享乐主义、利己主义等消极信息。长期耳濡目染，宝宝就会缺少社会责任感和远大志向，看问题偏激、情绪不稳定、自私自利、任性蛮横，这样的宝宝将来很难适应社会。

注重生活方式

有的家庭有相当优越的条件，生活富裕，但缺少一种艰苦朴素、奋发进取的积极态度，只满足于安乐生活，不求上进，无所作为，经常沉湎于吃喝玩乐中。这种环境可能会让宝宝目光短浅，不求上进，养尊处优，玩世不恭。

家庭关系要和睦

家庭主要成员不能和睦相处，经常争吵，甚至大打出手，这种状况不仅给家庭生活罩上阴影，还会给宝宝带来难以弥补的心理创伤。造成宝宝性格孤僻、自卑感强、自尊心低下、自控能力差，可能导致宝宝离家出走，甚至走上歧途。

妈咪宝贝

父母如果遇到矛盾应心平气和地坐下来谈，不要让宝宝看到大人争吵，甚至打骂的场面。

讲话要有文化素养

父母由于缺乏文化修养，平时脏话、粗话不离口，甚至当着宝宝的面讲低级趣味的话。长期如此会使宝宝从小讲话就没有礼貌，不讲理，粗鲁蛮横，使人讨厌，不易被社会接纳。

🌙 宝宝喜欢睡懒觉怎么办

早上是锻炼身体的好时候，可宝宝却赖在床上不肯起来，妈妈们就让他睡吗？当然不行，养成习惯了，他会每天睡到"自然醒"的，生活规律就会被打乱，对宝宝的成长发育不利，尤其对将来适应幼儿园和学校的生活十分不利。

如果宝宝到点了还没醒，妈妈可以将卧室的窗帘打开，还可以把窗户开一条缝，这样外面的新鲜空气和声音就会传到宝宝卧室里来，或许宝宝听到声音就会醒了。妈妈也可以在房间里走动或整理玩具，故意弄出一些响声。如果宝宝还是没醒，妈妈可以把手伸进宝宝被子里，先摸摸宝宝的小脚丫说："宝宝小脚丫醒了。"从下至上一直摸到宝宝的小脸蛋，这个时候再"困"的宝宝也会被你"吵"醒了。

和宝宝一起坚持早睡早起

有的父母自己晚上常常熬夜、早上不起，反而要求宝宝早睡早起就会理亏三分。如父母晚上实在需要加班工作，也应先哄宝宝入睡，然后再离开。如果实在做不到早起，最好和宝宝解释清楚，以免宝宝不服气。

> **❧ 妈咪宝贝 ❧**
>
> 早上起床后，可以和宝宝一起去小区里或公园里散散步，运动运动，做个早操，可使宝宝一天精神都好，玩游戏的效果也会更佳。

早睡早起，重在坚持。父母常因一时心疼宝宝而让他晚睡一次、晚起一回，时间长了，不利于宝宝好习惯的养成，还容易让养成的好习惯半途而废。

💧 如何训练宝宝形成良好的排便习惯

为宝宝准备便盆，让宝宝知道不能随地"方便"

宝宝很小时，就应为他准备一个尺寸适合的便盆，通过让他使用自己专用的便盆，使宝宝逐渐理解大小便要排在固定的地方，不能随地大小便的道理。

教宝宝表达大小便的需要

妈妈要注意观察宝宝的大小便规律，在估计宝宝需要大小便时，询问宝宝是否需要大小便，宝宝回答之后，要进一步询问宝宝是要大便还是小便，鼓励宝宝清楚地表达出来。另外，不要忽略对宝宝主动表达排便需要的行为予以表扬。

让宝宝形成有规律的大便时间和次数

由于大便的时间相对较长，处理起来也比较麻烦，所以，最好让宝宝形成有规律的大便时间和次数。你可根据对宝宝大便情况的观察，到差不多的时间就开始把大便，使宝宝形成固定的条件反射。等宝宝可以独立蹲下大便后，父母可出言提醒宝宝该大便了，直到不需要提醒宝宝也能在固定的时间自己大便。

便后擦洗

便后擦洗是必须养成的卫生习惯，即使3岁的宝宝，一般也还做不到自己完全擦干净，所以，需要提早进行训练。如，教宝宝先将手纸撕下来叠成小方块，拉完后，在肛门边多擦几次，注意，尽量不要让手碰到，也不要使太大的劲儿，以防将手纸弄破。如果是女宝宝，还要教她由前向后进行擦拭，以免弄脏外阴。同时，还应让宝宝养成便后洗手这一良好的卫生习惯。

> **妈咪宝贝**
>
> 排大便的时间以清晨为最好，这对宝宝一天的吃、玩、睡都有好处。晚上临睡前排便也可以，可使宝宝夜间睡得踏实。

🔥 教宝宝一些儿歌激励宝宝培养生活自理能力

自己吃饭

小宝宝，真能干，
自己拿勺来吃饭，
拿稳勺，扶好碗，
一口一口全吃完。

不挑食

爱吃肉，爱吃菜，
宝宝长得快，
妈咪真喜爱。

喝水

白开水，真解渴，
宝宝健康离不了，
端起杯，仰起脖，
咕咚咕咚全喝完。

洗手

两只小手来洗澡，
你搓我，我搓你，
先用香皂擦一擦，
再用清水来冲洗。

穿鞋

小脚往前钻，
小手向上提，
粘上小粘扣，
迈步一二一。

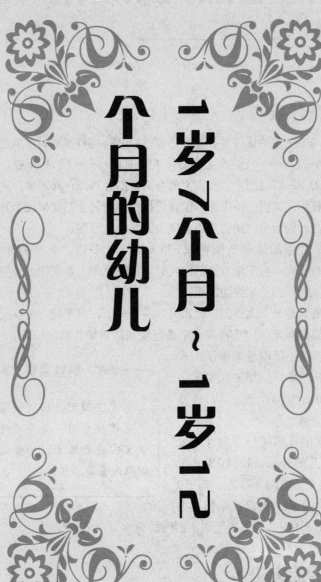

Part 7

一岁7个月～一岁12个月的幼儿

宝宝的生长发育

❧ 宝宝身体发育

1岁半~2岁宝宝的体格生长速度仍较第1年慢，满1岁半时，男宝宝的体重范围在10.34~12.96千克，女宝宝的体重范围在9.83~12.19千克；男宝宝的身高范围在80.8~87.2厘米，女宝宝的身高范围在79.8~86厘米。此时宝宝一般已长出12颗牙，萌出上下尖牙；前囟门已经逐渐闭合。如果18个月以后，前囟门尚未闭合，则为前囟闭合延迟，应去医院检查原因。

2岁时男宝宝的体重范围在11.71~14.67千克，女孩的体重范围在11.12~14.08千克；男宝宝身高范围在87.4~95厘米，女宝宝的身高范围则为86.1~93.7厘米；出的牙约为20颗。

以上数值只是一个大概值，妈妈可以参考一下，但不能完全以此作为判断宝宝是否健康的标准。宝宝身高的生长速度和体重增长情况一样，生后第1年最快，生后第2年就明显减慢了。在生后第2年中，身长约增加10厘米，即到2岁时身长为90厘米左右，体重增加2~2.5千克。

1~10岁的儿童可用下列计算公式来估算小儿的身长：1~10岁儿童身长(厘米)=年龄(岁)×7+70；1~10岁的儿童可用下列计算公式来估算小儿的体重：1~10岁儿童体重(千克)=年龄(岁)×2＋7(或8)。

❧ 宝宝的能力进步

此阶段的宝宝，能自如地行走，而且走得比较平衡；下蹲容易，如果你在地上放一个玩具让他捡起来，他会很乐意地走过去蹲下来拿起来送给你；能有目的地投掷，会用脚踢球；多数已经能扶着栏杆上下台阶，或自己攀上小楼梯然后滑下来；有的已经会跑，但跑起来还不太稳，摇摇晃晃，容易摔倒。手的动作也更加灵活了，已能搭起4~8块积木，能握笔在纸上随意画，有的宝宝已经能模仿画直线，能用拇指和食指捏东西，会串木珠等。

在语言方面，宝宝进入了积极的语言活动发展阶段，在理解语言的基础上，说话的积极性逐渐提高，掌握的词汇量也不断增加，掌握的词类也由过去的名词、动词扩展到形容词和副词等。在原来18个月前只会叫人、讲单字的基础上，开始会说词组、会讲自己的名字和说一些简单的句子。例如，18个月左右的宝宝肚子感到饥饿时，还只是说"饭饭"，21个月时则会说"吃饭"；而到2岁左右时，已经会很清楚地用多词句来表达"宝宝要吃饭"。

除了以上这些，让父母感到欣慰的还有，1岁半后的宝宝，生活自理能力确实有了较大的发展。他们多数自己能脱外衣，有的还能试着穿衣服。到2岁时，大多数宝宝都能自己较好地吃饭了，也会自己洗手了，还能用毛巾把手揩干，而且多数已经能在白天完全控制大小便，甚至能自己解开裤子坐便盆。

宝宝的行为和心理特点

1岁半到2岁的宝宝，不管看到或听到什么，总是会问：这是什么？那是什么？从这个时候开始，宝宝的语言能力急速成长，几乎把所有精力都花在记事物的名称上。宝宝一旦知道所有的东西都有名称后，就开始胡乱提出问题想要记起新的名字。这个时候，父母应有耐心，不要觉得宝宝啰唆，能回答宝宝的就尽量回答，要知道宝宝就是由这种问答的方式来记人名和事物的，这也是一种聪明的表现。

另外，宝宝到了2岁左右时，最主要的特征是开始逃避父母的保护和自我意识强烈，正在尝试独立自主，喜欢自己做很多事情。比如抢着给爸爸倒水，要自己穿衣服，自己盛饭等。面对这种情况，父母应顺着他。其实一个可爱且有依赖性的宝宝试着自己独立做一些事情，试着反抗，这对大人而言也算是件可喜的事。

这时宝宝的思想逐渐成熟，而且趋于复杂化，大人这时不可再一味地认为宝宝什么都不懂。宝宝也会有烦恼，会有开心和不开心的事情，妈妈要学会与宝宝沟通，与宝宝聊心事，努力观察宝宝的心理变化与需求，让宝宝体会到被理解的幸福感。

营养需求与饮食指导

🔥 宝宝可以跟着大人吃正餐了吗

不到2岁的宝宝最好不要跟大人吃一样的饭菜，虽然这时候宝宝的咀嚼能力已经很强了，但1岁多宝宝的肠胃还没健全，大人饭较粗，且多盐、多油，宝宝的肠胃还是不耐受。

老人常说，宝宝爱吃大人的饭。此话不假，可原因有谁想过没有？还不是因为大人的饭菜口味重，对宝宝的味觉冲击比较大。其中最大的一个问题就是盐的用量。大人的饭菜不仅放盐较多，还放有其他调味料，如酱油、味精、辣椒等，都是不适合婴幼儿食用的。此外，大人的饭菜一般比较粗糙，即使土豆丝切得再细，黄瓜

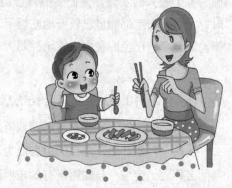

片切得再薄，对宝宝来说也还是比较大块的。研究发现：物品到了宝宝那里体积放大3倍，重量放大6倍，大人看可能小得不起眼，可到了宝宝那里就是庞然大物了。吃饭亦是如此。

但是，若每餐都单独做也太麻烦了吧！建议妈妈可以这样做：每次炒菜炒得差不多时，就盛出一部分，另置一个碗，剩下的按大人的需求调味，出锅。然后再将宝宝的菜回锅，多煮一会儿，出锅时就放丁点盐，如

> **妈咪宝贝**
>
> 虽然不建议此时的宝宝和大人一起吃正餐，但要求宝宝和大人坐在一起吃饭，这样可以养成宝宝定时、定点、定量吃饭的好习惯。

果炒好后觉得菜有点大，可用干净消过毒的剪刀将菜剪小。

即使在宝宝2岁以后，父母要想让宝宝和大人吃一样的饭菜，也需改变一下烹调方式，尽量将饭菜做得清淡一些，细软一些。

🌰 宝宝不好好吃饭，能强迫他吃吗

父母总想让宝宝多吃些，有的父母看到宝宝不肯吃饭，就十分着急，软硬兼施，强迫宝宝进食，其实这对宝宝的健康发育是非常不利的。

宝宝在不开心的心境下进食，即使把饭菜吃进肚子里，也不会把食物充分消化吸收，长期下去，消化能力减弱，营养吸收造成障碍，更加重拒食，影响宝宝正常的生长发育。而且，这个时候的宝宝表现出较明显的叛逆心理，如果妈妈硬是强逼着他进食，他反而越会反抗，也会越来越讨厌吃饭，把吃饭当成负担，这样不但达不到父母想要宝宝多吃饭的目的，还容易造成宝宝厌食。

所以，当宝宝不好好吃饭时，妈妈要采取一定的措施来解决这个问题，而不是每次都用强迫手段。要想让宝宝"乖乖"吃饭，妈妈需把握好宝宝进餐的心理特点。

❶ 模仿性强：宝宝喜欢模仿，如果和家人或同伴一起吃饭时，看到大家吃饭都津津有味，他也会想要尝试一下。

❷ 好奇心强：宝宝喜欢吃花样多变和色彩鲜明的食物，妈妈可以把菜做得可爱一点，卡通一点，色彩鲜明一点，以提起宝宝对食物的兴趣。

❸ 喜欢吃刀工规则的食物：宝宝一般对某些不常接触或形状奇特的食物如木耳、紫菜、海带等持怀疑态度，不愿轻易尝试。

❹ 喜欢用手拿食物吃：营养价值高但宝宝又不爱吃的食物，如猪肝等，可以让宝宝用手拿着吃。

❺ 不喜欢吃装得过满的饭：宝宝喜欢一次次自己去添饭，并自豪地说："我吃了两碗、三碗。"

❻ 喜欢听表扬的话：宝宝吃饭很乖时，要多多表扬。

> **🌸 妈咪宝贝 🌸**
>
> 让宝宝保持愉快的情绪进餐尤为重要，只有愉快地进餐，才有利于唾液和胃液的分泌，容易消化。

🌰 宝宝吃饭特别慢怎么办

吃饭慢一点其实无所谓，细嚼慢咽还有利于健康，如果没有着急的事情，宝宝吃饭慢一点，父母不应该发脾气。但若宝宝并非因为细嚼慢咽才导致吃饭慢的，就要采取措施纠正了。

假如宝宝知道有一个特别好玩的游戏在等着他，去晚了就玩不上了，他吃饭还会那么慢吗？显然不会。所以，父母急宝宝不急这也是宝宝吃饭慢的一个重要原因。遇到这种情况，妈妈可以对宝宝说，宝宝赶紧把饭吃完，吃完了我们就去隔壁姐姐家玩（承诺了要记得兑现）。

　　如果宝宝是因为吃饭不专心导致吃饭慢，如刚吃几口饭，就去看图画，玩玩具，父母可以采用"强化训练+激励"的办法。父母一方面要创造良好的环境促使宝宝专心，另一方面要提出目标，可以根据实际情况，要求宝宝在一定时间内吃完饭。当宝宝经过努力达到了父母的要求，就给他一个激励物，如画一个五角星或一面红旗，积累到了10个激励物后，父母就满足宝宝一个要求，如奖励他看一次动画片，或买一本他喜爱的书等。这样坚持下去，习惯也就成了自然。

　　如果宝宝实在是没有食欲，妈妈就不要总往宝宝口里塞食物，可以让宝宝少吃一些，但不要用宝宝特别喜欢吃的零食添补正餐没吃的饭量，如果宝宝饿了，可以做一些小点心或煮点粥给宝宝吃。

　　不管怎样，父母一定不要强迫、提醒和催促宝宝，不要忙着给宝宝喂饭和夹菜，这样容易引起宝宝的反感，或者让宝宝知道饭桌上任性能引人注意，从而强化宝宝吃饭慢的行为。

> **妈咪宝贝**
>
> 　　宝宝吃饭较慢时，妈妈要注意不要使食物凉了，可以采取少盛再添的方法。

🔸 培养宝宝良好的饮食习惯

　　❶ 定时进餐。如果宝宝正玩得高兴，不宜立刻打断他，而应提前几分钟告诉他"快要吃饭了"；如果到时他仍迷恋手中的玩具，可让宝宝协助大人摆放碗筷，转移注意力，做到按时就餐。进餐时间不要太长，也不要过快。不要催促宝宝，培养宝宝细嚼慢咽的习惯。

　　❷ 饭前饭后洗手。要养成宝宝饭前饭后洗手的好习惯，妈妈可在开饭前一两分钟带宝宝去洗手间将手洗干净，吃完饭后给宝宝擦干净嘴，再洗个手，并告诉宝宝每次吃饭前都要记得洗手。

　　❸ 愉快进餐。饭前半小时要让宝宝保持安静而愉快的情绪，不能过度兴奋或疲劳。父母不要在吃饭时责骂宝宝。

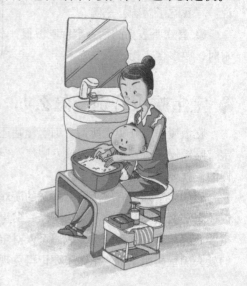

❹ 专心进餐。吃饭时不说笑，不玩玩具，不看电视，保持环境安静。如果宝宝有边吃边玩的坏习惯，父母一定要及时帮宝宝纠正。

❺ 定量进餐。根据宝宝一日营养的需求安排饮食量。如果宝宝偶尔进食量较少，不要强迫进食，以免造成厌食。还要合理安排零食，饭前1小时内不要吃零食，以免影响正餐。不要让宝宝过多进食冷饮和凉食。

❻ 独立吃饭。培养宝宝正确使用餐具和独立吃饭的能力。可在宝宝碗中装小半碗饭菜，要求宝宝一手扶碗，一手拿勺吃饭。

> **❀ 妈咪宝贝 ❀**
>
> 注意桌面清洁，餐具卫生，为宝宝准备一条干净的餐巾，让他随时擦嘴，保持进餐卫生。

❀ 宝宝不爱吃蔬菜怎么办

中国人多半重视肉类的烹饪，对蔬菜的烹调甚少下功夫，单调的样子和口味可能已经挫伤了宝宝吃蔬菜的积极性。试试在白米里加入甜玉米、甜豌豆、胡萝卜小粒、蘑菇小粒，再点上几滴香油，美丽的"五彩米饭"一定会使宝宝兴趣大增。又如家里不再做纯肉菜，而是在炒肉的时候配些芹菜、青椒等，炖肉时配上土豆、胡萝卜、蘑菇、海带等，也会增加宝宝吃蔬菜的机会。另外，吃面条的时候不要只放炸酱，可配上黄瓜、豆芽、焯白菜丝、烫菠菜叶等。

妈妈还可把蔬菜"藏"起来。很多宝宝爱吃带馅儿的食品，不喜欢吃胡萝卜的宝宝对混有胡萝卜馅儿的饺子可能并不拒绝。因此，妈妈可以经常在肉丸、饺子、包子、馅饼馅里添加少量宝宝平时不喜欢吃的蔬菜，久而久之，宝宝就会习惯并接受它们了。

妈妈平时要多讲一些关于食物的故事给宝宝听，小孩的共同特点是喜欢听故事，用讲故事的方式向宝宝介绍食物的特点，宝宝很容易接受，可以在心理上增加对食物的感情。例如，在给宝宝吃萝卜之前，先讲小白兔拔萝卜的故事，然后给宝宝看大萝卜的可爱形状，最后将它端上餐桌，宝宝可能就会高高兴兴地品尝小白兔的食物了。

> **❀ 妈咪宝贝 ❀**
>
> 如果宝宝暂时无法接受某一两种蔬菜，哪怕是营养很好的蔬菜，也不必过分紧张，可以找到与它营养价值类似的一些蔬菜来满足宝宝的营养需要。比如说，不肯吃胡萝卜的可以吃富含胡萝卜素的绿菜花、豌豆苗、莜麦菜等深绿色蔬菜。

总之，只要父母洞悉宝宝的心理，找到问题的症结，准能让宝宝在不知不觉中爱上蔬菜。

❖ 宝宝吃什么肉类比较好

一般来讲，鱼肉或鸡肉的肉质细嫩一些，有利于小乳牙还未完全长齐的宝宝咀嚼（一般宝宝要到2岁半才长齐乳牙），在胃肠里的消化和吸收也较好。父母可以先给宝宝吃一些鱼肉和鸡肉，但要注意在给宝宝做鱼时要非常细心地挑出鱼刺，一定要保证把鱼刺剔除干净后再给宝宝吃。尽量做一些鱼刺较少、较大、容易剔刺的鱼给宝宝吃，如海鱼，如罗非鱼、银鱼、鳕鱼、青鱼、黄花鱼、比目鱼等。给宝宝做鸡肉时也要注意，为了保持鸡肉低脂肪的优点，最好将鸡肉去皮，并选择较为清爽的烹调方式。另外，鸡汤内所含的营养成分远低于鸡肉，不能因为宝宝喝了鸡汤便感觉营养足够。

虽然鱼肉、鸡肉相对而言比较适合宝宝吃，但也不可一味偏食，还应同时为宝宝适当添加一些别的肉类。也就是说，在刚开始为宝宝添加肉类辅食时可多吃一些鱼肉或鸡肉。随着宝宝的消化功能逐渐增加，可一点点添加些猪肉或牛肉类辅食。

吃肉要适量

父母们普遍都担心肉类脂肪多，容易让宝宝发胖；也担心肉类里面有激素，会让宝宝早熟；还担心肉里面胆固醇高，对身体不利。的确，就猪肉而言，即便是瘦肉，也含有相当高的脂肪。显然，吃太多的肉不利于宝宝的健康，特别是已经有点胖的宝宝。对幼儿来说，每天吃50克无骨鱼或者瘦肉，就足以满足每天的营养需要。况且，吃肉太多，吃其他东西的胃口就会小，会影响整体的营养平衡。

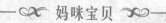

❤ 妈咪宝贝 ❤

肉类食物一定要吃新鲜的，不要把宝宝吃剩下的放入冰箱冷冻后，下次再拿出来给宝宝吃，这样对宝宝肠胃不好。父母给宝宝做肉类食物时一次不要做太多，剩下的可以大人吃掉。

❖ 可以给宝宝吃糖果、巧克力吗

宝宝吃糖多了，就会影响胃口，吃不下其他有营养的饭菜，经常会营养不足；糖在体内会转变成脂肪，使人发胖，严重者出现高脂血症；糖滞留在口腔内容易在牙缝里发酵产酸，腐蚀牙齿，使宝宝产生龋齿。所以，妈妈不宜给宝宝吃太多糖果，如果宝宝实在想吃，可偶尔给宝宝吃一颗，但需在两餐中间给宝宝吃，不宜在饭前、饭后给宝宝吃。

另外，有些妈妈以为巧克力是高级营养品，就让宝宝多吃巧克力。认为运动员都把它当做必需食物，宝宝吃了肯定有好处。其实，巧克力的成分为糖

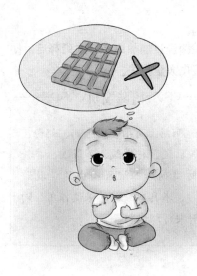

和脂肪，能提供较高的热量，当运动员进行比赛时体力消耗很大，巧克力能及时补充能量。但是巧克力除含较高热量外，其所含蛋白质和维生素极少，而这些营养素是宝宝身体发育所必需的，因此，巧克力对宝宝而言，不是理想的食物。经常让宝宝吃巧克力，会因为它的脂肪在胃里停留的时间较长，有饱腹感，宝宝就会不想吃饭，影响食欲，而且其糖分停留在牙缝里会发酵变酸，使宝宝患龋齿。因此不宜让宝宝常吃巧克力。

妈咪宝贝

一些营养品如蜂皇精可能含有性激素类的物质，不宜让宝宝食用。如果宝宝服用含性激素的营养品就会出现性早熟。宝宝最好维持良好的平衡膳食，不要服用补品和高级营养品。

❀ 宝宝喝酸奶要注意什么

酸奶含有多种营养成分，可以给宝宝适量饮用，在给宝宝饮用酸奶时，妈妈需要注意以下几点：

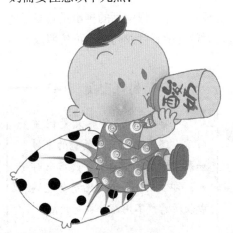

❶ 饮酸奶要在饭后2小时左右。

空腹饮用酸奶的时候，乳酸菌容易被杀死，酸奶的保健作用减弱，饭后胃液被稀释，所以饭后2小时左右饮用酸奶为佳。

❷ 饮用后要及时漱口。

随着乳酸饮料的发展，儿童龋齿率也在增加。这是乳酸菌中的某些细菌导致的，所以喝完酸牛奶要马上漱口。

❸ 饮用时不要加热。

酸牛奶一般只能冷饮，酸奶中的活性乳酸菌经过加热或者开水稀释后，便会大量死亡，不仅特有的风味消失，营养价值也大量损失。

❹ 不宜与某些药物同时服用。

氯霉素、红霉素等抗生素，磺胺类药物和治疗腹泻的药物，可以杀死或者破坏酸奶中的乳酸菌，所以酸奶和药物不宜同时服用。

❺ 不宜给宝宝饮用过多。

正常健康的宝宝每次饮用酸牛奶不宜过多，以150～200毫升为佳。

> **妈咪宝贝**
>
> 市场上有很多由牛奶、奶粉、糖、乳酸、柠檬酸、苹果酸、香料和防腐剂加工配置而成的"乳酸奶"，不具备酸奶的保健作用，购买时要仔细识别。

🔹 宝宝一直在补钙，可还是缺钙，怎么办

补钙，重在吸收

钙的吸收有赖于维生素D的帮助，如果人体缺乏维生素D，钙的吸收只有10%，而在补充维生素D时，钙的吸收率会增加到60%～75%。所以，想要宝宝更好地吸收牛奶中的钙，就一定不要忽略维生素D。

维生素D的来源，一是靠人体接受室外阳光紫外线的照射在体内合成；二是靠食物。除鱼肝油外，其他食物含量极低。唯有香菇富含维生素D，但是，必须经室外阳光照晒，但因照晒的效果会逐日减退，所以存放一个月后应重复照晒。每天只需服3～5克即可，切碎水煎或冲服，也可加入稀饭、菜汤中食用。多吃点醋和发酵面食也有助于钙的吸收。

另外要注意，盐的摄入量越大，钙的吸收越差，尿中钙的排出量越多，所以减少盐的摄入等于补钙。特别是宝宝，对盐的敏感度较高，不可按照成人口味给盐，只要适当的有点咸味即可。

钙磷比例需均衡

正常情况下，宝宝体内的钙、磷两种矿物元素的比例是2∶1，换句话说，钙是磷的2倍，如果宝宝的食谱恰好是这个比例，那么钙的吸收利用率就会高。但在日常饮食中，很多宝宝过多地摄入碳酸饮料、咖啡、汉堡

> **妈咪宝贝**
>
> 牛奶里不仅含有大量优质蛋白质，还是幼儿最好的钙的来源。如果宝宝能保证每天早晚各一杯牛奶，即≥500毫升，就完全能满足成长所需，不用额外补充钙质。

包、比萨饼、小麦胚芽、炸薯条等食物，而这些食物都是磷的"富矿"，致使大量磷涌入体内，使钙与磷的比例高达1∶10以上，磷一旦多了，会把体内的钙"赶"出体外，导致缺钙。

宝宝营养缺乏有哪些性情上的表现

情绪变化

❶ 宝宝有郁郁寡欢、反应迟钝、表情麻木等表现，往往是因为体内缺乏蛋白质与铁质，应多给宝宝吃一点水产品、肉类、奶制品、畜禽血、蛋黄等高铁、高蛋白质的食物。

❷ 宝宝忧心忡忡、惊恐不安、失眠健忘，表明体内B族维生素不足，此时应补充一些豆类、动物肝、核桃仁、土豆等B族维生素丰富的食物。

❸ 宝宝情绪多变，爱发脾气则与吃甜食过多有关，医学上称为"嗜糖性精神烦躁症"。除了减少甜食外，还应让宝宝多吃一些富含B族维生素的食物。

❹ 宝宝固执、胆小怕事，多因维生素A、B族维生素、维生素C及钙质摄取不足所致，应多吃一些动物肝、鱼、虾、奶类、蔬菜、水果等食物。

行为反常

❶ 行为与年龄不相称，较同龄宝宝幼稚可笑，表明体内氨基酸不足，应增加高蛋白食品如瘦肉、豆类、奶、蛋等。

❷ 夜间磨牙、手脚抽动、易惊醒，常是缺乏钙质的信号，应及时增加绿色蔬菜、奶制品、鱼肉松、虾皮等食物。

❸ 喜欢吃纸屑、泥土等异物，称为"异食癖"。多与缺乏铁、锌、锰等微量元素有关。海带、木耳、蘑菇等食物含锌较多，禽肉及海产品中锌、锰含量高，是此类宝宝的理想食品。

> **妈咪宝贝**
>
> 宝宝营养不良时除在性情上有上述表现外，还会引起身体上的异常症状，如：发育不良、消瘦、肥胖、贫血、脚气病、消化道疾病等。

宝宝有异食癖，如何治疗

异食癖是指爱吃一些非食物性的异物，如泥土、火柴头、墙皮、烂纸等，这样的宝宝并不是淘气，而是一种病态。

过去认为异食癖与肠道寄生虫有关，也就是说因为肚子里有虫子，所以吃乱七八糟的东西。现在认为，异食癖与体内微量元素有关，较多见的是缺钙、缺铁和缺锌。

缺钙：宝宝在缺钙时，会爱吃墙皮、煤渣和纸。这种情况下首先要给宝宝适量多吃含钙丰富的食物，在必要的情况下需服用钙剂和鱼肝油。多到户外活动，或者在有太阳的树荫下休息，让紫外线照射皮肤合成维生素D。

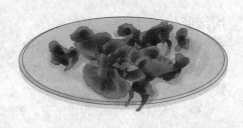

缺铁：缺铁性贫血的宝宝经常感到口腔黏膜烧灼，喜欢吃冰棍、冷饮，甚至打开冰箱啃食冰块。宝宝缺铁时应在医院的指导下服用铁剂和维生素C，3~4天爱吃冰块的现象就会停止。之后要多给宝宝吃一些动物肝脏、动物血、芝麻、花生、黑木耳、蘑菇、红果等食物，以巩固疗效。

缺锌：缺锌的宝宝容易食欲不好，有异食的表现。同时发育情况较差，头发容易发黄、抵抗力也较低，容易反复患呼吸道疾病、消化道疾病。这样的宝宝应在医院检查一下锌的含量，根据医生的建议，按年龄补充硫酸锌或葡萄酸锌等锌制剂，症状就能够缓解。要注意，妈妈不可自行给宝宝服用补锌的药物，服用过多会中毒，而且会抑制其他微量元素的吸收和利用，要在医生指导下给宝宝服用此药物。

❧ 妈咪宝贝

有异食癖的宝宝不是淘气，而是一种病态。父母要关心宝宝，调制可口的饭菜，增加营养，千万不要打骂宝宝。

❂ 宝宝"烂嘴角"缺乏什么营养素

烂嘴角，医学上称之为口角炎，是宝宝的常见疾病，一些父母以为宝宝的口角炎是上火引起的，其实不尽然。宝宝的口角炎多数是营养不良性口角炎，是由营养缺乏引发，其中以由B族维生素缺乏引起的口角炎最常见。

口角炎症状：最初表现为口角上发红、发痒，接着上皮脱落，形成糜烂、浸渍或裂痕，张嘴时拉裂而易出血，吃饭、说话等都受到影响。

预防"烂嘴角"的措施

每年秋天，患口角炎的宝宝都比较多，面对当前口角炎的高发季节，应该采取必要措施积极预防。

❶ 保护好面部皮肤，保持口唇清洁卫生，进食后注意洁净口唇。口唇发干时，不妨涂少许甘油、油膏，防止干裂发生。注意不要用舌头去舔口唇，如果用舌头去舔，唾液中的淀粉酶、溶菌酶等在嘴角处残留，形成一种高渗环境，会导致局部越发干燥，从而发生糜烂。

❷ 要加强营养，注意膳食平衡，不偏食，不挑食，多吃富含B族维生素的食物，如动物肝脏、瘦肉、禽蛋、牛奶、豆制品、胡萝卜、新鲜绿叶蔬菜等。因B族维生素容易溶解于水，做饭时要注意防止维生素流失，米不要过度淘洗；蔬菜要先洗后切，切后尽快下锅，炒菜时可加点醋。

护理方法：宝宝一旦患了口角炎，可服复合维生素，局部可涂用硼砂末加蜂蜜调匀制成的药糊。

> **妈咪宝贝**
>
> 观察舌头可知道是否缺乏B族维生素，健康的舌头大小适中，颜色呈粉红色，边缘平滑，没有舌苔，也不会无意中咬到自己的舌头。当缺乏B族维生素时，舌头会出现紫红色、暗红色或火红色等，舌苔变厚或没有，舌头不是太小就是太大。

🌰 各种维生素的作用与来源

维生素名称	作用	摄入不足造成的后果	主要食物来源
维生素A	能促进生长发育，保护上皮组织结构完整	发生夜盲症、干眼病、发育迟缓、免疫功能较差、易患感冒等呼吸道疾病	肝、肾、鱼肝油、蛋黄、绿叶菜和深黄色水果
维生素B$_1$	能帮助碳水化合物转化成大脑发育所需的能量，促进神经信息传导	影响胃口、脑细胞的正常功能，特别是神经组织	米糠、全麦、燕麦、花生、猪肉、番茄、茄子、小白菜、牛奶等
维生素B$_2$	被称为"成长的维生素"，并维持神经和心脏活动	如果供给不足，可发生口角炎	米糠、麦、蔬菜(蔬菜食品)、酵母等
维生素B$_3$	能有效促进新陈代谢，帮助婴幼儿长得又高又大	会引发头痛、呕吐、腹泻和皮炎，严重时甚至可以导致痴呆	米糠、麦、蔬菜、酵母等

续表

维生素B$_6$	是蛋白质和脂肪代谢所必不可少的元素	导致体重不足、生长发育迟缓、智力低下等	米糠、麦、蔬菜、酵母等
维生素B$_{12}$	促进红细胞成熟	引起贫血	肝、肉、蛋、乳、酵母等
维生素C	增强身体抵抗力，促进生长和解毒	抵抗力下降，易感冒生病	各种蔬菜、水果，红枣等
维生素D	帮助钙吸收，促进骨骼、牙齿生长发育	走路容易跌倒，个子长不高	肝、蛋黄、鱼肝油(油食品)等
维生素E	免疫力的强化剂，帮助免疫系统更好发育	可影响儿童免疫力，降低抗病能力	花生、芝麻、蛋黄、牛乳、麦芽、菠菜、酵母、大豆、玉米等

◆◇ 妈咪宝贝 ◇◆

如果宝宝经常挑食、偏食，加之因有些传统的烹调方式不当很容易流失营养，为了让生长发育旺盛的宝宝获得均衡的营养，有时可以考虑额外补充多种维生素。

🛢 菠菜补铁，骨汤补钙，越补越缺

多吃菠菜可以补铁吗？

宝宝贫血，妈妈就给宝宝吃菠菜补铁。科学证明，菠菜虽含有丰富的铁，但多数不能被人体吸收，相反，菠菜还会起破坏作用。因为菠菜中含有较多的草酸，草酸能和食物中的钙相结合，生成不溶于水的人体无法利用的草酸钙，引起宝宝缺钙。所以，给宝宝吃菠菜时，应在烹调前将菠菜在沸水中焯一下，把菜中的草酸去除一部分，这样可以减少钙的丢失。补充铁可以多吃动物性食物，如鱼肉、猪肉、牛肝等，而最好的补铁食物是动物的脏腑类和动物血。

另外，铁在食物中大多数以三价铁的形式存在，不容易被吸收。如果同时吃维生素C，就能使三价铁还原成二价铁，增加吸收率达4倍之多。因此让宝宝吃蛋黄时用含有维生素C的果汁调开就能提高吸收率。

多喝骨汤可以补钙吗？

当宝宝出牙慢或骨折后，父母往往会给宝宝喝骨头汤，认为这种方式补钙最好。其实肉骨头汤中的钙并不高。1千克肉骨头煮汤2小时，经测定所含的钙仅有20毫克左右，而宝宝每日需要800～1200毫克钙，骨头汤中的钙远远满足不了宝宝的需要。肉骨头内的骨髓含有大量的脂肪，宝宝吃多了会发生消化不良和腹泻。宝宝要补钙也应该有医生的指导，父母不能擅自做主。含钙丰富的食物有：牛奶、豆类和豆制品、绿叶蔬菜、水果(杏、葡萄)和薯类等。

> **妈咪宝贝**
>
> 只要宝宝不偏食，父母提供给宝宝的食物较全面，宝宝就不容易缺乏营养素，父母无须特意让宝宝多吃某一种食物，这样反而容易导致营养不良。

🌱 你的宝宝是否需要补锌

有些父母一见自己的小孩偏食厌食，就不假思索地给宝宝补锌。然而，专家说："真正缺锌的人很少，只要饮食均衡都不需要额外补充。"

不挑食就不会缺锌

尽管锌是人体必需的一种微量元素，如果缺乏会导致婴幼儿厌食、生长缓慢，成年人身体抵抗力下降、皮肤伤口愈合慢等问题，但是锌作为一种微量元素，人体每天的需求量并不大。而且很多食物中都有锌，只要正常饮食，就不会出现缺锌问题。只有长期严重偏食、素食、营养不良的人才有可能缺锌。

要不要补锌，最好做个检查

专家提醒，社会上一些关于幼儿头发黄、有多动症倾向，就是缺锌的说法，其实都很片面。要明确是否缺锌，最明智的做法是到医院做个化验，若血锌检测低于正常值，结合临床症状、膳食状况等进行综合分析后，才应考虑适当补锌。而且，缺锌不严重时，药补不如食补。我们日常吃的很多食物中都含有丰富的锌，从食物中补充锌元素是完全可以的。

预防宝宝缺锌

妈妈在日常饮食中多注意，一般可预防宝宝缺锌。像瘦肉、肝、蛋、奶及奶制品、莲子、花生米、芝麻、核桃、海带、虾类、海鱼、紫菜、栗子、瓜子、杏仁、红小豆等都富含

> **妈咪宝贝**
>
> 补锌要适度。如果摄入过多也会造成中毒，出现恶心、呕吐、腹痛、腹泻等胃肠道症状，还会引起发热、贫血、生长迟缓、关节出血等。

锌。含锌最丰富的是贝壳类海产品，妈妈可给稍大点的宝宝炖一些海鲜汤，如扇贝、海螺、海蚌等。

🌰 怎样针对宝宝的体质进行饮食调理

宝宝的饮食应符合宝宝的体质需要，不同的体质对食物的需求也不同，具体来说应遵循以下原则：

健康型体质——食物应均衡全面

体质特点：健康型体质的宝宝身体壮实、面色红润、精神饱满、胃口好、大小便规律。

食物要求：只要保证食物品种的多样和营养的均衡即可。

寒性体质——食物应温养脾胃

体质特点：寒性体质的宝宝形寒肢冷、面色苍白、不爱活动、胃口不好，吃生冷食物后容易腹泻。

食物要求：寒性体质的宝宝饮食上要温养脾胃，可多吃羊肉、牛肉、鸡肉、核桃、龙眼等甘温食物，少吃冰镇饮料、西瓜、冬瓜等寒凉食物。

热性体质——食物应去火清热

体质特点：热性的宝宝形体壮实、面赤唇红、畏热喜凉、口渴多饮、烦躁易怒、胃口欠佳、大便秘结，外感后容易发高热，易患咽喉炎。

食物要求：热性体质的宝宝饮食上要去火清热，可多吃冬瓜、萝卜、绿豆、芹菜、鸭肉、梨、西瓜等甘淡寒凉的食物。

虚型体质——食物应补气血

体质特点：虚型的体质宝宝面色萎黄、不爱活动、汗多、胃口差、大便溏烂或稀软，易患贫血和反复呼吸道感染。

食物要求：虚型体质的宝宝饮食上要气血双补，可多吃羊肉、鸡肉、牛肉、木耳、核桃、桂圆等温补气血的食物，少吃西瓜、绿豆等苦寒生冷的食物。

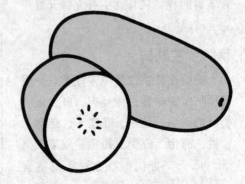

湿型体质——食物应健脾化湿

体质特点：湿型体质的宝宝大多比较胖，动作迟缓、大便溏烂，爱吃肥甘厚腻的食物。

食物要求：湿型体质的宝宝饮食上要健脾、祛湿、化痰，可多吃扁豆、海带、白萝卜、鲫鱼、冬瓜、橙子等健脾利湿的食物，少吃石榴、大枣、糯米等甜腻酸涩的食物。

> **妈咪宝贝**
>
> 无论宝宝的体质是偏热还是偏寒，都可以在饮食方面进行调理。偏热型体质的宝宝可以多挑选平性或寒凉性食物；偏寒型体质的宝宝可以多挑选平性或温热性的食物。

❤ 宝宝咳嗽时不能吃的食物

宝宝咳嗽未愈期间，妈妈要特别注意饮食，一些食物在咳嗽时是不能吃的：

❶ 寒凉食物：咳嗽时不宜吃冷饮或冷冻饮料，如果饮食过凉，容易造成肺气闭塞，症状加重，日久不愈。

❷ 肥甘厚味的食物与油炸食物：中医认为咳嗽多为肺热引起，宝宝尤其如此。日常饮食中，多吃肥甘厚味的食物可产生内热，加重咳嗽，且痰多黏稠，不易咳出。油炸食物也不要多吃。宝宝咳嗽时胃肠功能比较薄弱，油炸食品可加重胃肠负担，且助湿助热，滋生痰液，使咳嗽难以痊愈。

❸ 鱼腥虾蟹：一般人都知道咳嗽患者需忌"发物"，不宜吃鱼腥，鱼腥对"风热咳嗽"影响最大。咳嗽患儿在进食鱼腥类食品后咳嗽加重，这与腥味刺激呼吸道有关。对某些鱼、蛋过敏的宝宝更应注意，其中以白鲢、带鱼影响最大。

❹ 酸甜食物：酸食常敛痰，使痰不易咳出，以致加重病情，使咳嗽难愈。咳嗽严重时连一些酸甜的水果，如苹果、香蕉、橘子、葡萄等也不宜吃，多吃甜食还会助热，使炎症不易治愈。

❺ 花生、瓜子、巧克力等零食：这类点心、坚果类食品含油脂较多，食后易滋生痰液，使宝宝咳嗽加重。

❻ 补品：宝宝咳嗽时不要服用补品，即使是体质虚弱的宝宝也不应服用，否则会使宝宝咳嗽难愈。

> **妈咪宝贝**
>
> 宝宝咳嗽时饮食要清淡、易消化，可多喝开水、白菜汤、米汤、牛奶、鲜果汁等，还可吃些豆制品、鸡蛋、蔬菜等。

❀ 什么情况下需要给宝宝补益生菌，怎么补

益生菌是一种对人体有益的细菌，它可以促进体内菌群平衡，从而让身体更健康。父母应该适当地给宝宝补充益生菌，以增强宝宝身体的抵抗力，特别是下面这些情况的宝宝更应该补充益生菌。

❶ 服用抗菌素时需要补充。抗菌素尤其是广谱抗菌素不能识别有害菌和有益菌，所以它杀死敌人的时候往往把有益菌也杀死了。这时候或者过后补点益生菌，都会对维持肠道菌群的平衡起到很好的作用。

❷ 消化不良、牛奶不适应症、急慢性腹泻、大便干燥及吸收功能不好引起营养不良时，都可以给宝宝补充益生菌。

❸ 剖宫产和非母乳喂养的宝宝不能从妈妈那儿得到足够的益生菌源，可能会出现体质弱、食欲不振、大便干燥等现象，也应该适量补充益生菌。

❹ 对于免疫力低下或者需要增强免疫力的特殊时刻，补充益生菌能够有备无患。

❺ 带宝宝出行或旅游时带点益生菌类产品，如果宝宝肠胃不舒服，服用后能够有效缓解。

市售益生菌如何选购

发酵乳品：应选择通过卫生署健康食品的认证，且以知名品牌的产品为佳。因为大厂使用的乳酸菌菌种多为好的菌种，且经过实验证明其功效。

粉剂或胶囊类的产品：应选择菌种标示清楚，有研究团队，有提供学术资料证实其功效。

❀❀ 妈咪宝贝 ❀❀

益生菌虽好处多多，但不少市售的由益生菌发酵而成的乳品添加了过量的糖分，有些添加糖量高达7～8颗方糖，妈妈在选择时要注意这一点，尽量选择含糖分较少的益生菌。

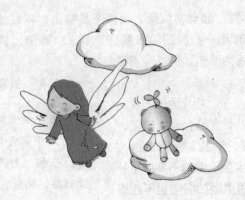

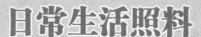

日常生活照料

❤ 怎样增强宝宝的免疫力

要增强宝宝免疫力除了保证营养均衡外，还要养成良好的生活习惯。

❶ 宝宝穿得多容易出汗，再加上出去运动，就更容易出汗，风一吹就很容易感冒。但穿太少了也不行，穿得少血液循环变慢，身体抵抗力会变弱，也容易感冒。妈妈可以慢慢感受宝宝在不同的天气出门穿多少合适，最好是在出门前带上外套，热的时候可以脱下一点，冷后再赶紧穿上。

❷ 晚上睡觉之前适当给宝宝泡泡脚，能够促进血液循环，提高睡眠质量，一晚上宝宝会睡得很好，身体也会更好。

❸ 从宝宝快1岁开始，妈妈可以坚持给宝宝用凉开水洗脸。每天晚上在临睡前打一盆开水放在屋里，第二天早上用这盆放凉的开水给宝宝洗脸。这样做可以提高宝宝的耐寒能力，增强抵抗力，记得要坚持。

❹ 不管是冬天还是夏天，都要记得白天将宝宝房间的窗户打开，换取新鲜空气，使宝宝免受细菌的侵害。经常呼吸大自然的新鲜空气是提高宝宝抵抗力的一种非常好的方法。

❺ 即使是在冬天，也不要整日待在室内，这样会使宝宝的呼吸道长期得不到外界空气的刺激，宝宝对寒冷的耐受能力就会降低，宝宝反而容易患病。应该经常带宝宝到户外环境中活动，让宝宝呼吸新鲜空气，享受日光浴。

❻ 冬天家里一般都有暖气，空气也比较干燥，如果暖气太热，可以找一些毯子把暖气包起来，使屋里温度降下来一点。一定要在房间里放加湿器，或者在暖气上放一碗水也可以，但效果差很多。

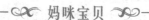
妈咪宝贝

父母可以带宝宝去医院检测一下宝宝的免疫功能是否达标，如果不达标医生会用药物调节的，建议用中药调节，因为西药对宝宝有一定的伤害。

给宝宝简单测试一下免疫力

宝宝免疫力简便小测试：

❶ 经常带宝宝出去散步吗？

❷ 气候变化时宝宝是否容易生病？

❸ 经常对宝宝进行"三浴锻炼"吗？

❹ 流行性感冒发生时，宝宝是否很少幸免？

❺ 宝宝的饮食是否注意搭配，基本能做到营养均衡？

❻ 宝宝是否经常患呼吸道感染，一年可能达到5～6次？

❼ 宝宝出生后是否以母乳喂养？

❽ 是否稍有不适就马上给宝宝吃药？

❾ 宝宝是否性格开朗，有很多小朋友？

❿ 宝宝是否经常在家里待着，不怎么带出去进行活动？

⓫ 宝宝是否养成了勤洗手勤换衣服的好习惯？

⓬ 宝宝是否未能保持规律性睡眠，白天睡觉，晚上玩到很晚？

计分办法：

如果1、3、5、7、9、11题的回答为"是"，得1分。

如果2、4、6、8、10、12题的回答是"否"，也得1分。

1～4分：表明免疫力较差，经常得病，需要去向医生咨询。可以通过血液和细胞检查来评价免疫力水平。需要医生根据临床检验结果，对宝宝提供如何增强免疫力的建议。

5～8分：表明免疫系统有些问题，应该在宝宝的饮食安排上下点功夫，合理补充所需营养，还要常带到户外活动。

9～12分：表明宝宝的免疫力很强，是个健康宝宝。

> **妈咪宝贝**
>
> 以上测试只是根据宝宝外在的身体表现做出的，不可以替代医生的诊断，仅供参考。因此，尽管宝宝测试得分较高，但如果出现不舒服还应尽快去医院就诊。

如何帮助宝宝做模仿操

1岁半以后的宝宝可做一些模仿操，模仿操比较容易掌握，不仅可训练宝宝的各种动作，还可以发展宝宝的想象力、思维能力和语言能力，下面介绍一套动物模仿操。

第1节学猫叫。两手心相对、五指并排、指尖向上，分别放在嘴两侧，同时向外拉开做摸胡须动作。

第2节学小鸟飞。两手向下两臂伸直，侧平举做小鸟翅膀，然后左右两臂分别做上下飞的动作，眼睛向前看，两脚慢步跑。

第3节学大象走。身体向前弯曲，两臂向前下垂，两手相对握紧，头向下低，身体向左右摇摆，慢步向前走。

第4节学小马跑。双手做拉马缰绳状，双脚做小跑步动作，边跑时带动双手上下摇动。可跑5～7米。

第5节学小熊爬。双手撑地，双膝跪地，向前看，四肢协调向前爬行。可叫宝宝爬3～5米。

第6节学小兔跳。两手食指和中指伸直，其他3指捏紧，放在头前上端的左右两侧做兔的长耳，上身略向前倾斜，双脚并排，同时离地向前跳2～3下。

以上各节动作可反复做6～8次。

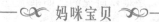

妈咪宝贝

父母还可教宝宝做生活动作模仿操、交通工具操等。可以配合儿歌，也可以配音乐来做。

🖤 宝宝需要定期进行哪些体检

幼儿健康体检可以了解幼儿的生长发育和健康状况，早期发现身体的缺陷和疾病，以便早期采取矫正措施和治疗。一次检查结果只能反映当时宝宝的健康状况，定期多次检查，才能前后对比看宝宝生长发育和健康的动态变化。

健康检查内容包括，测量身高、体重、头围、口腔、眼、肺、心、肝、脾、生殖器等检查。以便早期发现有无常见病，如贫血、佝偻病、营养不良、弱视、乙型肝炎等疾病。

检查时间：建议1～3岁的宝宝每3个月检查一次。另外要注意，2～3岁是眼科检查的关键时期。正常情况下，幼儿应在3岁左右接受例行眼科检查，因为这一时期是监测与矫正儿童弱视、斜视、屈光异常及近视等眼疾的关键期。因此在3岁左右的这一时期内，父母可每一季定期带宝宝到医院接受检查，尤其是有眼疾家族史，或早产宝宝，更不要忽略这一重要环节。

给宝宝定期做体检除能及早发现宝宝的生长发育和健康情况外，还能早发现宝宝的心理问题，对那些只是有些心理苗头的宝宝通过心理咨询与沟通，让宝宝有个健康的心理。妈妈

妈咪宝贝

宝宝健康检查可对身体进行全面检查，也可只进行单项或部分的身体检查，可视宝宝的具体情况而定。

还可借此机会咨询一些关于宝宝的喂养、智力发育等情况，同时进行有针对性地喂养、护理以及早教等方面的指导。

总之，给宝宝进行定期体检是非常有必要的，父母切不可因为工作忙等其他原因耽搁了。

🖤 宝宝害怕打针吃药怎么办

打针疼，吃药苦，但是在宝宝成长的过程中，又免不了要生病，打针吃药又是难以避免的。如果宝宝不肯打针吃药，又该怎么办呢？

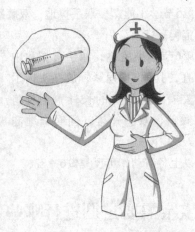

首先，不要经常用打针去吓唬宝宝。那会加重宝宝对打针的恐惧，以致在必须打针的时候，难以说服宝宝。为了让宝宝既知道打针会有点疼，又能够勇敢地忍受一下，还需平时加强锻炼。例如：在宝宝的游戏中，不妨增加医生与病人的游戏，让听诊器、体温表等模拟玩具成为宝宝的最爱，既在游戏中扮演医生或护士的角色，也扮演病人的角色，这样，他们就会对打针吃药以及与疾病的关系等有所了解。一旦需要打针时，比较容易接受。

再谈吃药。吃药似乎比打针好办些，但有的宝宝就是不肯张嘴。强灌，并不是好办法。你不妨想想别的办法。第一，可以在药粉中加上糖水冲服，当然水不宜太多。第二，如果宝宝已会吃药片，可选用有胶囊的剂型。应该注意的是，药粉不宜全部倒在牛奶或整瓶的水中让宝宝喝，这样势必会影响宝宝的食欲。另外，给宝宝喂药的时间要有所选择，尽量不要在宝宝吃得很饱的情况下喂药，因为稍一恶心，就容易引起宝宝的呕吐。

总之，打针吃药不是件快乐事，父母应该让宝宝知道这点，不要欺骗他们，同时鼓励他们勇敢一点，使宝宝能够顺利地打针吃药。

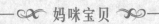

妈咪宝贝

妈妈要学会鼓励宝宝，让宝宝知道只要自己够勇敢，打针其实也不一定痛。如果宝宝打完针觉得痛，妈妈也要给宝宝留后路，可以跟宝宝说："没事，哭了也不要紧的，想哭就哭。"千万不可因宝宝哭泣就说宝宝胆小、没用之类的话，这样宝宝就更不愿意打针了。

🌰 给宝宝买衣服要挑"不可干洗"的

我国首部专门针对婴幼儿服装安全的行业标准——《婴幼儿服装标准》已生效，《标准》中明确规定，婴幼儿服装必须标明"不可干洗"字样。因为干洗剂中可能含有四氯乙烯，很容易被衣服纤维吸附，待干燥时又可释放出来，对宝宝皮肤危害很大，所以，年轻妈妈们在为宝宝选购衣服时，应注意婴幼儿服装的"洗涤标准"及安全指标。此外，甲醛易溶于水，购买的服装最好水洗后再给宝宝穿。

除规定必须标明"不可干洗"字样外，《婴幼儿服装标准》中还涉及多项标准，如套头衫最大领围不小于52厘米；金属附件不得有毛刺、锐利边缘和尖端；拉链的拉头不可脱卸；服装上绳带的外露长度不得超过14厘米等。

此外，为了防止染料在婴幼儿咬衣服时进入体内，《标准》对婴幼儿服装的耐水、耐磨色牢度等都有了更高的强制性要求。同时规定，婴幼儿服装产品中甲醛含量不得超过每千克20毫克，砷含量不得超过每千克0.2毫克。禁用可分解芳香胺染料，服装的pH值必须限定在4.0～7.5。

总之，妈妈在购买宝宝衣物时要特别留意《婴幼儿服装标准》中所提到的规定，一定要选择标明这些字样的衣物。

〜❀ 妈咪宝贝 ❀〜

专家建议：最好购买品牌产品，这些产品质量比较有保证；不要购买色彩过于鲜艳的婴幼儿服装，以免其中含有可分解芳香胺等有害物质；另外，最好不要选择经特殊整理的服装，比如：经过免烫整理和柔软整理的服装，因为这类服装，很可能甲醛含量比较高。

🌰 冬季如何防宝宝手脚冻坏

冬季天气寒冷，宝宝皮肤较薄，有的妈妈担心让宝宝外出会冻坏他的手脚，所以就将宝宝锁在室内，然而我们一直提倡宝宝要进行日光浴、空气浴，即使在冬季也不可把宝宝关在家里。其实，妈妈只要学会了冬季如何护理宝宝的手脚，就不必担心宝宝外出会冻了手脚。

出门前的防冻准备

皮肤护理：经常给宝宝用温水洗手，擦干后马上涂上护肤露(油)，注意洗手及护肤品都要用婴儿专用品，成人用品偏碱性或酸性，对宝宝娇嫩的皮肤会有损害。

做些按摩：针对容易受冻的部位，如手足、耳朵、脸颊，早晚各做一次5～10分钟按摩，可按摩手指、手背、手心及脸等来增强局部血液循环，也可做各种动手动脚的游戏活动。

吃饱肚子：宝宝身体产热需要食物供给能量，而且冬天需要热量较多。因此，外出活动前要让宝宝把肚子吃饱，只要不是太胖的宝宝应适当吃些油性食品，如牛奶、点心、肉类等。另外宝宝外出运动会出汗，也应给宝宝适当吃点汤水类食物。

适当穿衣：冬天要给宝宝准备好出门穿的大衣、手套、帽子和厚袜。但宝宝出门不能穿得太多、太紧，以免宝宝束手束脚没法活动，反而不易产热；同时注意随天气改变随时增添衣服。阳光好的天气，尽量让阳光可以直接照到宝宝的皮肤，这样才可以产生维生素D，避免佝偻病，又能促进皮肤的血液循环，使肢体温暖。不要以为在家晒太阳可以取代户外活动，一般来说，紫外线是无法通过玻璃的。

户外活动的防冻准备

适量运动：宝宝外出要有适量运动，如小跑、快步走、爬梯子、玩球、游戏，或带音乐的竹竿操、模仿操，即使是刚刚会站立的小宝宝，也不要老抱着，应该把他放在地上，大人拉着手，跳一跳、蹦一蹦。健康的宝宝户外运动能产热，运动后如出汗一定要擦干。需注意的是活动时间及活动量要视天气状况和宝宝体质而定。

冻疮处理

未发生溃疡时治疗方法：轻轻洗干净患处，涂上未溃冻伤软膏；或用蜂蜜与熟猪油调制，放凉后，局部一天涂一次，蜂蜜与猪油比例为7：3。同时为加快冻疮部位血液循环，对患处进行按摩，并包扎保暖。如果出现溃疡，要预防细菌感染伤口，并及时去医院治疗，先对伤口进行清洁，接着用0.5%新霉素药膏或硼酸软膏外涂，最后包扎患处。要把宝宝的小手指甲剪短洗净，防止宝宝在被窝等温暖环境下用手指将冻疮抓破，造成溃疡和感染。

> **妈咪宝贝**
>
> 体质好的宝宝总是耐冻些，所以父母平时要多给宝宝进行空气浴、日光浴、冷水浴，以提高宝宝的体质。

❖ 如何去掉宝宝手上的倒刺

倒刺在医学上称为逆剥。在正常情况下，指甲周围与皮肤是紧密相连的，没有一丝空隙，形成一道天然屏障，但有时我们会看到指端表面近指甲根部的皮肤会裂开，形成翘起的三角形肉刺，这就是"倒刺"。

宝宝的小手总是嫩嫩的，怎么会突然长出倒刺呢？可能有以下3个原因：

❶ 营养缺乏。如果宝宝日常饮食中缺少维生素C或其他微量元素，也可能会通过皮肤表现出来。

❷ 皮肤干燥。呵护不得当，导致宝宝手部皮肤干燥，指甲下面的皮肤得不到油脂的滋润，很容易长出倒刺。

❸ 贪玩好动。小家伙越来越活泼好动，经常用手抓玩具、啃咬指甲，或者手与其他物体过多摩擦，使得他们娇嫩的皮肤长出倒刺。

倒刺实际上是一种浅表的皮肤损伤，并不是大问题。但宝宝会出于好奇或觉得难受碍事，用手去撕，这样反而会造成倒刺根部皮肤真皮层暴露，引起继发细菌感染，不仅会疼痛出血，严重时还可能导致甲沟炎。所以，妈妈发现宝宝长了倒刺应及时去除。

去除方法：先用温水浸泡有倒刺的手，等指甲及周围的皮肤变得柔软后，再用小剪刀将其剪掉，然后用含维生素E的营养油按摩指甲四周及指关节。也可以在去除倒刺之后，把宝宝的手在加了果汁(如柠檬、苹果、西柚)的温水中浸泡10～15分钟，让宝宝的皮肤更加水嫩。

> **妈咪宝贝**
>
> 橄榄油有防止倒刺生成的功效，把宝宝的小手洗干净，将橄榄油涂在小手上，并进行按摩，既滋润皮肤，又可以防止倒刺的生成。

❤ 宝宝口臭是消化不良的原因吗

正常情况下宝宝是不会有口臭的，但也不能说宝宝口臭就是消化有问题。口腔是人体进食的第一通道，内有牙齿、牙床、扁桃体、唾液腺，上通鼻腔、呼吸道，两端通中耳，下通消化道。以上任何部位有了疾病都会引起口腔异味。如，宝宝患有龋齿、牙龈发炎、口腔溃疡、扁桃体炎等，或者口腔内有食物残渣等都可散发出异味；宝宝患有鼻炎、鼻窦炎、鼻异物、鼻衄、气管炎、肺炎、肺脓疡等也会引起口臭。比较常见的就是宝宝消化不良、胃火等引发的口臭。

学会诊断引起宝宝口臭的原因

不同的口腔异味反映出不同的疾病，父母可以据此初步判断宝宝得了什么病，然后立即送医院确诊。

❶ 烂苹果味提示酮症酸中毒。

❷ 臭鸡蛋味提示消化不良或肝脏疾病。

❸ 血腥味提示有鼻出血或上消化道出血。

❹ 酸臭味提示宝宝进食过量引起胃肠功能紊乱。

❺ 腐败性臭味提示口腔内炎症或口腔不良的卫生习惯。

❻ 脓性口臭提示宝宝可能有鼻窦炎、鼻腔异物、化脓性扁桃体炎、支气管扩张。

护理与就诊建议

❶ 让宝宝多吃水果、蔬菜。晚餐饮食要清淡，少吃油腻食品，不要过食。

❷ 如果宝宝口腔有异味，首先要考虑是不是其他病变导致了宝宝口腔异味，如果宝宝同时伴有其他症状，最好及时就医检查。

❸ 如宝宝患有龋齿要及时治疗，少吃甜食，特别是在睡前不要吃甜食或酸奶。

❹ 宝宝2岁左右，妈妈即可教宝宝刷牙，没学会刷牙之前，早晚及饭后也要漱口，并定期给宝宝清洁口腔。

> **❦ 妈咪宝贝 ❧**
>
> 有时候宝宝吃了过多的甜食口腔也会有异味，像这种情况，宝宝只是偶尔有口腔异味，妈妈不用担心，属正常现象。

❂ 宝宝经常放屁是哪里出问题了

宝宝放屁是将体内气体排除的正常现象，说明宝宝的消化系统很健康，所以不用担心。一般宝宝屁多，多是吃了较多淀粉含量较高的食物，如山芋、土豆、蚕豆、豌豆等。这时应让宝宝少食用一些淀粉含量高的食物，适当增加蛋白质、脂肪类食物的摄入量。另外，如果宝宝喜欢用吸管吸果汁或汤水，可能会吸入过多气体，那么屁也会较多。当然如果习惯了吸管的话，屁也是会减少的。

除此之外，宝宝放屁还有以下几种类型，父母可以了解一下，以便宝宝出现相同情况时，能知道缘由和应对方法：

❶ 如果宝宝断断续续不停地放屁，但无臭味，还常听到阵阵肠鸣音，就是宝宝在提醒妈妈该吃饭了，宝宝肚子饿了。

❷ 如果宝宝的屁伴随着酸臭味，则可能是消化不良，妈妈应及时调整宝宝饮食，减少食量，尤其是应减少脂肪和高蛋白的摄入。并在医生指导下服些

助消化的药物，如食母生、整肠生等。

❸ 如果宝宝多屁多便便，可能是由于宝宝的饮食中淀粉含量偏高，妈妈要在宝宝的饮食中适当增加一些蛋白质、脂肪类的食物。

❹ 如果宝宝经常哭闹、精神不振、肚子胀，始终不放屁，也没有便便或伴有反复呕吐，就需要及时带宝宝去看医生了，因为这可能是宝宝肠套叠、肠梗塞的信号。

> **～✖ 妈咪宝贝 ✖～**
>
> 　　每天坚持给宝宝做腹部按摩，从肚脐开始，顺时针方向螺旋方式按摩，可以促进肠蠕动，帮助宝宝消化。

❤ 宝宝一到晚上就很兴奋怎么办

的确，"夜猫子"宝宝越来越多。分析原因，可能有这么几条：

❶ 现代人夜生活丰富多彩，爸爸妈妈睡得晚，看电视、听音乐、说话聊天，宝宝难免跟着凑热闹而不想睡觉。为了宝宝建立良好的生活习惯，爸爸妈妈最好能稍稍改变一下自己的习惯。

❷ 午睡时间过长。宝宝午睡，大人正好可以做家务、休息，所以，让宝宝一睡就是3~4个小时，白天睡得太多，晚上自然不想睡觉。如果宝宝午睡时间过长影响到晚上的睡眠，可在他睡得差不多的时候，趁着翻身或者动弹身体时叫醒他。宝宝被叫醒，情绪可能会不稳定，可以让他喝点水，抱一抱，一会儿就好了。

另外要注意，一定要给宝宝定个固定的睡眠时间，宝宝月龄越大，越需要固定一致的睡眠时间和睡前活动；睡前可给宝宝洗个温水澡，有助于舒缓紧张的肌肉和忙碌的大脑，可以让宝宝睡得比较舒适；到了睡觉时间就把宝宝放在床上，不要跟宝宝说话、玩耍，妈妈可以放些摇篮曲或哼儿歌以助宝宝睡眠。

经过以上方法，如果宝宝晚上还是较兴奋，不爱睡觉，妈妈也不要使用任何硬性手段，强迫宝宝入睡。这时家人都不要理他，让他自己玩耍，家人可以做睡前准备工作，如刷牙、洗澡、换睡衣等，让宝宝自己玩累了，也通过观察知道到了睡觉时间了，自然就想睡了。

> **～✖ 妈咪宝贝 ✖～**
>
> 　　入睡时特别在宝宝房间留盏小灯，并且开着房门。当宝宝醒来哭泣或者做噩梦惊醒时，记得不要将他带到大人房间，应该陪宝宝留在自己的房间内，并向宝宝说明房间是安全的。

❂ 宝宝为什么总喜欢黏着妈妈

有的宝宝总想靠近妈妈，待在妈妈跟前，跟妈妈依偎在一起撒娇。妈妈遇到这种情况，首先应该确定是否有以下几种情况存在：

❶ 是否在你在家时，宝宝的起居饮食完全由你一个人照看？

❷ 总是害怕别人（包括爸爸）照看不好宝宝，所以每天和宝宝黏在一起，甚至不让宝宝单独和其他小朋友玩。

❸ 只要你在家，宝宝的要求就会完全得到满足，而你离开了，就没有人关心他的要求了。

如果存在以上几种情况，那么宝宝老缠着妈妈，就是妈妈有意无意间造成的。妈妈要自己反思一下了。

但如果没有以上情况，宝宝还是经常想跟妈妈在一起的话，很有可能是宝宝渴望着母爱。这时，妈妈不要一味地考虑如何赶走宝宝，甚至说一些冷淡疏远的话或做出推开宝宝的举动。这样，宝宝会觉得他对妈妈的感情遭到了拒绝，越发增强了宝宝寻求母爱的强烈行为。

妈妈需要做的是，满足宝宝的这种"黏人"心理，同时也要做到，在必须和宝宝分离时，明确地告诉宝宝自己要去什么地方，马上会回来，先跟爷爷奶奶玩会儿，如宝宝不愿意、哭闹，也要狠狠心离开。回来之后，要跟宝宝说"你看妈妈不是回来了吗？来，亲一个"。让宝宝知道你不是要离开他，只是暂时有事要离开。平时也要多让家里其他人照看宝宝，多让宝宝和其他小朋友们单独玩，你只做一个旁观者。

> **◈ 妈咪宝贝 ◈**
>
> 宝宝缠妈妈，说明没有安全感，没有别的好玩。所以你可以多关注宝宝感兴趣的东西，如天线宝宝、电动玩具等，来分散宝宝对妈妈的注意力。

❂ 宝宝睡觉打呼噜有问题吗

宝宝打呼噜有以下几种情况可导致：和睡觉的姿势有关系；慢性鼻炎、鼻窦炎、腺样体或扁桃体肥大可导致；遗传因素也不能排除。

父母如果发现宝宝睡觉打呼噜，可以调整一下宝宝的睡姿，让宝宝侧睡。但若调整睡姿后宝宝仍旧打呼噜，父母就要怀疑宝宝是否患有慢性鼻炎、鼻窦炎、腺样体或扁桃体肥大等疾病了。由于肥大的腺体占据了鼻咽部和咽喉部，宝宝在睡觉时便会打呼噜。而且在张开口呼吸时，由于空气不能通过鼻腔，没

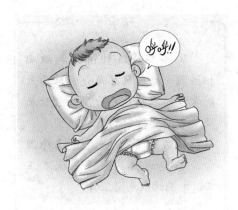

有经过鼻腔的加湿及过滤，直接进入气管，会使宝宝特别容易患呼吸道感染。由于长时间呼吸不畅，身体会慢性缺氧，因此影响全身发育。所以，如果宝宝在睡觉时打呼噜，父母应带宝宝去医院检查，最好在耳鼻喉科看有无上述情况，争取早日矫治。

轻度的扁桃体肥大，如不影响生活，可不必治疗，睡眠时最好采取侧卧位。对症状较重的患儿，可通过手术切除部分扁桃体和增大的腺样体，术后许多症状可迎刃而解，如不再张口呼吸、睡眠得到改善、体质得到增强等。

另外，身体肥胖的宝宝，睡觉时最容易打呼噜。因为肥胖儿的咽腔部相对狭小，呼吸时气流通过的通道很窄，受气流的震动，就会形成"呼噜呼噜"的声音，影响呼吸及睡眠，所以，如果宝宝较肥胖，父母要调理宝宝的饮食，少吃油煎食品，多吃绿色蔬菜及豆制品；加强体格锻炼，进行有利于减肥的运动，如长跑、游泳、体操、跳绳等。

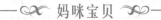

妈咪宝贝

如果经检查，宝宝打呼噜属正常现象，妈妈可不用担心，可能是遗传导致的。

🌸 宝宝哭得背过气去怎么办

有些宝宝，在啼哭开始时，哇的一声还没哭完，就突然呼吸停止，背过气去了，嘴唇发青。医学上称为呼吸暂停症，又叫屏气发作。

这种情况常见于两岁以内的宝宝，但六个月以内很少出现。当宝宝精神受刺激时，如疼痛、不如意、要求未被满足时，哭喊后呼吸突然停止、嘴唇发青，严重的全身青紫、身体强直向后仰、意识丧失甚至抽风。有时还有尿失禁，轻的呼吸暂停半分钟到1分钟，严重的持续两三分钟，呼吸恢复后，青紫消失，全身肌肉放松，意识恢复。

宝宝一哭就背过气，这种情况发生在啼哭开始时，如已经哭过一段时间，往往就不会发作了。

呼吸暂停症病初发作次数不多，以后可能逐渐增多，但一般到四五岁时逐渐消失，很少在六岁以后还发病。

宝宝有这种症状发作时，父母不必紧张，随年龄增大就会自己停止。发作时把宝宝放平，脸侧向一方，拍抚几下就可以了，不必大喊大叫、摇晃宝宝。平时尽量减少精神刺激，但不能娇惯、溺爱，不要整天抱着不离手。呼吸暂停症一般不需要药物治疗，个别严重的可用镇静药。

> **妈咪宝贝**
>
> 父母要将这种情况和癫痫相区别。癫痫往往是先抽风后出现青紫，本病是先出现青紫后抽风。本病发作前都有精神因素，而癫痫发作前不一定有精神因素。癫痫的脑电图常表现不正常，本病的脑电图正常。

如何教宝宝正确地擤鼻涕

感冒是宝宝最常见的疾病之一。宝宝受凉后容易感冒，感冒时鼻黏膜发炎，鼻涕增多，并含有大量病菌，造成鼻子堵塞，呼吸不畅。这个年龄的宝宝生活自理能力还很差，对流出的鼻涕不知如何处理。有的宝宝就用衣服袖子一抹，弄得到处都是；有的宝宝鼻涕多了不擤，而是使劲一吸，咽到肚子里，这是很不卫生的，影响身体健康，同时也会将病菌通过污染的空气、玩具传染给别人。因此教会宝宝正确的擤鼻涕方法是很有必要的。

在日常生活中，最常见的一种错误的擤鼻涕方法就是捏住两个鼻孔用力擤，因为感冒容易鼻塞，宝宝希望通过擤鼻涕让鼻子通气。这样做不卫生，容易把带有细菌的鼻涕通过咽鼓管（鼻耳之间的通道）弄到中耳腔内，引起中耳炎，使宝宝听力减退，严重时由中耳炎引起脑脓肿而危及生命。因此父母一定要纠正宝宝这种不正确的擤鼻涕方法。

正确的擤鼻涕方法是要教宝宝用手绢或卫生纸放在宝宝的鼻翼上，先用一指压住一侧鼻翼，使该侧的鼻腔阻塞，让宝宝闭上嘴，用力把鼻涕擤出，后用拇、食指从鼻孔下方的两边向中间挤，把鼻涕擦净，两侧鼻孔交替进行。

教宝宝做过几次后，就可以让宝宝自己拿手帕或卫生纸，在妈妈的帮助下尝试着自己擤。经过多次反复训练，宝宝不仅可以学会擤鼻涕，还能擦掉擤出的鼻涕。

> **妈咪宝贝**
>
> 用卫生纸擤鼻涕时，要多用几层纸，以免宝宝没经验，把纸弄破，搞得满手都是鼻涕，再在身上乱擦，极不卫生。

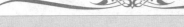

早教启智与能力训练

🌰 如何训练宝宝坐便盆

待宝宝有控制大小便能力时，妈妈就要训练宝宝坐便盆了，正确的训练方法是：

首先，在开始的一周里，妈妈要让宝宝觉得便盆是一件新奇的玩具。妈妈要用亲和的语言向宝宝介绍便盆，就像介绍一位新朋友新玩具一样。让宝宝用眼睛

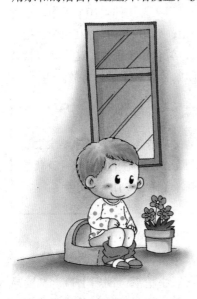

观察、用手触摸和熟悉便盆，鼓励宝宝每天在便盆上坐一会儿，可以是早餐后、洗澡前或任何他很可能会大便的时间，这能让他习惯便盆，把它当做自己日常生活的一部分。如果宝宝不坐，妈妈可以向他解释这是妈妈、爸爸（或其他哥哥、姐姐）每天要做的事。宝宝喜欢模仿，妈妈可以做示范让宝宝模仿如何在便盆上如厕。

其次，训练宝宝坐便盆时父母一定要有耐心，若宝宝哭闹表示拒绝也不要勉强，如果宝宝坐便盆后大小便顺利要给予表扬。

另外要注意，给宝宝使用的便盆不能过凉，否则易抑制宝宝的排便意念。在给宝宝选择便盆的时候，便盆的颜色、图案等的选择原则就是看宝宝是否喜欢，只有宝宝感兴趣的便盆他才会乐意坐在上面。不要让宝宝养成坐便盆时边吃、边玩的坏习惯。便盆要保持清洁，放在固定明显的地方。

妈咪宝贝

在最初训练宝宝坐便盆时，大人要在一旁看着，以免宝宝摔倒，或觉得好玩，将手伸进便盆里。

怎样教宝宝数数

宝宝快2岁时，会自己背诵数数，有的宝宝可以数到40，跳蹦蹦床数数是宝宝们最喜欢的游戏，自己一边跳一边数。但是点着数手指，或者点着数积木就只能数到5～10。如果让宝宝给大人拿东西，最多只能拿到3个，拿到4个就数不过来了。这就是1～2岁的宝宝对数的认识，如果父母有意引导，就可以使宝宝在游戏中无意中学到数数。

❶ 口头按顺序数数，先教1、2，如走路时数数1、2，1、2左右踏步走。然后增加数3。在玩游戏或赛跑时听口令：1、2、3，开始跑。然后再增加到4、5等。学会数1～5后，再教数6～10。

❷ 口手一致地点数：将口头说出的数与食指点实物的数相结合，一个接一个依顺序从左向右按物点数。2岁左右的宝宝一般要求能完成1～5以内的按物点数，3岁宝宝要求能完成1～10以内的按物点数。

❸ 念儿歌学数数：儿歌《10个手指头》："1、2、3，爬上山。4、5、6，翻跟斗。7、8、9，拍皮球。伸开手，10个手指头。"伸出10个手指，边念儿歌边点手指头。宝宝念第1句时，伸出3个手指；念第2句时，伸出6个手指；念第3句时，伸出9个手指；最后一句双手推开，就有10个手指。这样宝宝就会模糊地懂得3、6、9、10。自己做动作能加深印象，有利于学习背数。

❹ 拍手数数：父母和宝宝一起拍一次手数1，再拍一次手数2，依此类推，按顺序数到5为止。多次重复边拍边数，直到完全掌握1～5五个数后，再教6～10五个数，最后从1～10边拍边数。

> **妈咪宝贝**
>
> 父母不要总有事没事要宝宝数数，最好在无形中让宝宝对数数感兴趣，这样宝宝自然会进步。

为宝宝唱儿歌需要注意什么

儿歌是宝宝非常喜欢的一种文学体裁，它短小精湛、朗朗上口、易读易记，因此，借助儿歌让宝宝自由表达、表现，从而发展言语表达能力是非常可行的。但是父母给宝宝唱儿歌要注意技巧。

情景互动，边唱边做动作

不要只是呆板地给宝宝唱儿歌，还应该加入真实的情景，让宝宝成为情景的主人，融入情景中，在自己熟悉的、充满兴趣的情景中，扮演自己喜欢的角色，边唱边做动作，从而加强宝宝对儿歌的理解和兴趣。

如：儿歌《小兔子乖乖》，爸爸可以扮演大灰狼，宝宝扮演小兔子，爸爸敲两下门，然后唱："小兔子乖乖把门开开，快点儿开开我要进来。"宝宝唱："不开不开我不开，妈妈不回来，谁来也不开。"然后妈妈扮演兔妈妈，也敲两下门，然后唱："小兔子乖乖把门开开，快点儿开开我要进来。"宝宝唱："就开就开我就开，妈妈回来了，我就把门开。"然后把门打开。

多重复，加深宝宝记忆

这个时期的宝宝喜欢重复一首儿歌，不会觉得厌烦，妈妈可以经常跟宝宝唱一首儿歌，以加深宝宝的记忆。等宝宝熟悉了，可学习第2首。

宝宝喜欢听妈妈的声音

或许你会觉得CD里的儿歌唱得更好，更动听，但对于小宝宝来说，他最喜欢的还是妈妈的声音，所以妈妈要学会一些儿歌，唱给宝宝听，而不是把这种加强亲子关系的好机会给磁带或CD。

> **❤ 妈咪宝贝 ❤**
>
> 妈妈给宝宝唱儿歌时，要一边唱一边做动作，语速要慢，要有意识地引导宝宝模仿，同时有助于宝宝理解。

❀ 怎样对宝宝进行金钱教育

传统观念中，父母大多不想与宝宝分享钱的快乐，其实大可不必，让宝宝早点接触到钱，未必不是好事。关键是要让宝宝对钱有个正确的态度，让他明白父母亲赚钱的不易。

认识金钱

首先，父母可以教宝宝认识钱。把各种大小不同、面值不等的钱币摆在宝宝面前，逐一告诉他，这是多少钱，那是多少钱，上面的图案是什么，是什么时候制造出来的，有什么特别的原因或故事，讲解完后，可以挑几种钱币，看看宝宝是否记得它们各自的价值。

父母可以讲诸如《金钱岛》《索罗门的宝藏》《阿里巴巴和四十大盗》等故事激发宝宝对金钱的兴趣。

一问一答

❶ "我们家很有钱吗?(我们家很穷吗?)"

无论实际上你有多富或相对较穷，只要告诉宝宝"中等"就可以了，并可以稍加解释："我们有足够的钱买食物、衣服和许多我们需要的东西。"

❷ "钱从哪里来?"

要明确地告诉宝宝,钱是通过劳动付出取得的报酬,不付出是不会有收获的。以此消除宝宝以为钱是"机器(ATM)里生出来的"等错误概念。

学会存钱

有很多父母不清楚到底应不应该给宝宝零用钱,答案是:可以给。但不要把零用钱和对宝宝的爱直接关联,而是要教会宝宝将家人给的零用钱存起来。这些零用钱应是在宝宝成功的完成了某件事情时的奖励。家人可以给宝宝买一个储蓄罐,让他把每次的"奖励"存起来。

> **妈咪宝贝**
>
> 父母需要了解幼儿的心理发展特点,耐心读懂宝宝的心。对于用钱奖励宝宝的父母来说,并不是想和宝宝做交易,而只是以此作为激励宝宝更努力学习的一种方式。

◆ 宝宝犯错需不需要一一纠正

宝宝行为教养的错误,父母当然需要一一纠正,并且要及早纠正。但若是在玩游戏时,宝宝"犯错"了,妈妈也总是一一纠正的话,就容易产生反效果,甚至会阻挡他前进的步伐。

比如,如果你的宝宝正在搭积木,每次搭到3块,他的"大高楼"就会轰然倒塌。你发现宝宝搭积木的方式不对,他总是不按积木的大小排列,随便抓起一块就往上摞,大块的积木往小块积木上面一搁,他的"大高楼"就倒塌了。这时,你可能看着着急,立马出手:"你看,你不能那样搭,要这样搭,这样很快就可以搭好了。"于是,你一边说,一边麻利地帮他搭起了一座"大高楼"。然而,宝宝却并不接受,反而将搭好的"大高楼"扫倒,并大声哭叫起来:"不搭了!不搭了!"这时,你可能会感到一头雾水。

其实像宝宝的这种行为并不难理解,宝宝做任何对他来说有难度的事情的时候,都可能出现"错误"的方式,也可能会向大人寻求帮助,但大人在给他纠错或提供帮助时,一定要注意方式,否则善意的行为会带来负面的影响。就像上面这种情况,宝宝搭了好几次都倒塌了,妈妈跑去三下五除二就搭好了,宝宝自然会觉得不舒服(这个时候的宝宝已经有比较意识了)。首先宝宝会觉得自己被否定了,有一种挫败感;再者,妈妈这样做是剥夺了宝宝自我探求的权力。

所以,当宝宝在日常生活中或玩游戏的过程中有一些方式性的错误,妈妈可以尝试下面两种方法:

❶ 在宝宝旁边跟宝宝做一样的事情，不指出宝宝的错误。比如搭积木，妈妈看到宝宝搭错了，妈妈可以在一旁自己搭个正确的，慢慢搭，还要在口里说"这个大的放下面，这个小的放上面"宝宝自会无形中模仿并学会正确的方法。

❷ 妈妈可以指出宝宝的错误所在，但最好让宝宝自己尝试着改正，而不是一切包办。

> **妈咪宝贝**
>
> 宝宝刚开始"犯错"时父母不要急于纠正，可以让宝宝自己先去探索，并找出正确的方法。

❀ 如何让宝宝的注意力变得持久

2岁的宝宝兴趣变化非常快，前一分钟还在玩积木，后一分钟已经在拔电视的插头了。虽然这是这个年龄段宝宝的共同特点，但是父母们也并不是只能眼巴巴地看着，任其随意发展。其实只需要一些简单的方法，就可以让宝宝的注意力持久一些，慢慢地培养他对事物的专注能力，这对以后养成良好的学习习惯也是很有好处的。那么如何让宝宝的注意力更持久一些呢？

❶ 选择宝宝喜欢的玩具，一次不要给太多，但可每次提供不同的玩具来提高宝宝的新鲜感。

❷ 选择运动型活动。研究发现，那些让宝宝动起来的活动更容易吸引他们，比如随着音乐跳舞或在院子里踢球等。

❸ 排除可能分散宝宝注意力的因素，事先做好各种准备，让宝宝吃好、喝好、睡好，穿着舒适。

❹ 宝宝如果在玩耍时，大人要么陪着宝宝玩，要么让宝宝自己安静地玩耍，大人不要在他面前走来走去，讲这讲那，甚至听广播、看电视，这样就会严重地分散宝宝的注意力。

❺ 当宝宝正在专注地玩某一类游戏时，如搭积木、玩汽车、看图书，甚至剥花生时，一定不要打断宝宝，否则就破坏了宝宝注意的连续性。

❻ 当发现宝宝对某一事物或某项活动能持续注意较长的时间，要及时给予强化。要让宝宝体会到你十分喜欢他能专心致志地玩或学习。

> **妈咪宝贝**
>
> 注意，要制订合理的作息制度，使宝宝能充分睡眠和休息。这样能保障他们有充沛的精力从事活动。如不要让宝宝看太长时间的电视，一次不要让宝宝玩太久，生活要有规律。

❂ 什么方法能让宝宝的想象力变丰富

对宝宝来说，想象力是十分重要的，这将会大大拓展宝宝的视野，丰富的想象力是宝宝理解故事、进行游戏、绘画、做手工、搭积木等所必需的。如宝宝把自己想象成妈妈给宝宝喂饭，把一块积木当成汽车、石头，听到音乐时即兴地表演，假装自己开着汽车飞奔在崎岖不平的路上，画出会飞的小朋友、会劳动的小动物等。这些都能使宝宝的想象力得到充分的发展和锻炼。另外，下面有一些发展想象力的趣味题，妈妈也可以和宝宝一起做。

❶ 买上五六种水果，让宝宝自己做水果拼盘，充分发挥他的想象力，说不定能得最佳创意奖呢！

❷ 今天让宝宝做世界的主人(当然是他自己的小世界)，由宝宝设计自己房间的布置，妈妈必须听宝宝指挥，看看宝宝是否有设计方面的天分。换一种家具的摆法，换一种思维，或许能触动你的灵感。

❸ 买一块廉价的布料，由宝宝自己动手裁剪，世界超模穿上会不会得奖？

❹ 少买电动玩具，多买一些手动玩具，并且最好母子一起动脑自己设计玩具。给宝宝一个可乐瓶和3小时，看看能变出什么吸引人的新型超级玩具。

❺ 给宝宝讲一个故事，让他动动小脑筋，设计2个不同的结局。

❻ 星期天，妈妈做一次懒人，由宝宝安排吃什么菜，喝什么汤(必须是家里从来没有这么搭配过的)，想象一下是不是很美味？

❼ 问问宝宝，如果从今以后全是白天或全是黑夜，你还会不会像现在这样生活？

> **❀ 妈咪宝贝 ❀**
>
> 妈妈平时要多利用日常生活来激发宝宝的想象力，如宝宝吃苹果时，可以问宝宝"苹果像什么？像不像宝宝的小脸蛋？"等。

❂ 教宝宝学外语是不是越早越好

究竟宝宝过早学外语是利是弊，社会上一直争论不休，赞同者认为宝宝语感好，容易掌握地道外语，而且记忆力、模仿力强，大胆、敢说，不怕说错，所以这一时期是学习外语的最好时机。因此，有教育家认为，宝宝最好从两周岁开始学外语。反对者则认为宝宝小时候一旦学成了的语言习惯就很难改正，我们不敢保证宝宝能学到地道的外语，如果从小就学了一些错误的发音，以后就很难改正了。而如果找外教老师，他们如果不懂中文，根本不

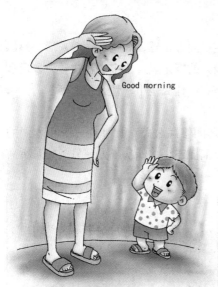

Good morning

妈咪宝贝

据了解，目前，在欧洲发达国家，一般是让宝宝从10岁开始学外语。我国也有许多城市是让宝宝从小学3年级开始学外语。其实，何时学外语最佳，至今都没有定论。但可以确定的是，人最佳的学习时机是其对学习某一样东西最感兴趣的时刻。

知道宝宝学得怎么样，学了也是白学。所以不建议过早让宝宝学习外语。那么，到底教宝宝学外语是不是越早越好呢？

经分析得出，外语，宝宝可以学也应该学。但不能一哄而上，赶时髦，也并非越早越好，而应该根据宝宝的具体情况来决定是不是应该早学。

宝宝学外语还有一个内动力问题，如果宝宝性格较内向，不愿多说话，对学外语毫无兴趣，那就千万不能勉强他。如果某些宝宝确实有语言天赋，又有内动力，当然早学也未尝不可，但一定要注意语言的规范性，而且如果不打算以后让宝宝长期浸泡在外语环境中，还是应当先重视母语的教育。

总之，学不学不是重点，关键是不要"逼"宝宝学外语。兴趣才是学习任何东西的前提。

怎样训练宝宝方位感

可以通过以下几种游戏来训练宝宝的方位感：

❶ 整理物品。

应该让宝宝自己玩玩具并将它们放回原来的位置。这个任务的完成需要父母用正确的语言提示，比如"记住动物园里小动物的'家'在门边衣橱最下边的一层"。只有当宝宝听到规范的、细致的描述时，他们才能学会这些词汇。平时可以和宝宝玩一个游戏，叫作"我是一个侦察兵"，让宝宝根据提示寻找物品。这个游戏要宝宝熟悉周围物体的位置和名称。

❷ 藏猫猫。

和宝宝玩藏猫猫游戏，可以加强宝宝空间方位感，如爸爸藏起来后，妈妈可以跟宝宝说，爸爸可能藏在左边房间最大的柜子里，宝宝去找找看。多玩多练习，宝宝自然会明白什么是左，什么是右，什么是下，什么是上等。

❸ 修建"公路"。

找一块空地，和宝宝一起在几个点之间修建公路，比如在一个小木偶的房子、学校和超级市场之间修公路。让宝宝描述小木偶从一处到另一处时所需走的路线。然后用木块或塑料来作为铺路的材料，在房子、学校、超级市场等之间修公路。中间可以增加一些停止地点，比如说红绿灯或斑马线，以增加宝宝的词汇量并使任务更复杂些。使用一些短句，比如"走斑马线穿过马路"和"在红绿灯处向左拐"等。要使任务多样化，可以要求宝宝描述在使用不同的交通工具时的不同路线。

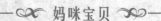

妈咪宝贝

妈妈每次带宝宝出门，都有必要教会宝宝认识回家的路，告诉宝宝家的方向和地址，以及回家需要搭乘的车等。这样不仅培养了宝宝的方位认知感，还能防备宝宝走丢后不知道回家的路。

🌑 怎样教宝宝认识自己的姓名

宝宝出生后，父母亲一般都亲昵地把宝宝叫"宝宝"。1岁多时，宝宝也知道宝宝就是叫自己，并且自己也会说宝宝，但这时他还是把"宝宝"当做一样东西的名称，自我意识还是不清楚的。当父母给宝宝起了名字后，家里开始用宝宝的名字来称呼宝宝了。名字有学名和小名，小名一般都是一个字的重复，如欣欣、龙龙、毛毛等，而学名则是有姓有名，由2～4个字组成。要使宝宝知道自己的姓名，能够回答"你叫什么名字？"这个问题，一般要到2岁左右。

首先要让宝宝知道"你我他"的概念，然后再把"你我"与名字联系起来，并且了解这个名字就是"我"。这个时期，家人如果要对宝宝发出什么指令，不妨多用他的名字去称呼他，而不要用"乖乖""宝贝"一类的亲昵的称呼去代表他。在他说出自己名字前必须要让他先知道自己的名字，你才能教宝宝准确地说出自己的大名。

把生活小事变成游戏

宝宝是很喜欢照镜子的，你抱着他照镜子的时候，就可以指着他在镜子里面的影像告诉他，他叫什么名字。然后问宝宝"他是谁"，要宝宝说出自己的名字，等宝宝说出来后，再问宝宝"你是谁"。

吃饭的时候你可以问宝宝"谁想吃鸡腿呀"，鼓励宝宝说自己（名字）想吃。经过一断时间的训练，宝宝就能很清晰地知道自己原来不叫"宝宝""乖"，而是有个更有意思的名字。

> **妈咪宝贝**
>
> 等到宝宝知道自己的姓名后，妈妈要有意识地教宝宝知道父母及家人的名字，做什么职业等，这对宝宝丰富和掌握词汇有利。

让宝宝玩水、沙、土好吗

沙、水、泥是每个小朋友都很喜欢的游戏材料，相对于过去提及的秋千和滑梯，沙、水、泥这种"另类"的游戏材料可能更受小朋友的欢迎。还有玩水彩颜色的游戏也可以算是一种相当好玩的游戏，例如双手蘸满水彩颜色，自由地在纸上印来印去。可是，这类游戏的共同点就是脏兮兮的。因此，不少父母不太愿意宝宝玩这类游戏。其实脏兮兮的游戏大多属触感的游戏，通过双手的接触，去感受不同材料的质地。例如，水彩颜色是滑溜溜的、冻冰冰；而沙泥则非常粗糙。现在很多父母怕脏，以至小朋友也渐渐怕了这些有趣而具启发性的触感游戏。其实，只要在宝宝每次玩完之后，帮他把双手洗净，父母无须制止，这种脏兮兮的游戏也会有好效果。

玩水：在面盒中盛水，用一只塑料杯盛满水，将水倒入另一只塑料杯，倒来倒去。在澡盆中放入橡塑玩具，宝宝坐在澡盆中，将有孔的玩具吸入水、喷出来，也可用海绵给娃娃或动物洗澡。水可用清水、有颜色的水、温水。

玩沙：玩沙是促进皮肤触觉综合能力发展的一种方法。训练宝宝用小铲子将沙土装进小桶内，用小碗或盘盛满沙土倒扣过来做成馒头或大饼，将小手穿入沙土堆，打成山洞。还可让宝宝赤脚在沙土中来回走，观看自己的脚印等。

玩土：训练宝宝拿泥土或黏土在手中随心所欲地捏弄，可以弄成圆的或不同的形状。

> **妈咪宝贝**
>
> 一般小区里会有专门提供给宝宝玩耍的沙土，妈妈可放心让宝宝玩。另外，有时间的话可以带宝宝去沙滩走走，对培养宝宝触觉，拓展宝宝视野非常有帮助。

关注孩子的习惯与教养

⬧ 如何纠正宝宝爱咬嘴唇的坏习惯

咬嘴唇会增加宝宝的牙齿向嘴唇方向的压力，使宝宝出现牙间隙变大、牙周畸形等问题，严重的话还会使宝宝成为龅牙。虽然咬嘴唇在两三岁以内还不用担心会影响下颌骨的发育，但是到五六岁，快长恒牙了，就会有这个问题。所以，愈早纠正愈好。

你可以这样试试：

❶ 转移注意力的东西"强度"要加大，也就是说是很新颖的、他非常喜欢的，玩起来比他从咬嘴唇得来的乐趣大得多。

❷ 不要老注意他这个行为，不要太紧张，更不要唠叨。你老盯住他这个行为可能从反面使他更坚持这个行为以得到你的注意（宝宝对父母的注意很关心）。

❸ 睡前让他抱个毛绒玩具，或者给他讲个他喜欢的故事，他不咬嘴唇了，要说他"好"，亲亲他，作为表扬。

❹ 可以在1个月内不提咬嘴唇的事（当然暗中还是要注意的），放松一下，同时给他更丰富的生活，推迟睡眠时间（睡时更疲倦一些），也许他会自动放弃，不咬嘴唇了。

❺ 如果宝宝年龄很大了还经常咬嘴唇，妈妈可以在宝宝的下嘴唇涂上一点苦瓜汁或黄连水，使宝宝因为尝到苦味而放弃。

妈咪宝贝

有一种可能就是宝宝咬嘴唇是无意识的，过段时间自己就会忘记。父母千万不可强行禁止，否则会变成宝宝有意识地咬嘴唇，因为他觉得这样可以得到家人的关注。

🔥 怎样教导宝宝学会懂礼貌

语言礼貌

❶ 学会打招呼。妈妈下班回到家，要教会宝宝说"妈妈回来了"，妈妈出门时要教宝宝说"妈妈再见"。宝宝出门也要说"我出去了，妈妈再见"。教会宝宝第1次后，督促宝宝做第2次、第3次，久而久之宝宝的好习惯就养成了。

❷ 学会礼貌用语。宝宝学说话时，妈妈就可以教宝宝一些"你好""谢谢"等礼貌用语，并在日常生活中，教会宝宝用礼貌语言来表达对别人的喜爱和尊敬。妈妈要让宝宝明白，大人愿意在他有礼貌的时候答应他的要求。

❸ 多向别人打招呼。打招呼的宝宝讨人喜欢，比如带宝宝去室外活动，看到叔叔阿姨、爸爸妈妈或是其他小朋友，要主动问好。

❹ 公共场合，要守秩序，说话文明。乘公共汽车时，如果有人起来让座，要教宝宝向让座人说谢谢。如果下车时，让座者仍然站着，要打招呼请人家回来坐。

❺ 不说脏话，做事要文雅。做一个懂礼貌的好宝宝，首要就是说文明话，做文明事。妈妈不仅要制止宝宝说脏话的行为，还要言传身教给宝宝树立好的榜样，大人不要在宝宝面前随意说脏话，或做一些不文雅的事情。

行为礼貌

❶ 学会良好的行为。

学会倾听：妈妈要训练宝宝说话时不要大声喧哗、说话要清楚，与别人讲话时要看着对方的眼睛，注意倾听。当大人正在谈话时，宝宝不要随便插嘴。坐的姿势要端正，站立的时候不能东倒西歪。

学会用餐礼仪：餐桌上最能看出宝宝有没有礼貌了。妈妈教宝宝饭前要洗手，不要随便乱跑，而且应该听从主人的安排，与主人坐在一起。教育宝宝在餐桌上不可挑食，也不能将东西随便乱吐，更不能在吃饭时随便说话或者乱搅饭。

对待老人有礼貌：家里有老人的话，爸爸妈妈首先要尊敬老人，有了大人的示范和榜样，宝宝才会真正做到有礼貌。

教会宝宝要微笑：微笑是通用的国际语言，微笑是友好的表示，尤其是来自宝宝童真的微笑。微笑也是宝宝礼貌待人的一种方式。当宝宝第一次向人微笑的时候，大人在表扬的基础上还要鼓励，让宝宝知道微笑是向人表示友好的方式。

❷ 学会待客，学会做客。

有客人来家做客时，正是妈妈训练宝宝礼貌待客的好机会。客人进门，宝宝甜甜地问声好，将客人领进来，稍大一点的宝宝，妈妈可以让他摆摆糖果，放放饮料等。如果有宝宝的小客人来访，大人除了热情招待外，还要让宝宝自己学做小主人，领着小朋友到处看看，拿出心爱的玩具和小朋友一起分享。

宝宝出门做小客人时，也是宝宝礼貌训练的好机会。出门前，妈妈先和宝宝定好目标：做个受欢迎的小客人。妈妈事先告诉宝宝到谁家、如何称呼主人。如果是节假日，鼓励宝宝想一些祝福的话，要是主人家也有小朋友，可让宝宝准备一件礼物送给那家的小主人。

> **❀ 妈咪宝贝 ❀**
>
> 父母是宝宝的第1任老师，父母对别人的态度和所作所为，会影响到宝宝以后对别人的态度和行为举止。所以在日常生活中，父母要为宝宝在为人处事、礼貌待人方面做一个好榜样。

❂ 如何培养宝宝的爱心

爱心的形成是在婴幼儿时期，因此培养宝宝的爱心，要从宝宝很小的时候抓起。在婴儿时期，父母要经常爱抚宝宝，对宝宝微笑，让宝宝感受到妈妈对他的爱，这是宝宝萌生爱心的起点。随着宝宝一天天长大，父母在施予宝宝爱的同时，也要教会宝宝对别人施予爱心。

家人要多为宝宝提供奉献爱心的机会，如家人坐在一起时，要宝宝将食物分给小弟弟小妹妹；在路上看到跌倒的小朋友，要宝宝去鼓励和帮助小朋友站起来；在公交车上看见老奶奶时，要教宝宝起来让座等。妈妈们千万不可一味地疼爱宝宝，却忽略了给宝宝提供奉献爱心的机会。此外，父母要教会宝宝如何为他人着想。比如当看到别人生病疼痛时，要让宝宝结合自己的疼痛经验而能感受到并体谅他人的痛苦，从而为他人提供力所能及的物质或精神上的帮助。

最最重要的是，父母一定要保证好宝宝的爱心。有时候父母由于工作忙或其他原因，对宝宝表现出来的爱心视而不见，或训斥一番，把宝宝的爱心扼杀在萌芽之中。比如长大的宝宝为刚下班的妈妈拿拖鞋，妈妈却着急地说："去去去，一边待着去，别添乱了。"再如宝宝蹲在地上想帮受伤的小鸡包扎，宝宝的妈妈生气地说："谁让你摸它了，小鸡多脏呀！"宝宝的爱心就这样被爸爸妈妈剥夺了。事实上，在很多情况下爸爸妈妈并不知道自己的行为会在不经意间伤害或剥夺宝宝的爱心。

> **妈咪宝贝**
>
> 虽然这时宝宝还不能自如地和小动物玩耍，但宝宝喜欢小动物是天性。父母可以让宝宝给小鱼、小鸟喂食，宝宝会从心底萌发出对小动物的喜爱。

🌑 如何正确处理宝宝的对抗

宝宝还不能说话时便知道反抗，如不想吃某些食物时就把汤勺推开或把头扭去一边；不想要别人抱时，就哭闹。这时候，宝宝已经能用语言进行对抗了，或许在接下来的几个月里，无论父母提出什么问题和要求，宝宝的回答总是"不"。面对这种情况，父母到底应该觉得高兴还是担忧呢？到底应该如何处理才好呢？

有人做过调查，在这一阶段具有反抗精神的宝宝，长大后大部分成为有个性和意志坚强的人。所以父母应该正确理解宝宝的心理活动，正确处理宝宝在反抗期的行为。

❶ 要尊重宝宝的主张。这一时期的宝宝往往喜欢要求自己拿东西，自己穿衣服，像大人一样拿筷子吃饭，父母可能看着宝宝不熟练的动作心急，但一定不要制止或训斥，甚至还要给予适当的帮助和鼓励。否则宝宝要么将反抗发展成发脾气，要么变得胆怯，不能独立自主。

❷ 善于诱导和转移宝宝的注意力。对一些不适合宝宝干的事情，父母应该善于诱导或让宝宝去做其他事情，以转移宝宝的注意力，不要强迫命令。如有的宝宝在商店里看到喜欢的玩具要买，不买就赖着不走，最好的办法就是带他离开商店，宝宝来到其他地方后会把商店的玩具忘得一干二净。

❸ 态度明确，是非分明。对宝宝的一些不合理的要求或不正确的行为，父母应该态度明确，向宝宝说明

> **妈咪宝贝**
>
> 宝宝反抗是成长过程中的正常现象，父母要理解，并合理应对，不可一味地斥责宝宝。

哪些行，哪些不行。即使宝宝再三要求也不能满足。这样宝宝会逐渐地产生出哪些事情该做，哪些事情不该做的潜意识，这对宝宝心理健康发展很有益处。

🌸 有必要让宝宝吃点"苦"

饥饿：这里所指的"饥饿"是宝宝心里的欲望。每个宝宝都有欲望，大人如果无限制地满足他的一切欲望，宝宝的兴奋感会处于饱和状态，就会失去追求的热情。比如有些父母给宝宝买了很多玩具，这反而会使他东挑西拣，兴趣不专一。相反，当宝宝缺少玩具时，他会专心地玩，玩得更津津有味。

困难：在父母温暖怀抱长大的宝宝，生活一帆风顺，长大后稍遇困难就束手无策，表现出胆小、依赖成性、意志薄弱。因此父母有必要从宝宝婴幼儿时期就有意识地给宝宝设置一些障碍，增加他的心理承受能力和克服困难的意志。比如，要宝宝独自一人关灯入睡，就需要他克服胆小、惧怕的心理。喜欢睡懒觉的宝宝，早上不肯起床，父母不妨安排好生活日程，让他早睡早起，跑步锻炼。

劳累：尽管宝宝还小也要让他做一些力所能及的事，如学习自己穿脱鞋袜、洗手洗脸、整理玩具，还可以帮助大人拿报纸、浇花等。

批评：宝宝都喜欢听好话，听到批评就不高兴，父母要能够让宝宝从小学会分清是非、知道对错，要让他明白做了不对或不好的事情要听从父母的劝告，否则要受到批评，使他感受到"约束"，不敢随心所欲。

> **❈ 妈咪宝贝 ❈**
>
> 家人要理智对待宝宝的成长，不要因为自己小时候有很多愿望没能得到满足，就把这些遗憾无意识地寄托在宝宝身上，以为满足宝宝所有的需求才能让宝宝快乐地成长。这样做很有可能让宝宝从小养成唯我独尊、爱慕虚荣等不良性格。

🌸 怎样应对宝宝的各种要求

对宝宝的无理的要求，采用注意转移法

2岁左右的宝宝，注意力容易被转移，根据这个特点，当宝宝提出无理的要求时，可采用注意转移法。比如，当宝宝硬要吃糖果时，妈妈可以突然拉着宝宝的手说："我们去小区找乐乐（宝宝的小伙伴）玩吧！"一瞬间，宝宝可能就将吃糖果的事给忘了，而高高兴兴地和妈妈出门了。

对宝宝不恰当的要求，采用巧设障碍法

2岁左右的宝宝，有时提出的要求不恰当，设置障碍，使他感到难以达到要求而不再坚持。比如，宝宝到了该睡觉的时间却非要看电视，妈妈不要责骂宝宝，硬逼着宝宝睡。妈妈可以拿出遥控器随便按一个键，并对宝宝说："怎

么，电视坏了？"一边说一边装出生气的样子，补充说，"宝宝要看电视，这破电视却坏了。"宝宝可能会有些失望但也会接受，于是只能睡觉了。最后妈妈可以说："宝宝乖乖睡吧，明天电视就好了，宝宝就能看了。"

对宝宝正常的要求，采用顺心境自然法

两岁左右的宝宝有时会提"做事"的要求，如果可以完成，则应顺心境，帮助达到其要求。也就是说，如果宝宝想自己做一些事情，父母就放手让他做，不要担心他做不好，就当他在练习。

❧ 妈咪宝贝 ❧

如果父母采取措施，宝宝仍不罢休，又哭又闹，为了不惯坏了宝宝的性子，家人可以对他进行"冷处理"。事后再跟他讲道理，告诉他，没有人会喜欢爱哭闹的宝宝。

♦ 让宝宝自主收拾玩具有什么好点子

婴幼儿时期，是各种行为习惯养成的重要阶段。习惯是互相作用的，假如宝宝从小就能养成自觉收拾玩具的好习惯，他做别的事情也会守规矩；另外，宝宝在收拾玩具时，还能培养"爱干净"和"自己的事情自己做"等好习惯，宝宝的自信心、独立性、责任感都会随之增长。

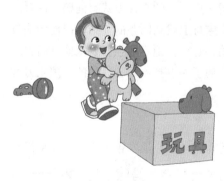

宝宝刚开始玩的时候，肯定不知道怎么收拾，也没有这种意识，所以，父母必须指导宝宝，先做示范，可以和宝宝一起收拾。每次宝宝把玩具收拾完毕了，父母要及时表扬和鼓励他，比如"今天，你把玩具收拾得很干净"等，表扬要具体到宝宝所做的事，通过不断地强化，能帮他逐渐养成自己收拾玩具的习惯。

等到宝宝慢慢知道玩完玩具要收拾之后，妈妈可以放手让宝宝自己收拾，跟宝宝说，那些玩具都是属于宝宝的东西，所以宝宝要自己将自己的东西放到指定的位置。收拾完后要表扬宝宝。另外，有一点要提醒父母，如果宝宝哪天太累，或有了其他兴趣而没有主动收拾玩具，父母千万别批评，不妨问问："你以前都做得非常好，今天怎么没收拾呀？"让宝宝自己去发现，并提醒宝宝：做事要有始有终。这时，妈妈再和宝宝一起做。

━━ ❀ 妈咪宝贝 ❀ ━━

> 宝宝很容易受环境的影响，妈妈如果把家里的东西摆放得井井有条，宝宝也会习惯于干净整洁的环境，不随便乱扔东西；反之，父母整天乱扔东西，宝宝自然也就学会了。

❀ 当宝宝受"欺负"时父母应该怎么做

父母最难过的事情之一，就是发现自己的宝宝受到了其他人的欺负。心疼而又恼火的同时，我们该怎么做，对宝宝怎么说？以下是父母们有代表性的几种看法，父母可以参考一下，并做出理智的判断。

教宝宝正当防卫

在竞争社会，教宝宝正当防卫，有必要的情况下学会反击是非常有必要的。如果事事都教宝宝宽容退让，容易让他形成软弱怯懦的个性，无法做到自强自立。至于反击的方法，当然不是以暴制暴，可以教宝宝如何制止别人欺负自己，然后跟别人讲道理，或寻求他人的帮助。

从宝宝身上找到问题的症结

如果宝宝经常受欺负，起码可以说明一点：他的交往方式有问题。这对于宝宝的成长是不利的。应该首先从自己宝宝身上找到问题的症结，帮他调整与同伴交往的策略，比如礼貌、协商、主动关心等，绝不能强行要求他打回去。因为宝宝本身对交往就有畏缩心理，万一动了手也打不回去，他的心理压力就更大，交往也就更不自如了。

应该从爱的角度出发，正确引导

一般来说，宝宝平时所受的欺负，无非就是被小朋友推了一把，如果没有受到严重的伤害，父母完全没必要大惊小怪，更不应该用打回去的方式进行反面强化。我们可以抓住这样的事例对宝宝进行适时的引导教育，让他体会到这种行为会对别人造成伤害，是大家都不喜欢的，小朋友应该团结友爱，和睦相处。

━━ ❀ 妈咪宝贝 ❀ ━━

> 宝宝就是在今天吵明天好的过程中学会与人相处的。所以，只要不是很严重，父母不要去干涉，让宝宝们自己摸索实践，找到交往的度，达到心理上的平衡。

❂ 要宝宝"听话"，要给清晰的指令

"小明，不要再玩了，赶快把玩具收好""快点收好，我们要出去了""快一点，快来不及了"，妈妈重复说着，小明却依然慢吞吞的。最后妈妈生气了，小明才赶快把玩具丢开，开始换衣服。显然，这种唠叨的命令是一种无效的方式。

妈妈希望宝宝听从命令，应该避免下列几种错误的方式：

❶ 模糊的命令："乖一点""不要调皮"，什么叫作"乖一点"？什么叫做"调皮"？这样的言辞因为太模糊，宝宝往往不知怎么遵从。比较具体的命令是："不要在这边玩""坐好"。

❷ 问题式的命令："你可以把玩具收一收吗？"这时候，如果宝宝回答说"不可以"，那妈妈该怎么办？妈妈还不是要再做一次直接的要求吗？

❸ 说理式的命令：如果妈妈说"你不要一直乱跑，这样子很危险"，宝宝可能会说"不会的，我会很小心"，这时候妈妈该怎么回应？即使妈妈找出了很合理的理由，宝宝还是会找各种借口来争辩。这种说理式会让彼此陷入无止境的争执中。

❹ 冗长的命令："你去把玩具收好，洗好手，把房间的电灯关掉，然后来吃饭。"这样的命令对小宝宝来说太冗长了，宝宝容易忘记。

❺ 唠叨的命令：如开始所举的例子，妈妈重复念叨，宝宝却越来越麻木。这种唠叨的命令通常是越说越没有效果的，显示出妈妈的管理缺乏效率。

> **❦ 妈咪宝贝 ❧**
>
> 宝宝毕竟还小，有些事情妈妈没办法——跟他解释，所以在必要的时候，妈妈要给出清晰的命令，要求宝宝必须要这样做，待宝宝做完之后，再告诉宝宝这样做的好处和最终达到的效果等。

❂ 宝宝最喜欢的妈妈类型

❶ 心地善良，性格温柔，对宝宝充满爱。

妈妈应多亲近宝宝，通过肌肤接触进行情感培育，温暖愉快，情感得到满足，建立相依情感，让宝宝感到可亲可爱。

❷ 热爱学习，知识丰富，能满足宝宝的求知欲。

宝宝发问：这是什么？那是什么？怎么这样的？是哪来的？为什么？等。妈妈应能正确、耐心解答宝宝提出的问题，不会时可以查阅书或询问别人给予解答，这样的妈妈会得到宝宝的信赖和喜欢。

❸ 了解宝宝，能满足宝宝的正当需要。

宝宝在成长中有物质需要和精神需要，妈妈要了解宝宝，与宝宝进行心灵沟通，能及时满足宝宝的正常需求。

❹ 教育讲究方法，从不打骂宝宝。

教育宝宝的方式是循循诱导，使宝宝明确应该怎么做，为什么这么做。不要轻易训斥、谩骂、殴打。能尊重宝宝，让家庭充满民主气氛，富于平等。

❺ 言行一致，说到做到。

妈妈自身言行一致，表里如一，不要轻易承诺宝宝的要求，但凡答应宝宝的要求，及时兑现。

❻ 勤劳做家务，带动宝宝一起劳动、游戏。

宝宝非常希望能与妈妈一起活动，给宝宝机会，培养宝宝的劳动习惯与生活自理能力。

> **❧ 妈咪宝贝 ❧**
>
> 虽然做个宝宝喜欢的妈妈很重要，但不能为了讨宝宝喜欢，就溺爱宝宝，满足宝宝的任何要求，这样对宝宝的成长不利。记住，该严格的时候还是得严格。

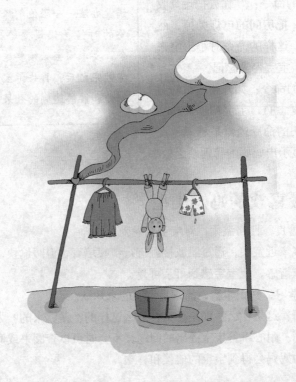

Part 8

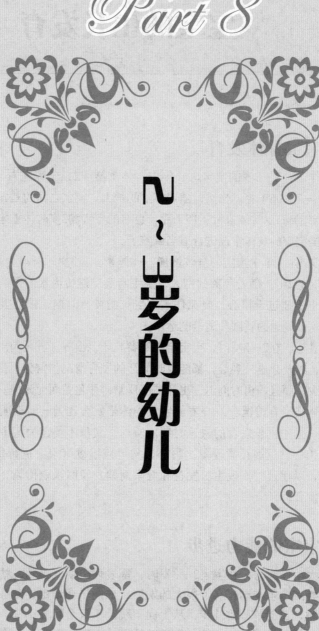

2～3岁的幼儿

宝宝的生长发育

🌰 宝宝身体发育

体重：2~3岁的宝宝这一年中，体重增加2.1千克左右，满3岁时体重为13.56~17.06千克。当然，随着年龄的增大，宝宝之间的差异性越来越明显，有的宝宝满3岁时体重可达15千克，也有的宝宝满3岁时体重才12千克。这就需要根据宝宝的具体情况进行适当调整了。

身高：1年中宝宝的身体增加7~8厘米，满3岁时身高为95~103厘米，为出生时的2倍。随着年龄的增大，宝宝身高受遗传因素的影响越来越明显，但父母也不要过于担心，要抓住宝宝生长的黄金时期，保证宝宝摄入均衡的营养，保证充足的睡眠和适量的运动。

乳牙：在2~3岁时，宝宝全部20颗乳牙已出齐。乳牙萌出的早迟、数目的多少，以及牙质外观等，都能反映乳牙的发育情况。营养不良的宝宝不仅乳牙数目少，而且萌出时间迟、出牙顺序反常、牙色黄而无光泽。

体格发育情况：2~3岁的宝宝的体格发育比前一时期明显减慢，但仍是人的一生中生长发育的快速时期。所以，父母不要因为宝宝生长发育缓慢而过于担心，这属正常现象。另外，父母应继续带宝宝进行每半年1次的健康检查，以便及时发现生长发育和健康问题，及时采取措施，进行治疗，以免延误发育。

🌰 宝宝的能力进步

大动作能力：在宝宝2~3岁时，都表现出朝气蓬勃、精神饱满、活泼好动的特点。基本动作有了很大的发展，如能平衡地走，熟练地跑，不仅仅脚向前跳，还能单脚跳几步，从上向下跳。不仅会攀登小椅、楼梯，还能用脚踢球，举手抛掷等，还能玩简单的活动性游戏，听音乐节奏做某些模仿性动作等。

精细动作能力：宝宝手指的小肌肉动作逐渐精细、熟练，会摆弄各种玩

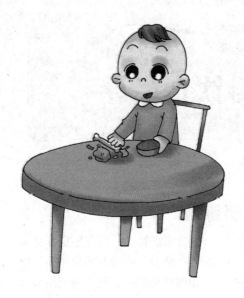

具，如用积木搭简单的造型，用笔画线条（直线、横线）及圆圈，能模仿大人将面团捏成条、搓成团，还会模仿大人使用各种生活用品和用具，如使用肥皂洗手，自己穿脱鞋袜等。这时期宝宝动作的特点是活动具有目的性和模仿性。

语言能力：2~3岁宝宝的语言能力进入了掌握最基本的口语阶段，是语言的飞速发展时期。这时期的宝宝对"说"和"听"有高度的积极性，非常爱说话，整天"叽叽喳喳"地说个不停。爱听大人念儿歌、讲故事，甚至能在大人的提示下背诵一些简短的诗歌，复述有故事情节的童话小故事。在日常生活中，非常主动地运用语言与大人和同伴交流，表达自己的意愿和情感，虽然表达能力还不强，但表达内容很丰富。

想象力：2~3岁宝宝想象力进入到初级阶段，想象内容非常简单，创造性成分少，仅是片断的，没有预定的目的。要注意想象力的培养，可以在绘图、音乐、表演、游戏、讲故事、猜谜语中进行。

❂ 宝宝的行为和心理特点

心理特点：这时期的宝宝情绪正处于迅速分化、情感处于初步萌发的阶段。这时的宝宝常因达不到目的或受到阻挠而发脾气，大哭大闹，以争取到自己想要的东西或目的；喜欢别人称赞自己，得到大人称赞会高兴地笑；被责骂时会表示不高兴；见了陌生人会害羞；对人会产生同情心和爱心。两岁后，随着年龄的增长，宝宝的情感表达日益丰富、复杂，除了喜、怒、哀、乐外，还产生了气愤、忧愁、烦恼、急躁、担心、妒忌等情感。所以，要注意培养宝宝良好、健康而丰富的心理情感。

行为特点：这个时候的宝宝喜欢与同伴在一起玩，并且感到快乐。并逐渐建立与同伴之间的友好关系，相互关心，并产生同情心。但与此同时，宝宝可能也会显现出不好的行为特点，如以自我为中心，不考虑别人的感受，只要自己喜欢的就一定要抢过来等。而且行为容易受情绪支配，常常由于自己的行动受到限制会反抗或不服，从而影响到情绪，甚至大发脾气，大哭大闹，不能控制自己的行为而打人、咬人、踢人等。

营养需求与饮食指导

🔸 宝宝还需要继续喝配方奶粉吗

　　尽管这时候的宝宝已经到了离乳期，一天吃3顿正餐了，但并不意味着宝宝再也不需要喝奶了。幼儿配方奶、鲜奶、酸奶、奶酪，以及其他奶制品，仍应作为奶类食品提供给宝宝，每天都要选择一定量的奶制品。建议每天给宝宝喝300毫升左右的配方奶或鲜奶，也可以喝125～250毫升的酸奶或吃一两片奶酪代替部分配方奶。要根据宝宝的喜好，为宝宝选择不同的奶制品。

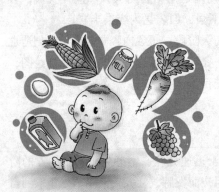

　　如果宝宝仍然像原来那样，每天都能喝一定量的配方奶，并不感到厌烦，那就给宝宝这么喝下去好了，可以一直喝到3周岁。

　　如果宝宝只是愿意喝酸奶，就是不愿喝配方奶或鲜奶，暂时先让宝宝喝酸奶也无妨，过一段时间再尝试着让宝宝喝配方奶或鲜奶。

　　如果宝宝只愿意吃奶酪加面包，也可以用鲜奶片代替奶酪。如果宝宝什么样的牛奶都不喜欢喝的话，建议试一试羊奶。

　　至于喝哪一种奶比较好，建议以配方奶或鲜奶为主，其他奶制品如酸奶、豆奶也应该让宝宝经常喝些。虽然从营养价值来看，配方奶和鲜奶较高，但正因为各自奶制品的营养成分不同，其保健功效也会有侧重。比如牛奶是补充钙质的良好奶源，酸奶则有助于肠道内物质的消化吸收、增强机体免疫；豆奶中所含的微量成分异黄酮对人体还具有防癌、防止骨质疏松等保健作用。

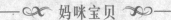

> **妈咪宝贝**
>
> 　　最好不要在奶制品中加其他食物，这样会降低宝宝对食物味道的鉴别能力，造成厌食。

注意多吃富含微量元素的食物

虽然微量元素在我们人体中的含量很少，但是他们的作用却是很大，哪些食物富含微量元素呢？

坚果类：植物性食品中的坚果类要算是微量元素的宝库了。核桃、榛子、芝麻、花生等坚果都富含锌、铁、锰、硒等多种元素。需要注意的是，坚果类脂肪含量多，容易导致肥胖，父母不要让宝宝吃太多。研究表明，每周只要吃50克坚果仁，就能获得它们带来的健康好处。

粗粮类：粗粮里面，颜色越深营养越丰富。黑米、紫糯米、红香米、黑小米等，颜色越深，微量元素的含量越丰富。例如紫红色糯米就被称为"血糯"，有补血的功效，因为其铁含量比一般大米高得多。不过粗粮口感稍差，需要妈妈多变换花样，才能容易被宝宝接受。

水产类：水产类几乎是所有微量元素的好来源，碘和硒特别丰富。在水产品当中，以贝类、软体动物类等的微量元素含量最高。建议宝宝每周吃一次海鱼或其他海鲜，而且尽量选择深海水产品为佳。不要给宝宝吃太多，水产品受到的污染比较多，大多为重金属污染，宝宝吃太多反而对健康不利。另外，如果宝宝对水产类食品过敏，可以通过吃肉类、豆类和粗粮加以弥补。

豆类：豆类当中的微量元素其实相当丰富，虽然比不上坚果，但比大米、白面要多，而且豆类热量比坚果低得多。需要注意的是，豆类中植酸含量多，不要过量食用。

> **妈咪宝贝**
>
> 虽然以上食物能给宝宝补充微量元素，但要注意，过犹不及，适可而止。宝宝的饮食讲究营养均衡，利于消化。以上食物只要保证每天有适当的摄入即可，不用大量补充。

怎样为2～3岁的宝宝准备饭菜

有的妈妈给宝宝做饭时很犯愁，不知道每天给宝宝做什么吃才好。

其实一日三餐，无非就是粮食、肉蛋奶、蔬菜3大类食物相互搭配，争取做到膳食结构合理、营养全面、食物新鲜、味道鲜美、色泽好看、符合宝宝个性口味。基本原则是：

少放盐：宝宝不能吃过多的盐，做菜时要少放盐。如果父母都比较口重，那正好借此机会减少食盐摄入。过多摄入食盐，对大人的身体健康也是不利的。

少放油：摄入过多油脂会出现脂肪泻，也影响宝宝食欲。宝宝一般喜欢味道鲜美、清淡的饮食。

不要太硬、太大：宝宝可以自己进餐时，仍然是在学习有效地咀嚼和吞咽的阶段，所以菜肴不要做得太硬和太大，否则宝宝会因为咀嚼困难而拒绝吃菜。

适当调味：宝宝有品尝美味佳肴的能力，但妈妈给宝宝做饭大多不放调料，我们大人吃起来难以下咽，宝宝也同样会感到难以下咽。给宝宝做饭菜时也需适当调料，这样宝宝才会喜欢吃。

品种多样：如果妈妈1周内给宝宝吃的饭菜总是那么几种，宝宝自然会觉得厌腻。所以，妈妈要注意给宝宝做的菜要品种多样，同样的饭菜，1周之内，最多重复1次。

必要加餐：宝宝除了每日三餐之外，还应给他们加1~2次点心，最好是喝点配方奶。如果晚饭吃得早，在睡前1~2个小时，还可再喝点奶制品。

> **妈咪宝贝**
>
> 这个时候宝宝有能力自己吃饭了，妈妈就不用代劳了，让宝宝自己吃饭，自己选择喜欢吃的食物，妈妈不要干涉他，要求他该吃什么，不该吃什么。

❂ 让宝宝吃一些苦味食物好处多

在酸、甜、苦、辣、咸5味之中，苦味是最叫人难以接受的味道，所以，不仅宝宝不喜欢吃，大人也都不喜欢吃，这样宝宝摄入的5味食物就失衡了。而且，随着当今营养科学的发展，越来越多的营养学家认为，在人们偏食或追求美味现象较为严重的今天，若能让宝宝们适当吃点苦味食物，则对宝宝的生长发育和健康极为有益。

苦味食物以其清新、爽口而能刺激舌头的味蕾，激活味觉神经，也能刺激唾液腺，增进唾液分泌，还能刺激胃液和胆汁的分泌。这一系列作用结合起来，便会增进食欲、促进消化，对增强体质、提高免疫力有益。尤其是炎热的夏天，宝宝食欲差，如果父母能适当让其吃些苦味食物，如莴苣、生菜、芹菜、茴香、香菜、苦瓜、萝卜叶、苔菜等；在干鲜果品中，有杏仁、桃仁、黑枣、茶叶、薄荷叶

> **妈咪宝贝**
>
> 除了上面提到的苦味食物，有一些食药兼用的食材，如五味子、莲心等也是苦的，妈妈可以用沸水浸泡后适当给宝宝饮用。五味子适用于冬春季，莲子芯适合夏季饮用。

等，必定能增进宝宝食欲。

宝宝适当吃苦味食物还可通便排毒。中医认为，苦味属阴，有疏泄作用，对于由内热过盛引发的烦躁不安有泄热宁神的作用，体内毒素随大、小便排出体外，使宝宝不生疮，少患其他疾病。

❀ 煮豆浆时放糖有学问

大家喝豆浆时最喜欢放糖，但你知道应该什么时候放糖和放什么糖吗？

正确的加糖方法是，豆浆煮好后，倒入碗中或杯中，当碗或杯不烫手时加糖最好。如果煮的时候放糖，豆浆中的赖氨酸会与糖发生反应，生成果糖基氨基酸，这是一种有害物质，对宝宝尤其不利。

那加什么糖最好呢？一般情况下，很多人都喜欢用白糖，但白糖的主要成分是蔗糖，口味比较甜，如果量没有控制好的话，对牙齿和身体都不利。其实放入葡萄糖或者蜂蜜是比较健康的。喝下葡萄糖后不用分解消化，就会很快被人体吸收，比较适合幼儿或者是体弱者。而蜂蜜是葡萄糖和果糖的混合物，也是比较好的选择。同样的，煮豆浆时不宜放葡萄糖

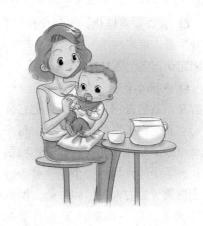

和蜂蜜，否则高温会破坏其营养素，应该等豆浆煮好放凉至不烫的时候再加葡萄糖或蜂蜜。

其中最不适合加的糖是红糖。红糖里的有机酸和豆浆中的蛋白质结合后，可产生变性沉淀物，不易被吸收。

此外，肉类、乳类、蛋类、鱼虾类食物同样含较高赖氨酸，煮食、烹饪这类食物时，都是应该后放糖的。

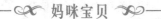

❀ 妈咪宝贝 ❀

豆浆要充分加热，不能刚煮沸就关火，应持续反复煮沸5～10分钟。在煮豆浆时，不要中途随便添加生豆浆。从街上买回的豆浆，也最好烧开后再食用，谨防食生豆浆中毒。另外，豆浆应与饼干、馒头、面包等含碳水化合物、淀粉多的食物共食，不宜空腹喝。

宝宝不吃早餐用什么方法纠正

父母对不爱吃早饭的宝宝，可采用以下方法试试：

❶ 做宝宝的表率。每天早上坐在桌旁津津有味地吃饭，宝宝也会受影响而这么做。

❷ 使早餐变得有趣。让宝宝有充足的时间悠然自得地进餐，使吃饭成为一种消遣，而不仅仅是为了补充营养。宝宝愿意有自己的饭碗和茶杯，父母就应为宝宝准备好，让他自己去拿用。对于喜欢帮妈妈在烤面包上用黄色奶油画出小人头，或者给薄煎饼加上奶油的宝宝，父母不妨让宝宝去做。这样可以使宝宝吃早饭兴趣更浓。

❸ 早餐的量少一些。如果宝宝更喜欢午餐，可以让宝宝中午多吃一点，而早上少吃些，只要早餐提供了充足的能量就行。

❹ 食物要多样化。不断变换早餐的食品，防止宝宝吃腻了。如在苹果上涂花生酱，用奶酪烤土豆。只要营养适当，不必拘泥于食物的形式，也不要总是固定让宝宝吃哪几样东西。

❺ 奖励小礼物。和宝宝一起选一种食品，然后根据宝宝的饭量把它分好后重新装在干净的塑料袋里。每一个袋里放上一件小礼物，如彩色粘贴画、游乐场的入场券、小装饰品等。宝宝把袋子里的食品，如牛奶、面包等吃光了，就可以赢得袋里的小礼物。这样的奖励游戏只能偶尔玩玩，经常玩，宝宝就会对此形成依赖。

> **妈咪宝贝**
>
> 早餐在宝宝的营养素中，应该占1天所需要营养物质全部的1/3以上。早餐可以包括以下内容：牛奶、面包、麦片、果汁、水果、火腿、稀饭和果酱、小菜等。

宝宝一天该喝多少"饮料"

水、牛奶和果汁对宝宝的成长来说至关重要，但过犹不及，喝太多或太少都会降低其应有的价值，反而无益，那么，这些饮料要喝多少才最好呢?

❶ 牛奶：两杯左右（约300毫升）。

宝宝两岁后，就应该由全脂牛奶改成脱脂牛奶，或仅含1%脂肪的牛奶。但不能多，如每天饮用量超过3杯，就会抑制食欲。

❷ 水：4杯左右（约600毫升）。

记得要经常给宝宝喝水，并随身携带宝宝专用水杯。尽量挑选形状可爱的水杯，如水果形、小人儿形或冰块形等，这会增加宝宝喝水的乐趣。

③ 果汁：最多半杯或更少（100～150毫升）。

只给宝宝喝100%的纯果汁。尽管最近研究称果汁不会给宝宝带来多余的脂肪，但是喝太多会导致腹泻和腹痛，所以不要喝多，而且只在吃饭时喝果汁，否则可能损伤牙齿。

④ 酸奶：1杯（150毫升）。

酸奶不但可以提供宝宝丰富的钙和蛋白质，还有助于消化，特别适合于消化系统不成熟的宝宝。但是酸奶中的乳酸菌含量比较高，喝太多可能引起宝宝肠胃不适，所以喝酸奶不能像喝配方奶或牛奶那么多，每天1杯就可以了。

⑤ 蔬菜汁（100～120毫升）。

很多妈妈喜欢用蔬菜煮水给宝宝喝，其实蔬菜水里的营养元素要比新鲜的蔬菜汁少很多。两岁以上的宝宝

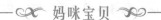

妈咪宝贝

宝宝过了两岁，无论选择哪种饮品，都只是饭菜之外的额外补充，不能因为喝的东西太多而影响吃饭。所以妈妈要控制好宝宝每天饮品的摄入量。

每天喝100～120毫升蔬菜汁就可以。注意：蔬菜汁最好是现榨现喝。

🌑 宝宝吃得不少但长不胖，什么原因

宝宝吃得多，摄入的营养素多，就应该长胖，这是有一定道理的，但是现实生活中，往往有的宝宝吃得多却总长不胖，为什么呢？

❶ 宝宝消化功能差。

宝宝对食物的消化、吸收差，吃得多，排泄得也多，食物的营养素没有被人体充分吸收、利用，这样宝宝就长不胖。所以，妈妈要让宝宝养成定时、定量的饮食习惯。

❷ 食物质量差。

如果宝宝所食用的食物其主要营养素：蛋白质、脂肪等含量低，长期吃这类食物，就算吃得再多，宝宝体重也不会增加。宝宝的食物应该以丰富、均衡为原则，要保证宝宝每天所需营养素的量。

❸ 摄入的营养素跟不上运动量的需要。

1岁多的宝宝活动量加大，在饮食方面要求也更高，如果每天所摄取的营养素跟不上宝宝运动量的需要的话，宝宝就长不胖。

❹ 消化道有寄生虫。

如蛔虫、钩虫等摄取和消耗了营养物质，这样宝宝就不能长胖。

❺ 疾病。

不可忽视的一点，就是当宝宝还有某种内分泌疾病的时候，他也可能表现为吃得多而体重下降，体质虚弱，此时应该带宝宝去医院做全面体检，查出原因，及时治疗。

> **✖ 妈咪宝贝 ✖**
>
> 要注意，胖瘦不是衡量宝宝是否健康的标准。宝宝瘦，但是精神好，不容易生病，抵抗力强，到时期的大动作和精细动作都能够达标，那也没什么关系，也许宝宝就是这个体质。

❤ 如何根据宝宝的体重调节饮食

绝大数宝宝在两岁半时，乳牙就已出齐（20个），咀嚼功能也加强了很多，能吃的食物花样增多。他们已不再单纯地吃粥和面条，食谱中常常会安排一些干的食物如花卷、包子等。有些宝宝特别爱吃诸如肉茸、葱油饼、炸馒头片等食品。因为这些食品很香，宝宝常会吃得过多，父母看自己的宝宝这么香地吃东西，很高兴，一般只要宝宝不出现消化不良，从不限制宝宝的食量。但这些都是高热量的食物，摄入过多会使宝宝体重骤增，再不限制则会开始发胖。那么，宝宝吃多少才合适呢？不同的宝宝的食量各不相同，总体来说，宝宝吃到大人普通食量的一半就已经足够了。

体重轻的宝宝，可以在食谱中多安排一些高热量的食物，配上番茄鸡蛋汤、酸菜汤或虾皮紫菜汤等，既开胃又有营养，有利于宝宝体重的增加。

已经超重的宝宝，食谱中要减少吃高热量的食物的次数，多安排一些粥、汤面、菠菜等占体积的食物。包饺子和包馅饼时要多放蔬菜少放肉，减少脂肪的摄入量，而且要皮薄馅大，减少碳水化合物的摄入量。对吃得太多的宝宝要适当限量。

超重的宝宝要减少甜食，尽量不吃巧克力，不喝碳酸饮料，冰激凌也要少吃。食谱中下午3点钟的小点心也要减少。

> **✖ 妈咪宝贝 ✖**
>
> 无论宝宝体重过轻还是超重，食谱中的蛋白质一定要保证，包括牛奶、鸡蛋、鱼、鸡肉、豆制品等。蔬菜、水果每日也必不可少。

给宝宝购买零食注意什么

零食是指正餐以外的一切小吃，是宝宝喜欢吃的小食品。宝宝吃零食能增加生活的乐趣，也是生理的需要。但除了不能给宝宝吃太多零食，怕影响正餐的摄入量外，还需选择适合宝宝的零食。

适合宝宝的零食种类

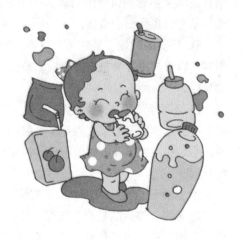

奶制品：如酸奶、纯牛奶、奶酪等。早上、睡前可选择牛奶；下午加餐可选择酸奶、奶酪。

水果：最好在两餐中间吃适量水果，能助消化、补充维生素和无机盐，每天可吃1～2次。

糕点：如饼干、蛋糕、面包等，可作为下午加餐补充热量。另外，富含维生素C的山楂制品，如山楂糕、山楂片、果丹皮等，适量进食不但不会影响宝宝食欲，反而会促进食欲。

糖果：能为宝宝提供热能，但不宜给宝宝多吃，尤其是饭前不宜吃糖果，可以在饭后吃，能避免影响宝宝食欲。

另外，父母可针对宝宝生长发育情况，适量有针对性地选择强化食品，作为宝宝的零食。如缺钙的宝宝可选用钙质饼干；对缺锌、铜的宝宝可选用锌、铜含量较高的食品等。但不要盲目进食或大量进食，以免引起中毒。

最后要注意，父母给宝宝选择零食要有计划、有控制，一次不要买太多堆在家里任宝宝食用，也不能完全依着宝宝，宝宝喜欢吃什么就买什么。选购零食时还要注意清洁卫生、新鲜，查看是否已过保质期等。

> **妈咪宝贝**
>
> 零食不是奖励品。不要将零食作为奖励、安慰或讨好宝宝的手段，时间长了，宝宝会认为奖励的东西都是好的，会更加依赖。

宝宝怎样吃零食才健康

宝宝吃零食除了要注意选择合适的品种，还需掌握合适的数量，安排合适的时间，这样才能补充营养，不影响正餐，还能调剂口味。

❶ 规定宝宝吃零食的时间。可在每天两餐之间，如上午10点左右，下午3

点半左右给宝宝吃适量的零食。餐前1小时内不宜让宝宝吃零食，否则会影响宝宝正餐的的食用量。睡前不宜吃零食，尤其是甜食，不然易患龋齿。如果从吃晚饭到上床睡觉之间的时间相隔太长，这中间也可以再给一次。这样做不但不会影响宝宝正餐的食欲，也避免了宝宝忽饱忽饿。

❷ 把握宝宝吃零食的量。在食用量上零食不能超过正餐，而且吃零食的前提是当宝宝感到饥饿的时候。一天不超过3次。次数过多的话，即使每次都吃少量零食也会积少成多。

❸ 玩耍的时候不要吃零食。在玩耍时，宝宝往往会在不经意间摄入过多零食，或者严重者会被零食呛到、噎到，所以吃零食就要停下来，吃完后再跑动玩耍。

❹ 不可无缘无故地给宝宝零食。有的妈妈在宝宝闹时就拿零食哄他，也爱拿零食逗宝宝开心或安慰受了委屈的宝宝。与其这样培养宝宝依赖零食的习惯，不如在宝宝不开心时抱抱他、摸摸他的头，在他感到烦闷时拿个玩具给他解解闷。

❺ 选择适合宝宝的零食。不宜给宝宝吃太甜、油腻的糕点，糖果、水果罐头和巧克力也要少吃，不但会影响消化，还会引起宝宝肥胖；冷饮、汽水以及一些垃圾食品不宜给宝宝吃，这对宝宝生长发育有百害而无一利。

> **❤ 妈咪宝贝 ❤**
>
> 吃零食前后，注意卫生。吃零食前要洗手，吃完零食应漱口，从而预防疾病和龋齿。

⬤ 宝宝吃零食上瘾怎么办

有的宝宝已经养成吃零食的习惯了，每天不吃饭，只想着吃零食，尤其喜欢吃一些垃圾食品，这让父母很是苦恼。到底如何戒掉宝宝的"零食瘾"呢？

首先要避免宝宝吃垃圾食品，当宝宝选择零食时，妈妈可有意识地告诉宝宝吃哪种零食更好，更健康。例如，宝宝很想喝饮料时，就可以趁机告诉宝宝，喝果汁比喝汽水好；如果宝宝想吃点心，就可让宝宝选择低热量的食物，而非热量高的蛋糕；如果到快餐店，可以告诉宝宝炸鸡的营养比薯条高，且可将皮去掉，减少脂肪的摄取等，帮助宝宝做一个聪明的消费者。

然后要想成功戒掉宝宝的零食，妈妈应该采用温和而坚定的态度，也就是，说到做到，不用严厉地凶宝宝，更不要威胁、利诱，只要坚持原则、柔声劝阻即可。举个例来说，如果宝宝晚上吵着要吃零食，妈妈这时就得拿出魄力，用坚定的态度告诉宝宝，现在要睡觉，明天早上才可以吃。就算宝宝哭闹，妈妈都不能妥协，久了宝宝就会知道，哭是没有用的，而乖乖顺从。妈妈和宝宝双方最好商量一个吃零食的"协议"，规定每天吃零食的量、时间、种类，如果宝宝不遵循而哭闹，妈妈可以"冷处理"对待。

另外，妈妈每次购买零食的量不要太多，买回来后应放在宝宝看不见的地方。当宝宝想吃零食（不合适的时间）时，妈妈可引开宝宝注意力，多陪宝宝玩他感兴趣的游戏玩得高兴了，自然忘了这回事了。

> **妈咪宝贝**
>
> 提醒：妈妈要改的是宝宝的一个习惯、一件事，而非他本身，所以妈妈也要避免用其他物质上的奖品来鼓励宝宝。

如何给宝宝自制健康零食

宝宝大多爱吃零食，可商场里的零食难免会让父母不放心里面使用的添加剂。其实如果妈妈有心，可以自己在家制作一些健康零食供宝宝食用。下面推荐几种适合宝宝食用的自制健康零食：

卤香鹌鹑蛋：鹌鹑蛋洗净，放入冷水锅中，用中火煮，水开后捞出鹌鹑蛋，用勺背轻轻将蛋壳敲裂。锅中换干净的水，放入葱姜，烧开后用中火，倒入鹌鹑蛋，加入酱油、糖，煮开后再用小火焖3分钟左右或关火加盖闷至卤味渗透入蛋内。

注意：宝宝每天食用鹌鹑蛋以不超过2个为宜。

酱香鸡肝：鸡肝洗净，放入沸水锅中，加料酒焯一下水捞出，用清水冲净。锅中换干净的水，放入葱姜、少许茴香及桂皮，烧开后放入冲净的鸡肝，加入料酒、酱油、糖、盐。待煮沸后用中小火，加锅盖，焖烧15分钟左右。

注意：买回的新鲜鸡肝应用自来水冲洗10分钟，然后放在水中浸泡30分钟。烹调时间不能太短，若用急火爆炒至少在5分钟以上，肝片完全变成灰褐色，看不到血丝才好。

冰糖奶香玉米棒：玉米棒洗净、切成3厘米厚的段。将切好的玉米段放入锅中，加适量水，加入冰糖，用大火烧开后用中火煮30分钟左右。加入少许黄油，可使玉米带有奶香味。

提示：煮玉米的汤水可以当饮料喝。

> **妈咪宝贝**
>
> 即使是自制的健康零食也不宜给宝宝吃太多，还是要遵循宝宝吃零食的原则，在两餐之间吃少量即可，以免影响正餐的进食。

香烤红(紫)薯：红薯洗净去皮，切块。烤盘刷油，将切好的红薯铺平放在烤盘里。烤箱预热到160℃后放入烤盘，烤40～45分钟(具体时间根据红薯的量及烤箱的功率决定)。

🌢 用饥饿法治疗宝宝厌食

治疗宝宝厌食，最好的方法就是"饥饿疗法"，就是等到宝宝真正饿时才喂他，并让他逐渐养成正常进食的规律和习惯。

由于宝宝已经对吃饭兴致不足，开始实施饥饿疗法时，宝宝即使已经饿了，也不会专心地坚持到吃饱，往往吃到半饱时就开始玩了。这时，父母要注意控制吃饭的时间，一般20～30分钟后就要停止喂养。等下次吃饭时间到了，再给他吃。当然，很可能宝宝还没到下次吃饭时间就已经饿了，闹着要吃的。这时父母千万不能心软，要想尽办法分散宝宝的注意力，让宝宝玩喜欢的玩具，做喜欢的游戏，甚至可以带宝宝外出。这段时间可以给宝宝喝些水，但是绝不能给他任何东西吃。等到下次吃饭的时间到了，再给宝宝喂饭。几次后，宝宝就会明白吃饭的真正含义——不吃饱就会饿着。

有一点要提醒父母的是，不能用"谁让你平时不好好吃饭，就让你饿着"这类的话刺激宝宝。父母应该做出"装傻""同情"或"无奈"的举动，假装帮宝宝到处找吃的，当然，最终肯定没有找到任何能吃的东西。这样就不会使宝宝心里产生对"饥饿疗法"的抵触情绪。

饥饿的刺激能促使宝宝明白吃饱的含义，不仅可以改变宝宝对吃饭的兴趣，保证他每次吃到足够的量，保障宝宝的生长发育。而且还会养成他集中注意力做事的习惯。

> **妈咪宝贝**
>
> 饥饿训练是目前最为有效的改变宝宝不良饮食行为的方法。一定要使宝宝自己认识到不集中精力吃饱饭就会挨饿，这样才可能获得良好的效果。

🌢 不能给宝宝吃的垃圾食品有哪些

所谓"垃圾食品"，指"空热量食品"(含有高热量，却少有其他营养素的食品)。宝宝常常会被电视上的零食广告所吸引，而这些零食，大部分是含有高糖分、色素、香料的甜食类。宝宝吃多了，血糖会很快上升，影响食欲及正餐的摄取，久而久之，爱吃零食的宝宝，会变得瘦弱、脸色苍白、胃肠不好，对健康的影响相 。相反，宝宝一旦吃了零食又吃正餐，则很容易发胖。

世界卫生组织公布的10大垃圾食品包括：油炸类食品、腌制类食品、加工类肉食品（肉干、肉松、香肠、火腿等）、饼干类食品（不包括低温烘烤和全麦饼干）、汽水可乐类饮料、方便类食品（主要指方便面和膨化食品）、罐头类食品（包括鱼肉类和水果类）、话梅蜜饯果脯类食品、冷冻甜品类食品（冰激凌、冰棒、雪糕等）、烧烤类食品。

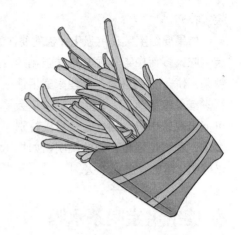

父母可以对照一下宝宝每天吃的食物，有多少属于垃圾食品？当然要认识一点垃圾食品都不吃似乎是不可能做到的事情。但是，父母为了宝宝的生长发育和健康一定要尽量让宝宝少吃。

其实，垃圾食品之所以如此受人青睐不是因为好吃，而是因为丰富多样，父母完全可以自己在家动手做一些美味丰富的健康食品。

妈咪宝贝

有些垃圾食品虽没什么营养，但也没多大害处，宝宝吃了觉得开心，父母可偶尔允许宝宝吃点，但不可多吃。

❀ 可以给宝宝吃强化食品吗

为了补充天然食物中某些营养成分的不足，将一种或几种营养素加到食物中，这种食物就叫作强化食物。例如在牛奶中加入维生素A、D，对瑞典人民来说就起了很多的作用。瑞典在北欧，冬季长，日照时间短，儿童患佝偻病十分普遍。自从用维生素A、D强化牛奶后，患佝偻病的人就少了很多，人的身高也增长了。又比如，我国在内地普及加碘食盐，使地方性甲状腺肿减少，也减少了许多克汀病患儿出生，可见强化食物的出现确实给人们带来了极大的好处。目前市面上强化食物很多，如含钙饼干、含铁糖果、赖氨酸挂面、赖氨酸面包等。那么宝宝是否有必要吃这种食物呢？

如果家庭注意安排膳食，经常有杂粮、鱼、肉、禽、蛋、奶、蔬菜、瓜果等，搭配合理，宝宝不挑食、不偏食，营养供给就比较全面，就可不用给宝宝吃强化食物。饮食中有足够的优质蛋白质供给的宝宝，就不必再增加赖氨酸了。不过铁和维生素A、D在一般的食物中不足，可考虑用专门的强化食品给

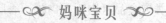
宝宝补充。

如果要给宝宝食用强化食物就要注意这些食物中所含营养素的含量，避免宝宝吃太多而中毒。尤其是铁强化的糖果、饼干、饮料等，有些家庭用铁锅煮红果做糖葫芦，让宝宝吃多了会可能出现铁中毒。因此，父母应特别慎重，看清楚强化食物的说明，如果未标明含量的，最好不买。

> **妈咪宝贝**
>
> 强化食品一定要放在宝宝拿不到的地方，防止宝宝自己取食，吃太多反而影响健康。

能给宝宝喝茶水吗

很多父母都不敢让宝宝饮茶，认为茶的刺激性大，怕伤害宝宝的脾胃。其实，这种担心是多余的。只要饮用合理（每天2~3杯，尽量在白天饮用，要求偏淡、温饮），茶对幼儿的身体健康是大有裨益的。因为茶叶中不仅含有儿童生长发育所需要的酚类衍生物、咖啡碱、维生素、氨基酸、糖类、芳香物质

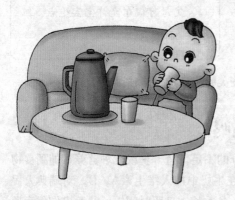

等，还含有锰、氟、铜、锌等多种微量元素。

夏季，宝宝体内水分需求量增大，但过多饮用糖水却不一定好，冰冻饮料喝得太多则可能导致肠胃不适。淡淡地饮上一杯清茶，不仅无害处，反而顿觉满口生津，遍体凉爽。这是因为茶汤中的化学成分如多酚类、糖类等与口中涎液发生了化学反应，使口腔得以滋润，产生清凉感觉；微量咖啡碱从内部控制体温中枢，调节体温，促进排泄，使体内大量热量和污物得以排除，所以宝宝喝完茶会有清凉舒适的感觉。

另外，不少宝宝食欲差，不肯吃饭，如果坚持每天让宝宝适量饮点茶，可以促进消化、增加胃蠕动、促进消化液分泌、增进食欲。而当宝宝贪食、过饱时，适当饮茶又能产生消食除腻的作用。因茶水中的维生素、蛋氨酸等有调节脂肪代谢的功能，能减轻油荤带来的不适之感。

> **妈咪宝贝**
>
> 适合宝宝喝的茶有：大麦茶、普洱茶、七星茶、绿茶等。一次不要喝太多，要清淡，不能太浓，泡的时间不要过长。

🍬 能不能给宝宝吃口香糖

父母不敢给宝宝吃口香糖主要有3个原因：一是觉得口香糖含糖多，而糖是龋齿的重要原因之一，宝宝长期嚼口香糖，容易患龋齿。不过，这个问题近几年已经得到了解决。当前科技的发展已经找到了取代糖的代用品，木糖醇或甜叶菊。这样，既可满足人们享受甜味的乐趣，也可达到少患龋齿的目的。另一个原因则是担心宝宝将口香糖吞进肚子里。口香糖吃进肚子里当然是不好的，所以父母给宝宝吃口香糖时，一定要叮嘱他将嚼过的口香糖吐出，要严格地告诉宝宝，如果宝宝吞进去了就不给他吃了。当然，人的肠胃内壁很光滑，并且分泌有大量黏液，口香糖不可能被黏住，吞进肚子后消化不了便会自动排出，不用开刀。

第三个原因相对来说比较重要一些，宝宝喜欢学别人用口香糖吹泡泡，如果经常持续玩吹泡泡，有可能使前牙向外移动，影响美观。而且长时间嚼口香糖，咀嚼肌始终处于紧张状态，有可能养成睡梦中磨牙的习惯，从而影响宝宝的睡眠质量。另外，宝宝如果一直嚼口香糖，还会因为嚼口香糖吞下过多空气，对健康不利。

鉴于以上几个原因，建议3岁以前的宝宝最好不要吃口香糖，3岁之后可以让宝宝适当吃点。但要注意必须保证宝宝会吃口香糖（不会将口香糖吞进肚子），而且一天咀嚼口香糖的次数不要超过3次，每次用餐后嚼食的时间不超过10~15分钟。千万不要整天都把口香糖含在口中，时间越长，危害越大。

> **🌸 妈咪宝贝 🌸**
>
> 口腔专家、胃肠专家和儿科专家一致认为，3岁前的幼儿和患有胃炎、胃十二指肠炎、胃溃疡和十二指肠溃疡，以及有严重传染病的宝宝不宜嚼食口香糖。

🍬 宝宝宜常吃哪些健脑食物

鲑鱼：鲑鱼肉含有高蛋白质及对神经系统具备保护作用的欧米伽-3脂肪酸，但脂肪含量却较低，含有EPA和DHA，有助于提高脑细胞的活性和增强记忆力和理解能力。是幼儿健脑的最佳选择之一。

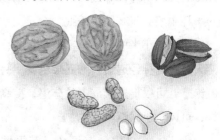

蛋类：蛋类含有丰富的蛋白质，是天然食物中最优良的蛋白质之一。

其实它还含有有助于提升记忆力的胆碱。多吃蛋类，会让宝宝更聪明。

花生酱：花生酱中含有丰富的维生素A、维生素E、叶酸、钙、镁、锌、铁、纤维和蛋白质等，对宝宝的大脑发育和身体健康有很大帮助。

全麦制品和糙米：全麦制品和糙米含有丰富的B族维生素、纤维素等，对于保持认知能力至关重要，所以在为宝宝选择面包的时候最好选择全麦面包。

燕麦：燕麦中富含丰富的维生素、纤维素、钾、锌等，为宝宝一天提供足够的能量，同时也是很好的健脑食品。

草莓：红莓、黑莓、越橘等含丰富的维生素C。越橘和草莓汁是很好的提升记忆力的饮品。

豆类：豆类含有丰富蛋白质和必需氨基酸，以谷氨酸的含量最丰富，谷氨酸是大脑赖以活动的物质基础。所以宝宝常吃豆类有益于大脑的发育。

蔬菜：番茄、红薯、南瓜、胡萝卜、菠菜等颜色深而鲜艳的蔬菜富含丰富的抗氧化剂，保持大脑的健康活力。

瘦牛肉：瘦牛肉中富含丰富的铁。铁是一种重要的矿物质，可以帮助宝宝保持活力和集中注意力。同时

> **✖ 妈咪宝贝 ✖**
>
> 给宝宝补充健脑食品要注意，健脑食物应适量、全面，不能偏重于某一种或用健脑食物替代其他食物，否则会使宝宝营养不全。

还有帮助提高记忆力的锌等儿童所需的矿物质，是一种很好的健脑食品。

● 哪些食物有助于宝宝睡眠

以下一些食物有助于宝宝的睡眠：

牛奶：牛奶中含有两种催眠物质，一种是能够促进睡眠血清素合成的原料色氨酸；另一种是对机体生理功能具有调节作用的肽类。而且牛奶中含有人体需要的几乎所有营养成分，很容易消化吸收，很适合宝宝。因此让宝宝睡前喝一小杯牛奶，将有助于睡眠。

小米：小米中含有丰富的色氨酸，色氨酸能促进大脑神经细胞分泌出一种使人欲睡的神经递质——五羟色胺。另外，小米含丰富的淀粉，食后使人产生温饱感，可以促进胰岛素的分泌，提高进入脑内色氨酸的量。如果宝宝睡眠不好，可以熬小米粥给他吃。

水果：水果中含有果糖、苹果酸以及浓郁的芳香，可诱发机体产生一

系列反应，生成血清素，从而有助于入睡。

葵花子：葵花子含多种氨基酸和维生素，可调节脑细胞的新陈代谢，改善脑细胞抑制机能。睡前嗑一些葵花子，可以促进消化液的分泌，有利于消食化滞，镇静安神，促进睡眠。当然，如果宝宝太小，不要随便给他吃葵花子，以防危险。

大枣：大枣含蛋白质、糖、维生素C、钙、磷、铁等，有补脾安神的作用。

> **妈咪宝贝**
>
> 不利于睡眠的食物有：油腻的食物、含咖啡因的饮料或食物（可乐、咖啡、巧克力）、会产生气体的食物（豆类、洋葱、甘蓝、茄子、芋头、玉米、面包、香蕉、柑橘类水果等）、辛辣的食物（辣椒、大蒜及洋葱等）。

🌸 保护宝宝的视力吃什么

❶ 含维生素A丰富的食物：含维生素A的食物可以预防结膜和角膜发生干燥和蜕变，可预防和治疗"干眼病"。维生素A还能增强眼睛对黑暗环境的适应能力。富含维生素A的食物有：动物的肝脏、鱼肝油、奶类、蛋类，以及绿色、红色、黄色的蔬菜和橙黄色的水果，如胡萝卜、菠菜、韭菜、青椒、甘蓝、荠菜、海带、紫菜、橘子、柑、哈密瓜、芒果等。

❷ 含维生素C丰富的食物：维生素C是组成眼球晶体的成分之一，如果缺乏维生素C就容易导致晶体混浊患白内障。因此，宝宝应该每天摄入适量含维生素C丰富的食物。维生素C含量较高的食物有：鲜枣、青菜、卷心菜、菜花、青椒、苦瓜、油菜、番茄、豆芽、土豆、萝卜、柑橘、橙、草莓、山楂、苹果等。

❸ 含钙丰富的食物：钙具有消除眼肌紧张的作用。食物中的豆类及豆制品，奶类，鱼、虾、虾皮、海带、墨鱼等水产品；干果类的花生、核桃、莲子；食用菌类的香菇、蘑菇、黑木耳；绿叶蔬菜中的青菜秧、芹菜、苋菜、香菜、油菜薹等含钙量都比较丰富。

❹ 含核黄素的食物：核黄素能保证眼睛的视网膜和角膜的正常代谢和发育。富含核黄素的食物有牛奶、干酪、瘦肉、蛋类、酵母和扁豆等。

> **妈咪宝贝**
>
> 保护眼睛除了多吃一些有利于保护眼睛的食物外，还应在日常生活中减少宝宝看电视的时间，室内光线要足够明亮，减少眼外伤，及时治疗眼疾等。

避免宝宝摄入的致敏食物有哪些

致敏食物是指宝宝吃了会引起过敏，表现出湿疹、荨麻疹、血管神经性水肿，甚至出现腹痛、腹泻或哮喘等症状的食物。

父母在给宝宝准备食物时要留心，看是否有致宝宝过敏的食物。尤其对于过敏体质的宝宝来说，如果宝宝误食致敏食物会使病情加重或复发。

要判断哪种食物使宝宝过敏，父母就应仔细观察或去医院做皮肤过敏实验、食物负荷试验等，以此来协助诊断。平时，如宝宝食用某种食物后出现过敏症状，之后渐渐消失，再次食用又出现相同症状，如此反复几次即可初步判断宝宝对此食物过敏。如果父母不敢肯定，可以请医生协助诊断。

最常见的引起过敏的食物是异性蛋白食物，如大虾、鱼类、动物内脏、鸡蛋、花生酱等。个别宝宝对某些蔬菜也会过敏，如黄豆、毛豆等豆类，蘑菇、木耳等菌类。还有的宝宝对香菜、韭菜、芹菜也会过敏，还有冬笋类、竹笋等也会引起宝宝过敏。

宝宝对某些食物过敏，最好的办法就是在相当长的时间内避免吃这种食物，但不能终身不吃，除非是吃了会引起严重过敏反应的。一般来说，随着宝宝的长大，身体抵抗力增强，食物过敏有可能会消失，大约85%曾对奶、蛋、大豆和小麦过敏的宝宝到上学的年龄时，这些过敏症就消失了。而对花生、坚果、鱼和甲壳类水产的过敏则有可能伴随宝宝一生。

> **妈咪宝贝**
>
> 即使宝宝以前吃某种食物没有出过问题，他还是有可能对这种食物过敏。所以，如果你家有遗传性的对鸡蛋过敏的历史，宝宝前几次吃鸡蛋时可能没有反应，但以后却有可能出现过敏症状。

可不可以给宝宝吃点辣

传统的观念认为，吃辣的东西对宝宝有百弊而无一利。但现代科学研究的许多资料表明，幼儿可以适量吃辣，因为辣味食品有健胃、助消化的功能，能增强胃肠蠕动，促进消化液分泌，使食欲改善，而且还有健脑作用。如：大葱含有维生素C、B族维生素，以及脂肪油、黏液汁等，大葱与鱼肉一起做菜，除它本身的营养价值外，还具有调味解腥、增进食欲、开胃消食和抑细菌生长的作用。

另外，有的宝宝对食物容易过敏，这往往促使那些有家族敏感史的父母给宝宝的食物比较清淡、无刺激性，不给宝宝吃任何带辣味的东西，以为这样可以避免敏感症的发生。但是专科医生表明，这种做法是没有科学根据的，过度避免吃一些食物反而会更易于敏感的发生，偶尔给予身体一点刺激可能是一件好事。

那么，如何给宝宝吃辣呢？首先，父母不能总是告诉宝宝"这个辣，不能吃"，这样会渐渐在宝宝心里形成对辣味的恐惧，产生厌食情绪。父母可以从微辣开始让宝宝尝试，让宝宝习惯淡淡的辣味。当宝宝不愿吃饭的时候，可以加一些咖喱在里面，咖喱鲜艳的颜色不仅能吸引宝宝的注意，它淡淡的辣味更能刺激味蕾、肠胃，促进消化。也可以在给宝宝的肉末中炒入少许的生姜末，开胃健脾。

需要提醒父母的是，如果宝宝患有咽喉炎、气管炎、胃功能欠佳、眼疾等，不要吃辣椒；幼儿多汗者最好不吃葱，以免加重病情。伏天吃辣易伤脾胃，最好不吃。

> **妈咪宝贝**
>
> 注意，是少量食用。宝宝虽然可以吃辣椒，但不能无限制地允许宝宝吃，否则会伤宝宝脾胃，还容易导致上火便秘。

如何让宝宝定时、定量专心进食

定时、定量专心进食是良好的饮食习惯之一，也是增进幼儿食欲的重要手段。良好的食欲又是保证幼儿摄取足够营养素、维持身体健康和生长发育的重要环节。

为使宝宝做到定时、定量专心进食，父母应尽量促成宝宝形成进食的条件反射，父母可这样做：

❶ 进餐环境保持安静、整洁、心情愉快、思想集中。进食时不要逗玩、嬉戏或责训，不要说与进食无关的事。

❷ 要有固定的进食时间。一般每日安排4~5次用餐。

❸ 每次进餐前要做好饭前先洗手，带上围嘴静坐片刻等准备工作。

❹ 宝宝应坐自己的位置进食，不要经常调换位置。并让宝宝有自己专用的餐具，如碗、筷子、勺子和自己的小椅子。

❺ 进餐前1小时不给宝宝吃零食。

❻ 每餐饭菜的量要适中，不要时多时少。让幼儿定量进食是为了摄取合理的营养，并防止吃得过多，给身体带来不利影响。

❼ 饭菜冷热要适中，既不能太热也不能太冷，这对宝宝专心进食有利。

> **妈咪宝贝**
>
> 在进餐前，妈妈可以跟宝宝介绍一下饭菜的营养和自己对饭菜的喜爱，以提高宝宝对吃饭的兴趣。

🍶 宝宝"积食"能用什么食疗方法

俗话说："要想小儿安，三分饥和寒。"意思是说要想宝宝不生病，就不要给宝宝吃得太饱、穿得太多。无论是哪一种食物再有营养也不能吃得太多，否则不但不能使宝宝健康，反而会造成宝宝"积食"，给宝宝的身体带来不同程度的损害。

积食的宝宝往往会出现食欲不振、厌食、口臭、肚子胀、胃部不适、睡眠不安和手脚心发热等症状，甚至引起宝宝发热。如果你发现你的宝宝有以下症状，那就表示宝宝积食了。

❶ 宝宝最近胃口变小了，食欲明显不振。

❷ 宝宝在睡眠中身子不停翻动，有时还会咬咬牙。所谓食不好，睡不好。

❸ 宝宝常说自己说肚子胀，肚子疼。

❹ 宝宝鼻梁两侧发青，舌苔白且厚，还能闻到呼出的口气中有酸腐味。

宝宝患上"积食症"可用饮食疗法：

糖炒山楂：取红糖适量(如宝宝有发热的症状，可改用白糖或冰糖)，入锅用小火炒化(为防炒焦，可加少量水)，加入去核的山楂适量，再炒5～6分钟，闻到酸甜味即可。每顿饭后让宝宝吃一点。

山药米粥：取干山药片100克，大米或小黄米(粟米)100克，白糖适量。将大米淘洗干净，与山药片一起碾碎，入锅，加水适量，熬成粥。

白萝卜粥：白萝卜1个，大米50克，糖适量。把白萝卜、大米分别洗净。萝卜切片，先煮30分钟，再加米同煮(不吃萝卜者可捞出萝卜后再加米)。煮至汤稠，加红糖适量，煮沸即可。

> **◆◇ 妈咪宝贝 ◇◆**
>
> 根据往年的资料统计，节假日期间患"积食症"的宝宝占医院就诊总人数的30%左右。因此，节假日期间要让宝宝合理饮食，避免宝宝患上"积食症"。

🍶 如何给宝宝选购面包

选择全麦面包：全麦面包富含B族维生素和纤维素，能帮助人体清除肠道垃圾，还能预防肥胖，所以比白面粉做的一般面包更有利于身体健康。两岁以上的宝宝可以开始尝试吃全麦面包。不过，父母去超市选购全麦面包时要注意，全麦面包是指用没有去掉外面麸皮和麦胚的全麦面粉制作的面包。它的特点是颜色微褐，肉眼能看到很多麦麸的小粒，质地比较粗糙，但有香气。父母在选购不要认定颜色发褐的就是全麦面包。有些企业为了让消费者更爱吃，会用白面粉来做面包，然后加少量焦糖色素染成褐色，但本质上仍然是白面包。一定要看到足够多的麦麸碎片，才能认定是全麦面包。

避免丹麦面包：丹麦面包是面包中热量最高的松质面包。它的特点是要加入20%～30%的黄油或"起酥油"，能形成特殊的层状结构，常常做成牛角面包、葡萄干扁包、巧克力酥包等。虽然它口感很好，但含太多饱和脂肪和热量，不适合宝宝食用。父母要尽量少给宝宝买这样的面包，最好1周不超过1个。

注意看新鲜度：面包包装上都会注明保质期："二、三季度(春夏)3～4天，一、四季度(秋冬)5～7天"。选购时一定要选择尽可能新鲜的面包。如果在快过期的时候购买，就要马上食用，不要让面包在家里过期长霉了。

> **☙ 妈咪宝贝 ☙**
>
> 除去全麦面包之外，含各种杂粮配料的杂粮面包，如燕麦面包、黑麦面包、豆粉面包等，都可以提供不少的膳食纤维。

♠ 给宝宝选奶类食品的3项注意

区分奶类产品和乳饮料：乳饮料因为加了香精和糖，非常受宝宝的喜爱，但营养素的浓度不到牛奶的1/3，营养价值与牛奶相差甚远，父母不能用乳饮料代替牛奶来给宝宝补充营养。那么，要如何辨别奶类产品和乳饮料呢？主要的方法有三点。一是细看包装，在"**乳""**奶"的右下方，通常会隐藏着"饮料（乳）"或"饮品（奶）"二字。二是看看包装盒的配料一栏。乳饮料的第1位原料是水，第2位才是牛奶，反之则是奶类产品。三是看营养素含量一栏，蛋白质浓度大于等于1%的是乳饮料，而按国家规定，真正的牛奶蛋白质含量必须大于等于2.9%，好一些的产品都在3%以上。

按用途选包装：牛奶按包装分主要有3种：软袋或屋脊形的纸盒奶、枕袋奶和方盒装奶。软袋或屋脊形纸盒装的牛奶叫作消毒奶或杀菌奶，它们加热时间短、温度低，只杀死了活细菌，却没有杀死细菌的耐热芽孢，所以必须放在冷柜里，而且要很快喝掉，不能久放，但消毒奶的营养损失最少，口感也最好，适合家庭日常饮用。枕袋奶经过超高温处理，可存放时间长，适合用来制作各种其他食品，如蛋糕、面食、甜点等。方盒装的牛奶经过了高温高压灭菌，可以存放很长时间，但营养素损失最大，不过蛋白质和钙仍然非常丰富，携带、饮用最方便，适合在外出的时候饮用。携宝宝出门旅游时不妨给他备一点方盒装的牛奶，在路上随时插管饮用，既能充饥，也能解渴。

选择含保健菌的酸奶：酸奶可以选择加入了"嗜酸乳杆菌"或者"**双歧杆菌"，对于调整肠胃功能、促进消化、减轻肠道感染等，效果更好。

◆ 为了宝宝要成为超市购物高手

超市里的食物越来越丰富了，选购食品的父母们却越来越糊涂了。如果不了解相关的食品知识，往往就会买到性价不符，甚至是对健康有害的食品。所以，为了宝宝，妈妈们要学做超市的购物高手。

❶ 选择标签上信息最详细、最丰富的产品。只有负责任和有自信的生产厂家，才会给出更多的商品信息。

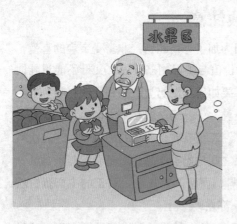

❷ 对于生鲜食品或熟食，一定不要购买打折优惠品，因为打折往往意味着品质不新鲜。

❸ 尽量选新出厂的产品，哪怕是大米和花生油。

❹ 认真阅读包装上的营养信息，在同类产品中选择蛋白质和维生素最多的品种。

❺ 不买包装过于复杂的商品。那意味着你要为包装多掏钱，还要增加扔垃圾的麻烦。

❻ 不买包装里面带有非食品物件的产品，因为这些东西可能未经杀菌，可能使用有毒塑料或有毒染料，增大了食品的污染危险。

❼ 不要过分追求鲜亮的颜色。那些比天然色彩更漂亮的东西，肯定是经过染色或漂白处理的。

❽ 不要过分追求产品的口感。凡是特别酥、特别脆、特别软的产品，肯定添加了过多的不健康成分，吃得越少越好。

❾ 尽量选择加工处理比较少，形态接近天然状态的食品。加工程度

越高，则营养损失越多，污染机会越大。

最后要提示父母们，带宝宝一起购物的时候，可以借机让宝宝获得更多的食品知识，对于克服偏食挑食习惯和提高抗诱惑能力很有好处。

> **妈咪宝贝**
>
> 超市内人来人往，空气流通较差，容易传播病菌，父母不要让宝宝在超市内停留太长时间。

🍎 宝宝健脾养胃宜吃哪些食物

幼儿常常容易消化不良、腹泻、食欲不振、便秘等，医生诊治时有时会告诉父母"宝宝的脾胃功能较弱"。这时，父母应该给宝宝多吃一些健脾养胃的食物。另外，即使宝宝脾胃功能良好，适量多吃健脾养胃的食物也是有益的。下面推荐一些健脾养胃的食物：

主食：水稻、玉米、小麦、粟米。

蔬菜：番茄、香菇、扁豆、山药、白萝卜。

肉食：鸡肉、鹌鹑、猪肚、鳝鱼。

瓜果：苹果、山楂、木瓜、无花果。

以下3款粥能够帮助宝宝调理脾胃：

山药莲子粥：取适量的新鲜山药(50克左右)和莲子(20～30克)给宝宝煲粥喝，莲子和粥都要煮得够烂，一起吃下去。对吞咽能力不强的宝宝，山药和莲子要尽量碾碎。干的可磨成粉，再用米汤调成糊糊来喂养。此粥可温胃健脾，最适合脾阳不足的宝宝。

山楂粥：取适量的山楂(20克左右)、米(30克)共煮粥，煮的过程中可加入三两片薄姜。粥成后加些许糖即可。

薏米胡萝卜汤(粥)：取适量的薏米(30克)、胡萝卜(半个)加山药(20克)煮水，或者跟粥一起煮，饮水或喝粥。

以上所荐的食用法最好咨询医生，并视宝宝脾胃状况每天分两三次食用，连食3～5日。

> **妈咪宝贝**
>
> 宝宝脾胃不适也可找中医师望闻问切后，根据患儿偏寒或偏热而添加陈皮、北芪、党参等，或麦冬、薏米等中药煲汤或煲粥。

日常生活照料

❀ 宝宝的鞋袜怎么选择

2～3岁宝宝跑跳能力有了提高，选择合适的鞋袜尤为重要。鞋子应该是选择穿脱方便、透气性强、鞋帮较高、鞋底较软的布鞋或橡胶底的布鞋。

人造合成革的鞋不透气，不适合宝宝。系鞋带的鞋也最好不要穿，这时的宝宝还不会系鞋带，宝宝在外面玩时，鞋带松了容易踩到鞋带摔倒。不过，妈妈可以教宝宝系鞋带，或选择鞋带不容易松散的系鞋带的鞋子。另外，不要给宝宝穿皮鞋，因为宝宝的身体正处于迅速发育的阶段，皮肤薄，肌肉细嫩，骨骼脆弱，如果在这个时候让宝宝穿皮鞋，很容易使脚畸形生长。皮鞋大多数伸缩性小、硬度大，鞋面和鞋底硬，容易压迫宝宝的脚部神经和血管，使脚部的发育变形，甚至形成"扁平足"，脚部的血液循环也会因此形成障碍。在重要场合下必须穿皮鞋时，可给宝宝选择较软一些的皮鞋，且不宜长时间穿。

至于袜子，最好选用棉线袜；宝宝活动量大，脚部容易出汗，棉线袜透气性强，保暖性较好。不要选择尼绒袜，尼绒袜透气性差，保暖性也不如棉线袜好。袜子袜口松紧要适宜，太紧容易影响宝宝脚部的血液循环，太松不够保暖且容易脱落。

> **❧ 妈咪宝贝 ❧**
>
> 宝宝的鞋和袜都要经常洗换，鞋最好1周洗1次，袜子应每天清洗更换，且洗后最好在阳光下暴晒，以达到杀菌消毒的目的。

❀ 宝宝夜间磨牙、咀嚼是怎么回事

磨牙动作是在三叉神经的支配下，通过咀嚼肌持续收缩来完成的，夜间磨牙对宝宝的发育不利。

为什么有些宝宝在睡觉时磨牙呢？经研究，目前认为有以下几种原因：

❶ 肠道有寄生虫、肚子里有蛔虫。蛔虫寄生在宝宝的小肠内，不仅掠夺

营养物质，还会刺激肠壁，分泌毒素，引起消化不良。宝宝的肚子经常隐隐作痛，就会造成失眠、烦躁和夜间磨牙。

另外，蛲虫也会引起磨牙。蛲虫平时寄生在人体的大肠内，宝宝入睡以后，蛲虫会悄悄地爬到肛门口产卵，引起肛门瘙痒，使宝宝睡得不安稳，出现磨牙。

治疗方法：给宝宝驱虫，平时养成良好的卫生习惯。

❷ 晚餐吃得过饱或者临睡前加餐，导致宝宝消化不良而引起磨牙。父母不要在临睡前让宝宝吃得过饱，尤其不能吃不易消化的食物，吃饱后稍微待上一会儿再让宝宝上床睡觉。

❸ 缺乏维生素D患有佝偻病的宝宝，由于体内钙、磷代谢紊乱，会引起骨骼缺钙，肌肉酸痛和自主神经紊乱，常常会出现多汗、夜惊、烦躁不安和夜间磨牙。如经医生诊断是这种情况引起的磨牙，应在医生的指导下给宝宝补充维生素D、钙片，平时多晒太阳，夜间磨牙情况会逐渐减少。

❹ 宝宝白天情绪激动、过度疲劳或情绪紧张等精神因素，都可以使大脑皮质功能失调而在睡觉后出现磨牙动作。

❺ 口腔疾病或卫生差也可以引起磨牙。宝宝从3岁开始应养成早晚刷牙的好习惯。另外，父母要定期带宝宝去看牙科医生，防治宝宝口腔疾病。

> **❈ 妈咪宝贝 ❈**
>
> 要注意，有时虽然引起磨牙的疾病已治愈，但因磨牙时间较长，夜时磨牙动作不会立即消失，妈妈不要太过着急担心。

❤ 如何通过宝宝的指甲判断健康

指甲不仅能保护宝宝的手指，也能反映宝宝的健康状况。健康宝宝的指甲是粉红色的，外观光滑亮泽，坚韧呈弧形，甲半月颜色稍淡，甲廓上没有倒刺。轻轻压住指甲的末端，甲板呈白色，放开后立刻恢复粉红色。而对于营养不均衡或身体有疾病的宝宝，他们的指甲也会出现一些变化。

❶ 宝宝指甲甲板突然增厚、变硬，可能是宝宝患有甲癣。而指甲变软、变曲、指尖容易断裂，则多见于

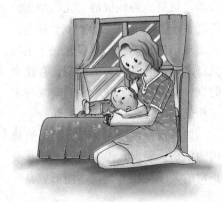

先天性梅毒、维生素D缺乏等疾病患儿。总之，宝宝指甲太厚太脆都有问题，最好去医院检查一下。

❷ 指甲颜色太淡，多是贫血导致，父母应注意给宝宝补血。指甲的甲板上出现白色斑点和絮状的白色物质，多是由于受到挤压、碰撞，致使甲根部的甲母质细胞受到损伤导致的。随着指甲向上生长，白点部位会被剪掉。指甲变成黄色可能是宝宝患有黄疸性肝炎或者吃了大量的橘子、胡萝卜所致；另外，真菌感染也会引起指甲变黄，但同现这种情况时多伴有指甲形态的改变。

❸ 甲板纵向发生破裂，可能是宝宝罹患甲状腺功能低下，脑垂体前叶功能异常等疾病，应及时去医院检查，确诊，治疗。

❹ 甲板出现脊状隆起，变得粗糙、高低不平，多是由于B族维生素的缺乏，可在食谱中增加蛋黄、动物肝脏、绿豆和深绿色蔬菜。

❺ 甲板出现横沟可能是宝宝得了热病(如麻疹、肺热、猩红热等)，也可能是代谢异常或皮肤病等原因导致，最好去医院确诊一下。

> **妈咪宝贝**
>
> 甲根部发白的半月形，叫作甲半月。一般而言，甲半月占整个指甲的1/5是最佳状态，过大、过小或者隐隐约约都不太正常。

💧 宝宝过分恋物怎么办

宝宝有从不离手的心爱玩具吗？当妈妈把宝宝的玩具抢走，他会大哭大闹甚至不吃不喝吗？更有甚者，宝宝除了心爱玩具，对任何其他的人和事都不会表现得如此依恋。同时，他好像很难适应新的环境，闷闷不乐，少言寡语。面对这样的宝宝，父母就要当心，他可能恋物成瘾了。

在宝宝时期，宝宝会对妈妈形成一种依恋，例如他会喜欢偎依在妈妈的怀抱里，这是一种积极的、充满情感的依恋。一般来说，宝宝从6个月起，就出现了依恋。2~3岁是建立宝宝与父母之间依恋感的关键时期，在这个时期，父母需要多花一些时间来与宝宝相处，建立良好的亲子互动。

如果宝宝经常与父母分离，或是因为疾病、恐惧，没有游戏、玩具及正常的人际交往等，便不能形成良好

> **妈咪宝贝**
>
> 以前这样的症状在我国并没有引起父母们的重视，近年来，随着生活节奏的变快、竞争压力的增加，父母更强调对宝宝的教育，而忽略了亲情的互动，导致有恋物瘾的宝宝越来越多。"恋物瘾"其实是一种轻微的孤独症。

的依恋关系。于是，宝宝在情感发展过程中往往会出于情感需要而与某些物品建立起一种亲密的联系，将依恋转移到物品上。当感觉孤独、焦虑和恐惧时，他会紧紧地抱住物品，试图产生一种安全感——这就是宝宝恋物的原因。

宝宝鼻出血如何护理

首先宝宝第一次鼻出血，应到医院进行全面的检查，以明确出血原因，如果是一些疾病引起的鼻出血，正确治疗原发病，彻底解除病患，减少复发。

宝宝鼻出血正确处理两妙法：

◆压迫止血法

首先，妈妈不要惊慌失措，要安慰宝宝"妈妈在，没有关系"；让宝宝采取坐位，身体向前倾斜，防止宝宝将血咽下去，同时把凉毛巾敷在宝宝的前额上；捏住宝宝两侧鼻翼上方，持续10分钟，如果继续出血，表明没有压迫到出血的部位，要更换部位。

◆堵塞鼻孔法

还可以把消毒棉球塞入宝宝的鼻孔并进行按压。如果按压后仍血流不止，再用棉球蘸上少许云南白药堵塞住出血的鼻孔，这种方法止血效果很好。

如果经过以上处理仍然不能止血，或经常反复鼻子流血，千万不能掉以轻心，应马上到医院进行检查。

如果宝宝出血较多，出现面色苍白、大量出汗、四肢冰凉、烦躁不安等症状，或头晕心慌，可能是引起了虚脱或休克，要立即到医院诊治，不要延误病情。

> **≪∞ 妈咪宝贝 ∞≫**
>
> 注意室内保持一定的湿度，干燥的冬天可以在宝宝的卧室内放置加湿器，并在晚上入睡前，给宝宝的鼻孔滴入少许薄荷油，保持鼻黏膜湿润，防止破裂出血。

宝宝总是流鼻涕有问题吗

在日常生活中，不少父母被"宝宝常流鼻涕"的问题所困惑，尤其是在低气温的季节。那宝宝常流鼻涕究竟是为什么呢？

在正常情况下，人的鼻腔黏膜时时都在分泌黏液，以湿润鼻腔黏膜，湿润吸进的空气，并粘住由空气中吸入的粉尘和微生物，这就是鼻涕。正常人每天分泌鼻涕数百毫升，这些鼻涕都顺着鼻黏膜纤毛运动的方向，流向鼻后孔到咽部，加上蒸发和干结，一般就看不到它从鼻腔溢出了。但由于小儿的鼻腔黏膜血管较成人丰富，分泌物也较多，加上神经系统对鼻黏膜分泌及纤毛运动的调节功能尚未健全，因而会不时流些清鼻涕。还有一些小孩受遗传、体质因素的影响，从幼儿时期以至上小学阶段，均显得鼻涕比别的宝宝多，但无其他不适或特殊症状，长大后即自然减轻。在大多情况下，这些都属正常现象，无须担心。

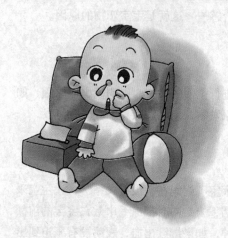

如果宝宝的鼻孔下总挂着两行鼻涕尤其是流出黄绿色的脓鼻涕，那就是病态的表现了。由于病因的不同，鼻涕可有不同的性质：

❶ 清水样鼻涕：鼻分泌物稀薄，透明如清水。多见于鼻炎早期、感冒，对吸入的粉尘过敏，会在短时间内流大量清鼻涕。

❷ 黏液性鼻涕：分泌物较稠，呈半透明状，含有大量黏蛋白。寒冷刺激、慢性鼻炎时多见。

❸ 黏脓性鼻涕：分泌物黏稠，呈黄绿色、不透明，并有臭味，多见于较重的鼻窦炎，如上颌窦炎、额窦炎等。少数鼻腔内有异物存在的小儿，也会经常流黏脓样鼻涕。

妈咪宝贝

宝宝不正常流鼻涕，应及时去医院诊治。平常多让宝宝到户外活动，加强耐寒锻炼，保持居室空气清新，保证宝宝营养合理，这些都有助于预防或减少宝宝流鼻涕的发生。

🔸 如何给宝宝选择合适的牙膏、牙刷

关于牙刷

❶ 刷头：要根据宝宝的年龄来确定牙刷刷头的大小。2~3岁时，牙刷头的长度应为2.0~2.5厘米，宽度为0.5~0.8厘米，有2~4排刷毛，每排3~4束刷毛，牙刷头前端应为圆钝形。之后随着年龄的增长，可选择稍大的刷头。

❷ 刷毛：牙刷刷毛有天然毛鬃和尼龙丝毛2种。尼龙丝毛牙刷比较符合宝宝的牙齿特性。它弹性好，按摩均匀，有利于幼儿口腔保健。而且幼儿一般要使用偏软性牙刷，这样才不会磨损牙齿和牙龈。在买牙刷时，可用手指压一下

刷毛，如手指有刺痛感则表示太硬；刷毛来回弯曲自如、手指有点痒的感觉，表示比较软。

关于牙膏

现在牙膏的品种很多，有洗必泰牙膏、氟化物牙膏、含酶牙膏及中药配方牙膏等。无论是普通牙膏，还是药物牙膏，它们的主要成分都是碳酸钙粉(一种摩擦剂，刷牙时可将牙垢摩擦下来)、少量发泡剂(刷牙时产生泡沫可以黏附摩擦下来的牙垢)，还有黏合剂和芳香剂(能增加黏性和口感)。总的来说，含氟牙膏是预防龋齿比较好的药物牙膏。但使用不当，宝宝会容易得氟牙症。建议3岁以下的宝宝最好要么不使用含氟牙膏，要么选择含氟量较低的儿童牙膏。也可以选择具有天然水果味的牙膏，刺激性小，可引起宝宝的味觉兴趣，但要防止宝宝吞吃。

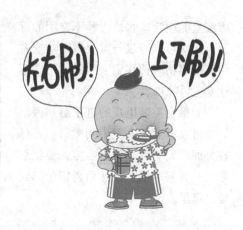

另外，宝宝每次牙膏的使用量大约只需黄豆般大小就够了，最多不超过1厘米。刷完牙后要把牙膏漱干净。

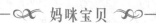

> **妈咪宝贝**
>
> 给宝宝购买牙刷、牙膏时，可带上宝宝，让宝宝挑选自己喜欢的款式，以提高宝宝对刷牙的热情和期待，对宝宝学习刷牙有帮助。

❤ 纠正宝宝抠鼻子、吐口水的坏习惯

宝宝正是习惯养成的时候，自己也没法辨别哪些习惯是好的，哪些是不文明的，所以当妈妈发现宝宝的一些不良习惯时，要及时的纠正并教会宝宝好的习惯。比较常见的有下面两种。

❶ 经常用手抠鼻子

抠鼻孔是宝宝探索自己身体的一种有趣的方式。而对另一些宝宝而言，这有可能是过敏的征兆，他们通过抠鼻孔来缓解自己身体的不适。妈妈最好请儿科医生诊断一下宝宝是否患有过敏症。如果没有，平时就要向宝宝解释清洁鼻孔的最好方法是用纸巾，妈妈还可以为宝宝准备儿童用的卡通图案的纸巾，这样有助于宝宝改正自己的不良习惯。

❷ 随地吐口水

宝宝吐口水，可能只是觉得好玩才学着吐。妈妈发现宝宝的问题后，要告

诉宝宝随地吐口水是一种不文明的行为。妈妈可以通过与宝宝做游戏或者用其他事物来转移宝宝的注意力，不让宝宝再吐口水。

如果宝宝嘴里真的进了脏东西，妈妈可以教宝宝去卫生间漱口；若是在外面，妈妈可以告诉宝宝，要把脏东西吐到餐巾纸上，然后再把纸扔到垃圾箱里。

> **✎ 妈咪宝贝 ✎**
>
> 妈妈要以身作则，在宝宝面前要保持良好的形象，不随地乱扔垃圾，不吃没洗的水果，不说脏话等，妈妈要时时刻刻想着自己是宝宝的榜样。

❂ 哪些情况下不宜给宝宝洗澡

给宝宝洗澡，是一种很好的皮肤锻炼，也是讲究卫生，保护皮肤清洁的重要措施，所以，宝宝要经常洗澡。但出现下列情况时，要暂停给宝宝洗澡。

❶ 发热、呕吐、频繁腹泻时，不能给宝宝洗澡，因为洗澡后全身毛细血管扩张，容易导致急性脑缺血、缺氧而发生虚脱和休克。

❷ 宝宝打不起精神，不想吃东西甚至拒绝进食，有时还表现为伤心、爱哭，这可能是宝宝生病的先兆，或者已经生病了。这种情况下给宝宝洗澡，会导致发烧或加剧病情的发展。

❸ 发热经过治疗后，退烧不到两昼夜（即48小时）以内时，是不宜洗澡的。因为发热后的宝宝抵抗力极差，很容易导致再次外感风寒而引起发热。

❹ 如果遇上宝宝发生烧伤、烫伤、外伤，或有脓疱疮、荨麻疹、水痘、麻疹等，不宜给宝宝洗澡。这是因为宝宝身体的局部已经有不同程度的破损、炎症和浮肿，马上洗澡会进一步损伤，引起感染。

❺ 宝宝饭后不要马上洗澡，洗澡应在饭后30分钟以后较为适宜。另外，宝宝在兴奋过后，也不要马上洗澡，因为宝宝自我调节能力较差。

> **✎ 妈咪宝贝 ✎**
>
> 当宝宝身体不适不宜洗澡时，妈妈可以用热毛巾给宝宝擦身体，使宝宝身体保持清洁。

❂ 想让宝宝长高就要让他多活动

想让宝宝长得更高，除了给宝宝补充充足的营养外，还要让宝宝多活动。

活动最好选择在室外，开始时，可以利用宝宝的好奇心让他试着爬坡、上楼梯、爬木桩、走平衡木。通过重复这些运动来提高宝宝的能力。如果天气不好，宝宝必须在家锻炼，也应尽量让宝宝接触室外空气。

另外，建议父母每天带宝宝散步。当然，在炎热的夏天，这样做有些勉强。但在其他季节，一定要每天带宝宝散1次步。而且要注意，冬天，穿衣服太多容易疲劳，容易出汗，散步时应尽量穿便服。如果鞋子窄小，或者鞋带松了，或者鞋垫有褶，走起来就不舒服，宝宝就会要抱，所以散步前一定要检查鞋子。有时，也可以带宝宝到有台阶或山坡的地方走走，可把散步当作锻炼。

妈妈带宝宝外出时，宝宝如果要求抱，妈妈不要一味地满足，否则宝宝很快养成抱癖，就会丧失很多锻炼的机会。

有条件的话，最好每周末带宝宝一起去游泳，特别是让容易积痰的宝宝参加游泳。对"哮喘"来说，游泳是最好的。

宝宝活动量一定要适宜。适量与否可根据宝宝锻炼后的感觉，如果精力旺盛、睡得熟、吃得香，说明运动没过量，反之，则运动量过大。

> **妈咪宝贝**
>
> 不要让宝宝在过饱和饥饿时活动，活动完后要注意及时补充水分。

警惕宝宝那些毁牙的坏习惯

保护乳牙是宝宝生长发育中一个不能忽视的部分。想让宝宝拥有一口好牙齿，父母除了要帮宝宝从小养成坚持刷牙、定期做口腔检查的好习惯外，还要警惕宝宝那些毁牙的坏习惯。

偏侧咀嚼：偏侧咀嚼会使牙弓向咀嚼侧旋转，没使用的那一侧牙齿发育不良，使下颌向咀嚼侧偏斜、导致脸型左右不对称。父母要从宝宝开始咀嚼食物起就教宝宝，吃东西时，两侧牙齿交替使用。

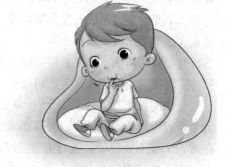

口呼吸：正常的呼吸应用鼻子进行，但如果宝宝患有鼻炎或腺样体肥大等疾病，鼻道不通畅，就会形成口呼吸的习惯。长期进行口呼吸，宝宝的舌头和下颌后退，会导致上颌前凸，上牙弓狭窄，牙齿不齐。父母若发现宝宝用口呼吸，要及早带宝宝去医院检查看宝宝是否患有鼻炎或腺样体肥大，并及早治疗。

咬东西：很多宝宝喜欢啃手指甲或者咬衣角、袖口、被角及吮吸奶嘴等，在咬这些物体的时候一般总固定在牙齿的某一个部位，所以容易在上下牙之间造成局部间隙，时间久了，就容易形成牙齿局部的小开合畸形。父母要纠正宝宝咬东西的习惯。

刷牙用力过大：刷牙用力过大会造成牙齿表面釉质与牙本质间的薄弱部分过分磨耗，形成楔状缺损，引起牙齿过敏，继发龋齿，甚至牙髓暴露或出现牙龈损伤、萎缩。父母要教宝宝正确的刷牙方法。

睡前吃糖：要避免让宝宝睡前吃糖，否则糖分在细菌的新陈代谢过程中不断产生乳酸，腐蚀牙齿形成蛀洞，从而发生龋齿。

> **妈咪宝贝**
>
> 父母不要随便给宝宝剔牙，以免使宝宝牙缝变宽，而且剔牙的牙签如果不卫生，还容易将细菌带入口腔，引起感染。

带宝宝坐私家车应注意什么

有私家车的父母在带宝宝外出时千万不能掉以轻心。不能让宝宝坐在前排副驾驶座，因为这个座位实际上是汽车最危险的位置，当急刹车或者发生碰撞时，副驾驶座上的宝宝就会前冲，撞向中控台或前挡风玻璃。好动的宝宝，还可能干扰正常驾驶，诱发事故。也不要抱着宝宝坐车，更不能抱着宝宝开车。汽车测验表明，当汽车在时速40公里时突然紧急刹车，在惯性作用下，5.5千克重的宝宝，会变成相当于110千克的动力，此时，父母根本无力保护宝宝。另外，不要给宝宝系成人安全带，因为宝宝身材矮小，身体尚未发育完全，只是扎在腰部的那段安全带才起作用，一旦发生交通意外就会造成宝宝的腰部挤伤或脖子脸颊压伤。如果系得太松，又不会起到任何保护作用，撞击后可能导致宝宝直接飞出去。那么宝宝到底应该怎样坐私家车呢？

正确的做法是，体重轻于9千克的宝宝，应使用后向式儿童安全座椅，将安全带置于较低的狭槽中，与肩齐或比肩略低，将安全带夹头的顶部系在腋窝位置，千万不要把朝后坐的宝宝，放在有安全气囊的前排座位上；9～18千克的宝宝，应使用前向式汽车座椅，将安全带放在指定的加固狭槽中，与肩齐或者高于肩部，将安全带固定在腋窝的高度，保持安全带贴在身上。

> **妈咪宝贝**
>
> 有宝宝在车上时，开车速度一定要慢，防止发生意外。

宝宝总爱眨眼，如何纠正

眨眼本是一种正常的生理反射现象，但若不自主地频繁眨眼就是病态了，医学上称为多瞬症。

小儿多瞬症多由宝宝长时间看电视而出现频繁眨眼，每分钟12次以上，有时伴有面肌痉挛或其他全身症状。因为影响仪容，宝宝经常眨眼会受到父母的责备，宝宝心里紧张，眨眼就会加重。

可经常让宝宝看远处，让眼睛得到休息，在轻松愉快的生活中会逐渐改掉宝宝眨眼的习惯。

如确诊宝宝患有多瞬症，父母应积极消除患儿不良的心理因素，鼓励并引导患儿从事正常的游戏、娱乐与生活，努力转移、分散其注意力。治疗期间要少看电视，看电视时房间要有适当的照明。在临床治疗方面，可使用谷维素、维生素B₁或妥布霉素眼药水等；中医的中药汤剂、针灸、推拿等效果甚佳，但均需在医生指导下进行。

另外，治疗期间，应少吃鱼、肉、鸡、虾、蟹等高蛋白、高脂肪食物，多食蔬菜、水果、豆制品等，并加强体能锻炼。

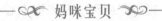

妈咪宝贝

西医认为，多瞬症的发生同营养不良、用眼不当、沙眼、角膜炎、结膜炎等炎症刺激有关。而国外新研究发现，本病同强光刺激也密切相关，如电视影像变化速度快、画面闪烁等。

宝宝经常喜欢憋尿怎么办

不少宝宝有过憋尿的经历，有的是迫不得已，有的则是形成了习惯。殊不知，这种坏习惯一旦养成，久而久之，就会对宝宝的身体健康甚至大脑功能造成负面影响。

父母对于宝宝的憋尿不仅要引起重视，更要采取有效的措施。一般来说，应从以下几个方面着手。

❶ 在日常生活中，父母就要让宝宝养成及时排尿的好习惯。在宝宝还没有入幼儿园之前，要有意提醒宝宝及时排尿。如在宝宝看电视和玩游戏前，让宝宝先去厕所，以免玩到入迷忘了排尿，并为宝宝定好排尿的时间，尽管有时宝宝还没到尿多的时候，也还是让他排尿。这样长时间地做下去，宝宝便会习惯成自然。

❷ 父母带宝宝逛街的时候，要特别留意厕所的方位，如果宝宝一旦需要排尿，就可以带他找到地方，既不致造成憋尿的不良后果，也不会影响到环境卫生。

❸ 及时发现宝宝憋尿的"先兆"。比如当宝宝精神紧张、坐立不安、夹紧或抖动双腿时，就要赶快问问宝宝是不是想排尿，如果确定是憋尿，要立即带他去厕所。

❹ 如果发现宝宝经常憋尿，父母就要带宝宝去医院检查，看看宝宝的泌尿系统是否发生了畸形，因为有些宝宝憋尿的原因跟泌尿系统发生畸形有关。如果不是这种疾病，妈妈则应到心理咨询中心为宝宝寻求心理治疗。

> **❤ 妈咪宝贝 ❤**
>
> 不要因为怕宝宝憋尿就时刻提醒宝宝尿尿，排尿过于频繁，宝宝就容易形成尿频，这也是一种病态现象，对健康不利。

❀ 宝宝精神性尿频如何护理

精神性尿频症完全是一种由不良"尿频训练"所致的恶性条件反射。当宝宝长到1岁多会走路时，尿布常常妨碍他们行走，于是做妈妈的为宝宝解下了尿布。从此，妈妈最担心的就是怕宝宝尿湿裤子，每半小时或1小时就要问宝宝："尿尿吗？"宝宝无奈，只得随母亲去尿一点点，渐渐地便形成了习惯。有时，当宝宝看着母亲忙来忙去或来了客人不理会自己时，为了引起母亲的注意，他也会叫喊："尿尿！"于是母亲只得不情愿地带宝宝去洗手间。长此以往，宝宝就有了尿频的习惯。

如果宝宝有精神性尿频症，父母可以采取以下措施试试：

❶ 规定一个排尿间隔时间。开始可定为一个半小时。白天，不管有无尿意，到了一个半小时，即让宝宝主动排尿一次。如未到时间，即使有尿意，也得暂时忍着。经过一段时间，宝宝适应后，可逐步延长至2小时、3小时的间隔，直至4小时～5小时。但是夜间不必限时。

❷ 着手改变宝宝的生活氛围和学习环境。如多安排有趣的游戏活动，让宝宝经常和没有尿频的小朋友一起玩耍，以分散注意力，抑制

> **❤ 妈咪宝贝 ❤**
>
> 如果宝宝排尿次数较多，妈妈不要指责宝宝，宝宝一紧张，尿频会更严重。父母放心，经过一段时间的努力，随着宝宝年龄增长，尿频症状可自行消失，既不会影响宝宝健康，也不会影响发育。

排尿中枢的兴奋性，让宝宝在玩耍中忘记尿尿。

❸ 白天不要控制宝宝的饮水量，晚上适当减少饮水，尤其在临睡前不喝水。

如果宝宝尿频较严重，或经尝试上述方法仍无效者，应送医院诊治。

给宝宝选择一所合适的幼儿园

宝宝3岁时就要去幼儿园了，有的宝宝两岁多就已经进入幼儿园了。幼儿园是宝宝出生以来第一次接受正规教育，参与集体生活的地方。妈妈一定要给宝宝选择一家合适的幼儿园，以利于宝宝开发各种潜能以及培养各方面能力，使宝宝更加健康、快乐地成长。

选择幼儿园主要从以下几个方面考虑：

❶ 硬件设施。看幼儿园的各种设备是否齐全、先进；供小朋友玩的设施是否安全、多样；教室的桌椅和小朋友们的床的设计是否合理、安全，等等。

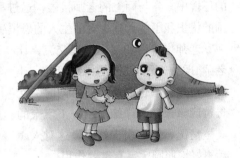

❷ 师资水平。看幼儿园的老师是否有修养、有知识，对宝宝是否有爱心、亲切，等等。

❸ 工作人员的素质。看幼儿园是否配备专门的医护人员、厨师、营养师等，其专业素质如何。

❹ 管理水平。看幼儿园的各项工作是否开展得井然有序。

❺ 整体氛围。看幼儿园是朝气蓬勃还是死气沉沉。

❻ 环境。看幼儿园里的环境是否幽雅、空气质量如何等。

❼ 交通条件。看幼儿园附近交通是否便利，离家近不近等。

父母在送宝宝上幼儿园之前应先去幼儿园看几次，并问一下周边的人对该幼儿园的评价如何，经过慎重考虑后，为宝宝选择最佳的幼儿园。

妈咪宝贝

挑选幼儿园最主要的是宝宝自己喜欢。父母将宝宝送到幼儿园后，要多问宝宝是否喜欢这个幼儿园，若宝宝明确表示不喜欢，妈妈要弄清原因，考虑是否给宝宝换幼儿园。

● 宝宝入园前应做哪些准备

为了避免宝宝入园后不适应，或对入园产生排斥心理，父母事前应该做些准备。

熟悉环境

在确定送宝宝入园前的一两个月内要经常带宝宝去幼儿园熟悉环境，接触老师和同班的小朋友，最好和幼儿园里的老师和小朋友做一些游戏，让宝宝感受在幼儿园这个集体中生活的乐趣，为宝宝真正的入园打下坚实的基础。

邀请老师家访

父母有必要请求幼儿园内的老师进行家访。其目的就是让宝宝在自己熟悉的环境中，先与陌生的老师接触，通过和老师面对面的交谈、游戏，加深对老师的认识和了解，减少对陌生人的恐惧感。

老师也可以和父母一起交流，让老师介绍一下幼儿园的详细情况，让父母对幼儿园也有所了解。同时，父母也应该像老师详细介绍一下宝宝的具体情况，性格、喜好等，这对入园后更好地照顾宝宝有重要作用。

调整作息时间

父母应了解一下幼儿园的作息制度和要求，入园前就让宝宝在家照这个作息制度生活一段时间，入托后会更快地适应新生活。

> **≈ 妈咪宝贝 ≈**
>
> 宝宝入园时，妈妈应准备一些宝宝喜欢的玩具，只要看见这些熟悉的东西，宝宝就会有一定安全感。在一定程度上讲，这些物品会帮助宝宝减少哭闹，尽快度过分离焦虑期。

● 宝宝哭闹着不肯上幼儿园怎么办

对于宝宝哭闹着不肯上幼儿园这一问题，父母们都各有办法。但是最重要的原则是：父母要坚持接送，勤与老师交流沟通，并及时发现和解决问题；多鼓励，多表扬，培养宝宝的独立和自理能力。这样持续下来，宝宝就会渐渐喜欢上幼儿园。以下几条建议供父母参考：

❶ 做好入园前的准备工作。

送宝宝上幼儿园之前一定要做好充足的准备。如带宝宝熟悉幼儿园的环境；通过故事，让宝宝对幼儿园的生活产生兴趣；给宝宝安排与幼儿园相应的作息时间等。

❷ 鼓励宝宝多交朋友。

幼儿园里的小朋友对于宝宝来说是相当重要的。有朋友的陪伴，他就不会对大人离开身边的事情念念不忘了。因此平时可以邀请其他的小朋友到家中来玩，以促进宝宝们之间的友谊。

❸ 坚持送宝宝上幼儿园。

不管天气冷热、刮风下雨，都要坚持按时送宝宝上幼儿园。这样才能培养宝宝的纪律性，让宝宝知道上幼儿园就跟爸爸妈妈上班一样，要守时、守纪律。

❹ 及时与宝宝和老师沟通。

> **❀ 妈咪宝贝 ❀**
>
> 若发现宝宝身体不舒服，可暂时不上幼儿园，在家观察。如果家里没人，也可送去幼儿园，但要和老师说明情况，以便老师观察和照顾。

如果入园已经很长一段时间了，宝宝还是有强烈的害怕和抵触情绪，父母就要注意了，要及时与宝宝和老师沟通，找出具体原因，以便对症下药。

❧ 宝宝在幼儿园不合群怎么办

❶ 消除宝宝的不安全感。

不合群的宝宝多半胆子很小。父母应鼓励宝宝大胆与人交往，同时给宝宝一个自由、和谐的心理环境。父母不可对宝宝说"你怎么这么笨，这点儿小事都做不好"之类的话，这会加重宝宝的不安全感和孤独感。

❷ 要帮助宝宝结交玩伴。

在送宝宝去幼儿园之前，妈妈就要让宝宝多与邻居的宝宝一起玩，多带宝宝参加一些活动，或者带宝宝去公园、广场等人多的地方活动，从小养起，改变习惯。为了宝宝的安全，老是让宝宝待在家里，这样更容易造成宝宝内向、不合群。

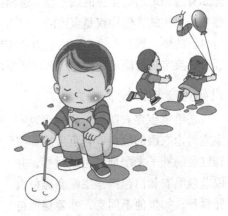

❸ 让宝宝学会交往。

使幼儿适应集体生活，必须教他们学会与同伴交往，而游戏正是幼儿友好交往的重要途径。父母可以经常请一些小朋友到家里玩，让他们一起游戏、听故事、唱歌、跳舞、画画，逐步养成宝宝与同伴交往的习惯，并在交往中使其懂得游戏规则，学会谦让、容忍、礼貌等行为。久而久之，习惯成自然，宝宝就会产生与同伴游戏的欲望。

❹ 帮助宝宝克服依赖感。

不合群的宝宝对父母有强烈的依赖感，自主生活能力差，什么事情都要父母帮助，这时父母一定要让宝宝自己独立完成一些事情，不可"有求必应"，总是照顾、代替他去把事情做好。

> **～ 妈咪宝贝 ～**
>
> 若你的宝宝天生比较内向，在送宝宝入园时，要请老师多给宝宝一些关注，引导宝宝和小朋友做一些互动的小游戏，慢慢地引导宝宝融入到幼儿园这个集体中去。

💧 让宝宝自己选择穿什么衣服

当妈妈每天早晨把宝宝拉起来，问也不问就把一身自己认为漂亮舒适的衣服套在宝宝身上时，有没有注意到宝宝的心理需要和感受呢？宝宝在妈妈要求听话、顺从、依赖、压抑感情的教育下长大，怎么能成长为有主见、有自尊心、有竞争力的心理健康的人呢？

给宝宝自主权

科学家们认为两岁的宝宝已开始对自己有了一些了解，越来越表现出他的个性，有了自我意识，会开始感到自己和妈妈是两个个体。这时，妈妈应该开始有意识地培养宝宝的独立性，逐渐给宝宝一些自主权。例如宝宝的衣物虽然是妈妈买的，但物权是宝宝的，可由宝宝自由穿用，它能使宝宝感受到妈妈对自己的爱，妈妈尊重宝宝的权力使宝宝增强自豪感、责任感、自信心也会增强。让宝宝自己决定今天穿什么，还能培养宝宝生活自理的能力。

妈妈可参与讨论，提意见

在给宝宝穿衣服时，妈妈可以和宝宝讨论衣服的颜色，告诉宝宝你将选红色的裤子来配他红色的衬衫，并说蓝色毛衣和白色裤子搭配会显得很好看等。如果他不同意，非要穿他自己想要穿的衣服，妈妈不应该制止，而是偶尔夸夸宝宝选的衣服真好看。

> **～ 妈咪宝贝 ～**
>
> 父母给宝宝购买衣服时，也最好参考一下宝宝的意见，让宝宝从小做个有主见的人。

妈妈可以多给宝宝讲解一些穿衣常识，如要看天气穿衣，衣物应该怎样搭配，颜色应该怎样才算协调，使宝宝获得更多有用的生活常识。

早教启智与能力训练

🌢 如何教宝宝自己穿脱衣服

先从脱衣训练开始

有时候，宝宝还没有意愿自己动手脱衣服，这时他会黏着妈妈，请求帮助。遇到这种情况，你不要很快就满足他的要求，试着鼓励他："宝宝试着自己脱脱看。"同时在一边帮助宝宝。如果宝宝拒绝你的帮助，自己想脱衣服，却脱不下来时，你在一旁要为他打气："还差一点，做得真不错！"在他困难的时候，稍微帮他一点忙，让他产生"我能自己脱下来"的自信。

开衫比较容易脱下来。相比较开衫，套头衫脱下来的难度比较高。妈妈可以先帮宝宝解开可能勾住他脖子或手腕的纽扣，教导宝宝用手抓住衣服下摆，举起来，妈妈协助宝宝把衣服脱掉；或者让宝宝双手先从袖子里抽出来，再用双手从衣服里面撑开领子后，将衣服脱下。

穿衣训练

穿衣前，妈妈要先把衣服放整齐，然后教导宝宝分辨衣服前后。领子部分有标签的是后面，有缝衣线的是反面。

先教宝宝穿套头衫，将衣服套在颈部，宝宝寻找袖子时，会发生前后颠倒的情形。你要帮他将双臂伸到衣服外面，旋转衣服半圈再穿。你也可以帮忙拿着一只衣袖，这样他就很容易将手伸进去。

学会了穿套头衫衣服后，接下来就要教他穿有纽扣的开前襟的衣服。

妈妈和宝宝面对面，将扣子的一半塞进扣孔，让宝宝从扣孔里拉出来；先把最上面的扣子扣上，再从上往下一个个扣好。

> **妈咪宝贝**
>
> 在宝宝学习脱衣穿衣之前，可以让他玩帮娃娃穿脱衣服的游戏。另外，教宝宝脱衣服的同时，要养成叠、整理衣服的习惯，不要让他将衣服随意丢弃。

🖤 如何教宝宝穿鞋

穿鞋的操作要点

带粘扣的鞋子比较容易穿脱，是宝宝学习穿鞋的首选。穿鞋前，要先告诉宝宝怎样区分左右脚：让宝宝把鞋子放在自己的正前方，鞋的头部朝前，如果看到两只鞋的中间有一个小洞，就说明左右脚的顺序是对的；如果中间没有小洞，就说明放反了。

教宝宝学穿鞋的步骤

第1步：做示范。在宝宝动手操作前，妈妈最好先拿一个布娃娃做教具，给宝宝演示一下穿鞋的过程。

第2步：让宝宝自己实践。宝宝自己穿鞋前，妈妈要将鞋子的扣子打开，将鞋子分好左右，摆在宝宝的面前，先让宝宝把双脚伸进鞋里，趾尖使劲儿朝前顶，把脚全部伸到鞋中，再帮宝宝把后跟拉起来，最后教宝宝将粘扣搭好。这样能使宝宝打消"穿鞋很难"的疑虑，激发宝宝的操作兴趣，使宝宝更愿意自己穿鞋。

鞋穿反了怎么纠正

宝宝刚开始学穿鞋的时候经常分不清左右，穿反鞋是常有的事。父母可以通过给宝宝打比方、讲道理的方式，使宝宝自己认识到错误，主动纠正。妈妈可以说："宝宝的两只脚舒服吗？你没有把鞋宝宝安排在正确的地方，鞋宝宝生气了，快换过来试一试。"等宝宝换过来后，妈妈还可以说："鞋宝宝现在不生气了，宝宝是不是

> **妈咪宝贝**
>
> 这个时候的宝宝喜欢穿大人的鞋，妈妈可以借此心理，用大人的鞋教宝宝怎样穿鞋，相信宝宝会很乐意去学的。

觉得舒服多了呢？"通过这种对比和体验，宝宝再穿反鞋的时候，就能很快意识到可能是哪儿出了问题，并自己解决。

怎样教宝宝刷牙、洗脸

宝宝两岁后，妈妈要教宝宝刷牙、洗脸，早上起床后让他自己学会做好这些清洁工作。

教宝宝刷牙

❶ 引导宝宝模仿：宝宝的模仿能力很强，教宝宝刷牙，最好的方法就是你亲自示范给他看。动作、表情要夸张一些，一边刷一边还要表现出愉悦的神情。

❷ 让宝宝看到自己刷牙的样子：可以准备一个凳子，让宝宝站在上面，这样他一边刷一边还能看到镜子里自己刷牙的样子，这个样子可能会让宝宝喜欢上刷牙。

❸ 教宝宝刷牙的方法：上牙从上往下刷，顺着牙缝刷；下牙从下往上刷，再仔细刷磨牙咬合面的沟隙处，以有效地预防蛀牙的发生。在宝宝学习刷牙时，父母可以给宝宝配个儿歌进行，以提高宝宝的学习兴趣。

教宝宝洗脸

❶ 为宝宝准备宝宝喜欢的专用盥洗用具。在购买毛巾、香皂等洗漱用品的时候，妈妈可以带宝宝到商店去，让宝宝自己挑选可激起宝宝使用它们的兴趣。

❷ 在游戏中学习。妈妈可以用做游戏的形式，将洗脸的动作和步骤教给宝宝。可以先让宝宝玩一会儿水，然后一边帮宝宝擦洗眼睛、耳朵、鼻子等部位，一边给宝宝唱儿歌，比如"小小毛巾，亲亲宝贝，亲

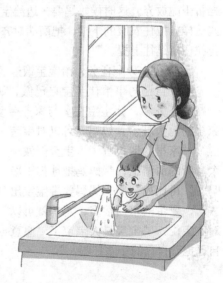

亲脸蛋，亲亲眼睛，亲亲耳朵，亲亲鼻子"等，使宝宝觉得很有趣，并帮助宝宝记住洗脸的要点和程序。

❸ 和宝宝比赛。平时洗脸的时候，妈妈可以和宝宝一起洗，和宝宝比一比谁洗得快，谁洗得干净，使宝宝对洗脸的兴趣更浓厚。

妈咪宝贝

宝宝挤牙膏时有时会挤多，要偷偷帮他弄掉一些，宝宝不要用太多牙膏，只需少量的牙膏如黄豆大小即可。

🔸 如何培养宝宝的独立能力

3岁左右是培养宝宝独立性的关键期。这时候宝宝已经出现了比较明显的独立性的萌芽，经常向大人要求"我自己干""我自己来"，不愿意接受大人的帮助和干预。这时候，妈妈一定要抓住机会，放手让宝宝做一些力所能及的事情，使宝宝的独立性得到进一步的发展。

在进行宝宝的独立性培养的时候，要做到：

❶ 给宝宝提供及时的指导。

在宝宝自己做一件事情的时候，妈妈不要对宝宝不闻不问。最合适的做法是：妈妈在一边陪着宝宝，对宝宝的每一点进步给予夸奖；当宝宝遇到困难的时候，还要给宝宝提供及时的指导和鼓励。比如，宝宝穿衣服的时候可能遇到拉链拉不上去的情况，如果妈妈不闻不问，宝宝可能急得哭起来，或因为受到挫折干脆放弃。这时候妈妈要一边给宝宝做示范，一边提示宝宝："来，像妈妈这样，拉住衣服的下摆，把两端对齐，把拉链的这个小头伸到大头的里面，再拉住拉链往上提。"

❷ 向宝宝分配任务，给宝宝锻炼的机会。

除了自己的事情让宝宝自己做，妈妈还可以定期或不定期地给宝宝分配一些"任务"，让宝宝在参与家务劳动的同时，锻炼自己的独立性。比如，家里的地板脏了，妈妈就可以对宝宝说："家里的地板脏了，宝宝能做一个勤劳的清洁工，帮妈妈把地扫干净吗？"再比如，周末妈妈要带宝宝出去玩，要带的东西很多，妈妈就可以对宝宝说："宝宝是大宝宝了，愿意自己抱着自己的小水杯吗？"

妈咪宝贝

如果妈妈让宝宝干某些事，宝宝不愿意做时，不要批评或指责宝宝，可以先和宝宝一起做，慢慢再让宝宝自己做。

🔸 自信心与判断力来自父母的培养

让宝宝学会自己评价自己

父母从小就要鼓励宝宝信任自己，喜欢自己，相信自己是最棒的，并让宝宝明白他的优点在哪儿，并让他明白，即使他有某方面的缺点，只要通过努力也一定会改正。

另外，父母在批评宝宝的时候，要学会具体到某一件事情。比如说宝宝做了一件错事或是跟别人吵架了，一定不要用"你总是……""你就是这样……""你从来就怎么怎么……"这么绝对的词去评价他，否则会带有全盘否定的意味，意味着告诉宝宝"你从来就不是个好宝宝"。

教宝宝辨别是非，提高判断力

在日常生活中，要经常教宝宝辨别是非，让他知道哪些是好事，哪些是坏事。如父母带宝宝在外边玩时，若发现有人随地乱扔果皮，就问宝宝"这样做的人是好还是坏"，宝宝会说"坏"。也可配合讲故事，逐步帮助宝宝建立是非观念。

让宝宝学会认错

很多宝宝不会道歉，是因为判断能力不强，不知道生活中什么是对的，什么是错的，为什么是错的，更不知道自己应该怎样改正错误。因此，父母切不可对宝宝动辄责备，应耐心地告诉宝宝为什么错了，错在哪里。另外，认错需要一定的勇气，宝宝不敢认错，可能是害怕承担后果，父母应给宝宝一种安全感，告诉宝宝每个人都有犯错误的时候，只要改了就是好宝宝，避免宝宝产生畏惧感。

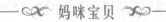

妈咪宝贝

父母若因为心情不好对宝宝发了脾气，之后一定要跟宝宝认错道歉，这样不但能增强宝宝的判断力，也能得到宝宝更多的尊敬。

🔹 男孩与女孩是否应区别培养

不管是在性格方面还是在对游戏、玩具的喜爱方面，男孩与女孩都是有差别的。那么，父母如何面对女孩与男孩的差异，是有意去做一些事情，把女孩养育成女孩的样子，把男孩养育成男孩的样子，还是忽视性别上的差异，让宝宝们自己去自由发展呢？

父母不需要刻意做一些事情，不需要时刻想着宝宝的性别，知道自己是在"养育女儿"，还是在"养育儿子"。3岁之前，父母只需要知道自己在养育宝宝，无论是男孩还是女孩，都需要给予同样的爱护与关怀就行了。

首先要把宝宝看成是有独立思想、独立人格的人。每个宝宝无论是在生理上还是心理上，都有着不同于其他宝宝的生长曲线、成长轨迹，父母应该尊重宝宝的个性，不管他是像男孩还是像女孩，身心健康发育才是最重要的。也不要规定男孩只能跟男孩玩，女孩只能跟女孩玩。在宝宝的眼里是没有性别之分的，只要他们觉得快乐就行，父母的限制会对打乱宝宝的交往意识。

还有一种教育方法，必须明确指出来是错误的。个别父母，内心深处特别想生个男孩，面对出生的是女儿，就有意把女儿当作男孩养。这样的养育后患无穷，可能会导致宝宝成人后性别意识错位。

> **妈咪宝贝**
>
> 关于男孩与女孩的养育问题，提醒父母：打扮宝宝时还是依性别特点来打扮，不要男孩穿着女孩的衣服，女孩穿着男孩的衣服，以免使宝宝对自己的性别产生混乱。

🔹 怎样教宝宝背诗、唱歌

同宝宝一起学习和背诵古诗

两岁多的宝宝最喜欢同大人一起朗读古诗。我国文化源远流长，这些流传至今的古诗有韵律、朗朗上口，很容易记忆和背诵。父母在给宝宝选读古诗时，要注意选择十分形象化的，例如初唐四杰中骆宾王7岁时写的《咏鹅》：

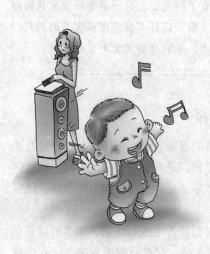

"鹅、鹅、鹅，曲项向天歌，白毛浮绿水，红掌拨清波。"父母一面朗读，一面向宝宝解释，让宝宝明白后再开始跟着朗读。另外，有些诗在一定的情景下就会使宝宝学得很快。例如有一晚月亮特别好，在床前就能看见，父母马上可给宝宝朗读："床前明月光，疑是地上霜。举头望明月，低头思故乡。"这样能够激发宝宝对朗读诗歌的兴趣，并容易记住。

让宝宝学习唱歌

两岁多的宝宝很喜欢唱歌，宝宝最先学会妈妈经常唱的歌。因此父母最好学会几首儿童歌曲，因为儿童唱的歌音域不会太宽，多数在5~6个音阶之间，节拍分明，基本上一个字唱一拍，容易学习。不要让宝宝唱大人唱的流行歌曲或电视的插曲，因为音域太宽，宝宝唱不下去，就会走调，这样宝宝唱歌就会经常走调。父母同宝宝唱歌可以一边唱，一边打拍子，也可以一边唱一边做动作，使气氛活跃。

妈咪宝贝

不管是朗读诗歌还是学习唱歌，都不要贪多，让宝宝完全学会了一首诗或歌后再学另一首，并需在相关环境时，同宝宝一起复习，以加深记忆。

用游戏教宝宝认字

0～3岁是学习口说语言的关键期，也是学认汉字的关键期。如果宝宝开始对生活中的汉字产生了兴趣，妈妈就可开始教宝宝认字了。

用游戏教宝宝认字

游戏是宝宝学习的最佳途径。通过一些和文字有关的游戏来教宝宝认字，自然能取得比较好的效果。

游戏1：模拟声音认字

在学习一些和声音有关的汉字的时候，教宝宝模拟一下和汉字有关的声音，能加深宝宝对汉字的印象。比如，妈妈想教宝宝认识"风"，就可以把和刮风有关的图片和字卡摆在宝宝面前，先教宝宝读一读"风"，给宝宝讲一讲"风"字所表达的意思，并教宝宝学一学刮风时风所发出的"呜——呜——"的声音，就能使宝宝很快记住"风"这个字。

游戏2：你知道我是谁吗？

这是一个很受宝宝们喜欢的识字游戏。游戏的主要内容是让宝宝将汉字和对应的图片一一配对，通过对应的实现，加深宝宝对汉字所表达的意思的理解，使宝宝学会并记住汉字。

比如，妈妈想教宝宝认识"西瓜"两个字，就可以将识字卡片"西瓜""橘子""香蕉"从图片和文字交接的地方剪开，嘴里问宝宝："我长得圆圆的，外面的衣服是绿色的，里面的肚子是红色的，吃起来可甜了，是宝宝最爱吃的，你知道我是谁吗？"然后让宝宝从图片堆中找出画着西瓜的图片，贴在文字"西瓜"的下面。

妈咪宝贝

父母带宝宝外出时，多留心一些广告牌、写字楼、小区大门、道路标识牌……这些生活中常见的标牌中含有大量的文字，并且大小醒目，书写规范，是教宝宝识字的好"教材"。

🌢 和宝宝一起玩拼图

现在市场上的玩具多种多样，父母究竟应该选择哪种玩具能充分开发宝宝的智力，而且价格便宜呢？拼图是你最好的选择。

当宝宝玩拼图时，他们实际上锻炼了读、写能力和解决问题能力及动手能力。锻炼宝宝解决问题的能力，你可别小看这项能力的训练，一些能够承受压力的人就是从小受到这方面的锻炼，长大后才能在学习、工作遇到困难时，找到解决问题的方法。

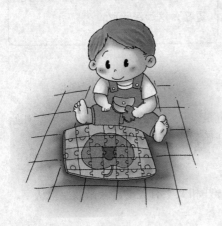

对于没玩过拼图的宝宝，父母最好先向他演示将4片拼图拼成一幅完整图画的过程，并让他仔细观察最终拼出的图案。接着，你试着将其中的1片拼图移开，放在旁边，这样拼图就少了1片，然后让他观察移走的那片拼图的上下左右的边线和颜色特征，并让宝宝尝试将这块拼图放回原来的位置，形成一幅完整的图画。当宝宝已经能将移走的1片拼图放回相应的位置时，你则可以试着取走两片拼图，让他自己思考和解决问题。

父母在购买拼图时要注意选择图案简单，最好是非常熟悉的东西组成的，比如小鸡、西瓜、苹果、水杯等。不要选比如奥特曼、童话故事等内容的拼图，因为这个年龄段的宝宝还不能把图案和故事联系起来。另外，拼图的颜色要鲜明，最好选择衬底为白色的，这样的图案会比较突出，宝宝容易找到。

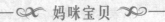

妈咪宝贝

宝宝每完成一幅拼图，妈妈可将其保存起来，留给宝宝做纪念，以当作宝宝成长的印记。

🌢 宝宝看什么动画片好，怎么看

动画片会对宝宝的身心发展带来什么？该给宝宝选择怎样的动画片？怎样合理控制宝宝看动画片的时间？如此种种与动画片有关的问题在困扰着父母，让我们一起走进宝宝的动画世界。

在这个电视普及的年代里，动画片成了伴随每个宝宝成长的伙伴。一份调查显示，将近一半的宝宝在1岁以前就开始看动画片了。动画片能开发宝宝想象力，培养宝宝幽默感，给宝宝带来快乐，还能满足宝宝的求知欲。但如果父母放心地把宝宝交给动画片，放任不管，宝宝会把动画片中的一切照单全收，那些品位不高、制作粗劣的动画垃圾，会不负责任地污染宝宝的稚嫩心灵。所以，父母要正确引导宝宝看动画片。

首先，无论什么动画片，宝宝看的时间都不宜过长。

其次，要选择好的动画片。好的动画片应该具有启迪智慧、陶冶情操的作用，适合该年龄段宝宝的心理发展水平。

最后，要学会引导宝宝正确看动画片，学习里面有正面意义的东西，使宝宝开阔眼界，增长见识，并促进感知能力的发展。

2～3岁期间，可以适当地看些主题单一、情节简单的动画片，画面色彩要比较鲜艳，配乐要优美，要短小。还可以让宝宝看一些有助于语言开发的动画片。

经典动画片有：《黑猫警长》《西游记卡通版》《葫芦兄弟》《宝莲灯》《阿凡提的故事》《哪吒闹海》《狮子王》《机器猫》《聪明的一休》《蓝猫淘气三千问》。

妈咪宝贝

父母要严格规定，吃饭时不能看电视。看电视后要给宝宝洗手洗脸，以减少电视辐射的影响。

❤ 耐心回答宝宝问题，并学会向宝宝提问

鼓励宝宝提问，善待宝宝的"问题"

父母必须珍惜和保护宝宝的的好奇心和求知欲，对宝宝提出的每一个问题都要尽可能给予满意的解答，不能有丝毫的不耐烦。回答宝宝的提问要注意：

❶ 对于宝宝的提问，能解答多少就解答多少。如果宝宝提出的问题，父母根本不懂，要实事求是地告诉宝宝自己也不懂，不可以胡乱解释，把错误的东西教给宝宝是有害的。并在事后把它弄清楚，然后给宝宝讲解明白。

❷ 如果宝宝提出的问题是这个年龄段还不宜理解的问题，就直截了当地告诉宝宝："等到你长大了，读了书就明白了！"

❸ 父母也要随着宝宝的年龄增长，读一些《幼儿十万个为什么》《儿童十万个为什么》之类的百科知识，这类书籍中包括了绝大部分宝宝们常问的问题。父母事先读一点书，可以做到有备无患。

多向宝宝提问题，引导宝宝积极思考

除了善待宝宝的问题，妈妈还应当多向宝宝提出些问题，给宝宝提供更多

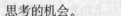

思考的机会。

比如，在用毛巾给宝宝洗脸时，妈妈可以顺便问问宝宝："除了用来洗脸，毛巾还可以用来做什么？"宝宝如果回答"可以用来洗澡"，妈妈就可以说："还有呢？"宝宝可能会回答："可以当抹布擦桌子，当围巾围脖子，当枕巾睡觉，当玩具扔，当棉被给布娃娃盖……"即使宝宝的回答不符合常理，只要宝宝肯开动脑筋，说出一些和妈妈问的问题相关的答案，就已经是很大的成功了。

故事接龙、编故事，锻炼宝宝思维能力

故事接龙，在乐趣中锻炼思维

如，在给宝宝讲小鸡和小狗交朋友的故事的时候，妈妈就可以先给宝宝讲上一两句："一天，有一只小鸡到草地上玩，遇到一只小狗。"然后停下来，让宝宝接着讲。宝宝开始的时候可能不会讲，只能简单地接一句："小狗看到了小鸡。"妈妈也不要着急，可以接着讲："小狗不想和小鸡一起玩，汪汪叫着跑开了。但是，小鸡想和小狗一起玩，该怎么办呢？"讲到这里，妈妈又可以停下来，让宝宝帮小鸡想办法。这样一句一句地接下去，直到宝宝接不下去为止。

和宝宝进行故事接龙的时候，妈妈不要太在意宝宝所讲的情节符不符合常规，有没有逻辑，只要宝宝能接得上，和正在讲的故事有关就行。经过不断锻炼，宝宝就会接得越来越有趣，越来越生动，宝宝的思维能力也就在无形中得到了发展。

看图编故事，让宝宝发挥创造力

当宝宝能够很好地接故事的时候，妈妈还可以更进一步，让宝宝自己编故事。比如，在拿到一本新的故事书时，妈妈可以不急着给宝宝讲，而是先让宝宝看，再让宝宝根据看到的图画自己编一个故事讲给妈妈听。

宝宝们的想象力和创造力是惊人的，即使不明白自己看到的图画所表示的到底是个什么样的故事，宝宝也会根据自己的想象，编出一个充满童趣的故事来。

🌑 教宝宝分类，锻炼逻辑思维

过了两岁，妈妈就可以有意识地让宝宝根据事物的特征对不同的事物进行分类，使他在实践中逐渐掌握同一类事物的共同特征，为宝宝抽象概括能力的发展打下基础。

分类需要根据事物的特征来进行。为了使宝宝容易成功，在开始的时候，妈妈可以用宝宝最熟悉、最感兴趣的东西对宝宝进行训练。

如果宝宝喜欢小动物，妈妈可以准备一些造型可爱的卡通动物图片，让宝宝从一堆图片中把他最喜欢的小狗挑出来。如果宝宝喜欢玩球，妈妈可以准备各种颜色、各种大小的球，让宝宝把同一种颜色、同样大小的球挑出来，根据球的颜色和大小进行分类。

"买东西"游戏，锻炼宝宝的分类能力

准备宝宝经常接触的东西，如衣服、糖果、篮子、塑料碗、杯子、纽扣、水果、蔬菜、积木、布娃娃等。让宝宝扮演营业员，妈妈扮演顾客，和宝宝进行"买东西"的游戏。

在游戏的开始，妈妈可以说："我想买一件红色的东西，请帮我找出来好吗？"宝宝就会根据"顾客"的要求，把"商品"中所有红色的东西挑出来，供"顾客"挑选。妈妈接下来可以说："我想买红色的、能吃的东西。"于是宝宝就会从挑出来的东西中把红色的食物（如红色的糖果、红色的胡萝卜、红色的苹果等）挑出来。接下来，妈妈可以说："我想买一个红色的水果。"宝宝就会到自己挑出来的红色的食物中去找水果，最后把苹果递给妈妈。

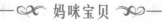

🌸 妈咪宝贝

游戏结束后，妈妈还可以把"买到"的苹果作为奖品，让宝宝吃掉，使宝宝在享受到成功的喜悦的同时，喜欢上这个对自己的思维能力有益的小游戏。

🌑 有必要教宝宝认识自己的性别吗

两岁多的宝宝与别的小朋友一起玩的机会逐渐多起来后，他就会发现自己的身体与其他小朋友的有所不同，除了穿戴不同以外，他还会发现外生殖器是不同的，小便的方法也不同，于是会对外生殖器产生好奇，也会出现玩弄自己或别的小朋友的生殖器的情况。这时父母不要大惊小怪，因为在宝宝的头脑里还没有"性"的概念。对宝宝来说，外生殖器就像自己的耳朵、鼻子一样，都

是自己身上的一样东西。

医学界专家曾说过，1~6岁的孩童常有抚摸自己性器官的行为，对别人上厕所的动作感兴趣，甚至窥视，这绝不表示宝宝有了性的自觉或意识，而仅仅是出于神秘和好奇。所以，当宝宝围绕两性器官之差异会提出各种他们感兴趣的问题，父母不必答非所问，或遮遮掩掩，敷衍搪塞，或视为肮脏下流，严辞呵斥。这样会使宝宝将生殖器官误认为是下流无耻的象征，将与此相关的活动都看作是丑恶的。有的宝宝甚至会产生逆反心理，偏要弄个明白，或更加频繁地玩弄自己的性器官，以满足好奇心等。

父母应该明确地告诉宝宝男孩和女孩的区别，并告诉他爸爸是男的，妈妈是女的；男孩有男孩的样子，女孩有女孩的样子，穿衣服也会有区别等。在宝宝心中建立起人有男女性别差异的概念，这是性教育的启蒙。

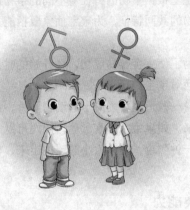

妈咪宝贝

这个时候最好培养宝宝独睡，让宝宝自己睡一间房，以免父母亲热时被宝宝看到，妨碍宝宝的心理发育。

如何教宝宝做自我介绍

随着宝宝不断长大，交往的人越来越多，活动的范围也在不断扩大，教宝宝学会自我介绍，尤其是学会描述与自己有关的基本信息，对宝宝来说是非常重要的。这不但能帮宝宝结交更多的朋友，在宝宝意外和家人走散的时候，还能帮助宝宝向周围的人求助呢！

宝宝的自我介绍应包括自己的姓名和家人的姓名、年龄、家庭地址和电话号码等。

妈妈可以事先设计一些问题，用提问和回答的方式，教宝宝记住和自己相关的信息。比如：你叫什么名字？你今年几岁？爸爸叫什么名字？妈妈叫什么名字？你家住在哪里？家里的电话号码是多少？这些信息可以在宝宝迷路的时候帮助宝宝向周围的人求助，使帮助者迅速和宝宝的家人取得联系，使宝宝早些回家。

开始教的时候，妈妈可以自问自答，让宝宝对这些信息有一定的印象。这时候妈妈的语速要放慢，吐字要尽量清晰，使宝宝方便记忆。像家庭住址一类的复杂信息宝宝一下子很难记住，妈妈可以分成几个小问题来提问和回答。比如，在教宝宝家庭住址的时候妈妈可以这样说："咱们家住在什么小区呀？哦，是××小区。咱们家住哪一栋楼啊？是×号楼。咱们家住在几单元啊？哦，是x单元。咱们家住几层啊？住x层，我们住在×××号。那咱们家的地址是什么呀？是××小区×号楼×单元×××号"。

等宝宝熟悉并记住这些基本信息后，父母可继续教宝宝介绍自己的爱好、兴趣、特长等，能培养宝宝的语言表达能力和交际能力。

> **妈咪宝贝**
>
> 妈妈可利用茶余饭后的时机，经常对宝宝提问（关于宝宝的个人信息与家庭信息），让宝宝自己回答，加深宝宝的记忆，使宝宝记住这些和自己相关的信息。

❧ 训练宝宝的动手能力

俗话说"心灵手巧"。灵巧的手是一个人大脑发育良好的标志之一。在大脑中支配手部动作的神经细胞有20万个，而负责躯干的神经细胞却只有5万个，可见大脑发育对手灵巧的重要性，而手动作的灵敏又会反过来促进大脑各个区域的发育。这就是人们常说的"眼过百遍，不如手做一遍"。那么，如何培养宝宝动手的能力呢？

指导宝宝做手工

指导宝宝做手工，如：折纸、剪贴。两岁半的宝宝从简单的一步折纸学起，到3岁时可学2～3步的折纸，3岁开始学拿剪刀，先学剪纸条，后学剪图形，可以用纸条贴成链条或方纸贴成花篮等。你可以教导宝宝做多种手工以发展手的技巧。

锻炼宝宝的自理能力

在日常生活中，父母要刻意培养宝宝自己倒水喝，用筷子吃饭，学习擦桌子扫地，自己整理玩具，洗手绢等。既培养了手的技巧也锻炼了宝宝的自理能力。

> **妈咪宝贝**
>
> 在日常生活中，应及时为不同年龄的宝宝提供合适的动手操作的机会。宝宝表示愿意自己动手做的事，父母应耐心地在一旁指导，而不应自己动手替代宝宝去做。

让宝宝玩结构游戏

提供各种结构材料，让宝宝玩结构游戏，如：积木、插塑、拼装玩具、橡皮泥、沙石、冰雪等。

如何教宝宝学会用筷子

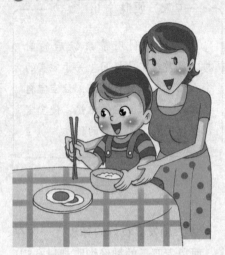

婴幼儿正处于生长发育旺盛阶段，通过用筷子可锻炼手指活动能力，手指的活动能力又能刺激脑部手指运动中枢感应传导及调节人体各部分的机能，从而有助于智力的发育。

游戏训练法

长"筷子"捡积木：捡几枝比较直的、粗细适合宝宝的小手的树枝当"筷子"，在妈妈的帮助和示范下，要求宝宝将散在外面的积木（一开始可以用棉花球）捡回筐里。让宝宝一手拿一根树枝，然后双手配合慢慢地把积木夹起，放入筐中。食物可以选用爆米花等，轻而且物质上有沟槽和裂缝的，容易夹起来，又会刺激宝宝去练习。

选择合适的筷子

塑料筷子对刚开始练习使用筷子的宝宝来说太滑，不容易夹菜。所以建议妈妈可对初学用筷子的宝宝使用竹筷，因为方形竹筷易夹住食物，而且无毒、轻便，易握紧。宝宝用的筷子要比大人的短些，最好是细而圆的，可以选择带有卡通图案的筷子，这样宝宝乐于接受。

妈妈要有耐心

学习新技能之前，宝宝都会表现出一定的渴望，比如抢妈妈手里的筷子，盯着别人吃饭的动作，喜欢拿着筷子玩等。所以妈妈的任务就是抓住他的兴趣细节，而不是因为到了应该学的年龄，而强迫他去学习，这样做反而适得其反，顺其自然最好。如宝宝一时夹不好，使吃饭的时间延长或食物撒落，妈妈要有耐心，不要责怪宝宝。

妈咪宝贝

不宜过早教宝宝使用筷子，对宝宝各种能力的训练要遵循儿童大脑发育的客观规律。教宝宝使用筷子应选择在宝宝3岁左右时进行。

♨ 给宝宝玩什么样的玩具好

适合两岁～3岁宝宝玩的玩具	❶ 娃娃，用来练习给娃娃穿脱衣服和照顾娃娃 ❷ 活动玩具：各种玩具小车 ❸ 练习运动技能的三轮车 ❹ 用来做手工作品的工具：儿童剪刀、胶水等做剪贴之用；印画用的安全无毒的颜料和海绵印章；折纸用的彩纸 ❺ 角色扮演玩具：医疗、厨房、理发玩具等 ❻ 培养手眼协调能力的骨牌、陀螺、发条玩具、橡皮泥或面团等 ❼ 可以观察各种科学现象的玩具，如磁铁、放大镜、沙漏、天平等 ❽ 开发脑力的玩具：区别颜色或大小的玩具；分配类别和分辨形状用的字卡、积木或拼图；进行只看一部分来推理全部的游戏；拨珠数数玩具等
生活中可自制或替代的玩具	❶ 衣夹、镊子，练习用筷子夹小东西 ❷ 自制硬纸板打洞，供穿线绣花游戏 ❸ 找可以作为印画的材料，如蔬菜、树叶、硬币及宝宝的小手或小脚等 ❹ 在相同大小的瓶子里装不等量的沙子或米，让宝宝感受不同的重量 ❺ 扑克牌，进行分类和认数字 ❻ 玩归类的玩具架和玩具柜 ❼ 用纸杯制作土电话 ❽ 用各种瓶瓶罐罐等制作音响

❧ 妈咪宝贝 ❧

游戏时，要给宝宝喜欢的玩具，这是玩得好的基础，但一次不宜给的过多。

❀ 什么游戏可以训练宝宝的体能

父母可以通过一些小游戏训练宝宝的体能。

游戏1：丢沙包

适合年龄：2～3岁

游戏方式：你要亲手缝制一个沙包，软软的沙包，很适合训练宝宝小手的抓握能力。游戏时，爸爸、妈妈和宝宝站在预先设定的区域内，呈三角形，注意相互之间不要分得太开。然后大家按照顺时针或逆时针方向投掷沙包。宝宝要躲过或者接住沙包。

游戏2：老鹰捉小鸡

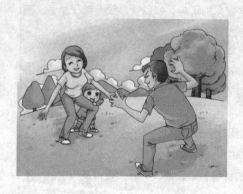

适合年龄：3岁

游戏方式：让爸爸客串一回"老鹰"，宝宝躲在"母鸡"妈妈的"羽翼"下，宝宝千万别放松了警惕，"老鹰"爸爸的突袭可是随时的哦。"老鹰捉小鸡"不仅锻炼宝宝的灵敏反应，还能增进亲子之间的依恋感情。

游戏3：踩尾巴

适合年龄：2～3岁

游戏方式：你可以为宝宝准备一些有长度的纸条，一头握在你的手里，一头拖在地面上，跑动时纸条舞动起来就像一条长长的尾巴。宝宝追跑着，试图用脚踩住纸条的一端。这样的嬉戏追逐可以锻炼宝宝动作的协调性，以及他们灵活应变的能力。

游戏4：堆雪人

适合年龄：2～3岁

游戏方式：飘扬的雪花是大自然赐予宝宝们的礼物，白茫茫的雪地更是一个天然的游乐场：滚雪球、打雪仗、堆雪人……其乐无穷。不过游戏中要注意为宝宝做好防冻准备。

> **❀ 妈咪宝贝 ❀**
>
> 特别是寒冷的冬天到了，你不要让宝宝整天闷在家里，多带宝宝出去做游戏，对宝宝的体能、智力、交往和相处能力的发展都是十分有益的。

🌸 表扬宝宝用什么方法合适

表扬是父母常用的一种鼓励宝宝的方法，用这种方法肯定宝宝的优点，鼓励宝宝进步，效果很好。但表扬要讲技巧、讲艺术，如果方法不对会适得其反。

❶ 该表扬的表扬。宝宝做出值得表扬的事情，才能给予表扬。这样才能给宝宝留下深刻印象。

❷ 表扬要具体。父母应特别强调宝宝令人满意的具体行为，表扬得越具体，宝宝对哪些是好行为就越清楚。比如，两个小朋友在一起玩耍，一个小朋友摔倒了，爬不起来就哭了，宝宝跑过去把他扶起来，帮他打净身上的土，把小朋友送回家。如果父母说你今天真乖，宝宝往往不明白"乖"是指什么。你可以这样说："你今天把小朋友扶起来送回家，你做得很好，妈妈很高兴，以后和小朋友在一起玩耍，就像这样互相关心、互相帮助。"用这种方法既表扬了宝宝，又培养了宝宝关心别人、助人为乐的良好行为。

❸ 要及时表扬。如果宝宝做了某一件好事，父母就应立即表扬，不要拖延。否则，时间过长，宝宝对这个表扬不会留下什么印象，更不能强化好的行为。

❹ 表扬与奖励相结合。宝宝表现得好，可以适当地给一些精神奖励或物质奖励。如给宝宝讲一个有趣的小故事，或给一个小玩具、小食品等，以鼓励宝宝继续努力。

总之，表扬宝宝要讲艺术，通过表扬使宝宝增强分辨是非的能力，并鼓励他不断进步。

> **妈咪宝贝**
>
> 父母不要轻易责骂宝宝。如果无法教给他正确的做法，至少也应讲解受责的原因。尽管他不能完全理解其挨骂挨打的理由，但也会从大人的态度上，知道自己到底错在哪里。

🌸 如何让宝宝学会帮大人做事

做家务应当是妈妈给予宝宝最好的教育之一。宝宝协助做家务，可发展其身体和心理上的技能，包括可以训练他的观察力、理解力、应变能力及体能。宝宝每学会一项新的任务，他的能力和自信心便会向前迈进一步。而借由做家务，宝宝也会有参与感、成就感和荣誉感，培养宝宝对家庭有份责任心和归属感，独立性和自主性。

下面有几点引导宝宝做家务的注意事项：

❶ 把握时机。宝宝都有强烈的好奇心，妈妈要把握时机训练宝宝做简单

的家务，耐心地告诉他正确的方法。

❷ 视年龄交托家务。哪些家务可以交由宝宝帮忙，得视年龄而定。

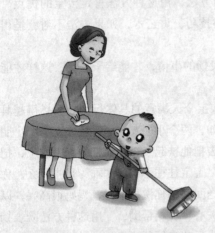

❸ 陪宝宝一起做。和宝宝一起做家务，他一定会很高兴，对宝宝而言，都是有趣的游戏。可陪宝宝一边做家务，一边聊天，以增加做家务的乐趣。

❹ 肯定他的努力。妈妈要让宝宝有参与家务的机会，并多给予鼓励、赞美，使宝宝从工作中得到成就感及自信心。

❺ 利用家务机会教育。宝宝站在妈妈身旁看妈妈做家务，妈妈可以问"为什么我要吃这种菜？""那种菜是怎么长出来的？"等，利用一起做家务的时间，与宝宝分享生活经验。

❻ 在教宝宝做家务时，妈妈要有耐心且不厌其烦。虽然宝宝的热心参与，可能往往是越帮越忙，如：洗菜、洗水果，溅得到处都是水，妈妈必须容忍这些混乱，并将每件事分解成小步骤来教宝宝。

✦ 妈咪宝贝 ✦

妈妈可以规定每周和宝宝，还有爸爸，一家人一起搞大扫除。分配好任务，放段音乐，便可以开始了。

💧 培养宝宝的合作精神

在当今社会，与他人合作，才能获得生存空间。善于合作，才能赢得发展。其实，合作是人的社会化所必需的能力之一。有专家预言说，未来的成功者必须是一个善于同他人合作的人。那么，人的合作能力必须从小培养。

首先要培养宝宝的合作意识。例如，带宝宝到户外活动时，看见蚂蚁搬家，就可以利用这一机会对宝宝进行教育。看蚂蚁搬家是十分有趣的，宝宝常常会久久地蹲在那里观看。这时，父母可以有意识地引导宝宝看蚂蚁怎样搬动体积较大的食物。一只蚂蚁是无法搬动较大食物的，但许多蚂蚁一块儿搬就能把大块食物搬走了。又如，带宝宝看工人叔叔盖大楼，也可以引导他们看这些工人叔叔是怎样分工合作盖起大楼的。父母可利用这些具体的、活生生的实例告诉宝宝合作起来力量大的道理，培养宝宝初步的合作意识。

有了合作的意识，还需要懂得合作的技巧才能说是懂得合作，才能在合作中学习到知识，在合作中获得成功。因此，父母要为宝宝创造合作的机会。如在游戏中给宝宝提供合作机会，先从两个人开始，由浅入深。如：两人玩翻绳，拍手谣，猜拳舞，合作一幅画等。随着能力的提高，可增加难度如：结构游戏"盖楼房"，角色游戏"开医院"。父母还要将合作的培养整合在宝宝的一日生活之中，如：共同收拾书桌，整理图书和活动区域的物品。

> **妈咪宝贝**
>
> 父母应经常让宝宝参与家务活，可以先给宝宝安排一个独立完成的任务，再安排一个与家人一起完成的任务。

❀ 可以提升宝宝音乐素养的游戏

游戏1：锅碗瓢盆交响曲——厨房里的音乐工作室

游戏方式：❶ 拿出所有准备好的道具：锅、铲子、各式盒子、勺子、打蛋器和砧板等——摆设好，告诉宝宝所有这些厨房用具都能制造出有趣的声音。

❷ 首先，让宝宝自己先试着敲打各式道具，制造出音色高低不同的声响。让他用塑料调羹敲出些柔和的"叮叮"声，或是用木制的勺子敲打出"咚咚"的声音。再鼓励他分辨出各种声音的特质，并用简单的词去形容这些声音，如像鸟儿啼叫的声音。

❸ 挑选一些宝宝平常喜欢的童谣或是歌曲，和他一起边唱边用手边的小道具来增加特殊的音响效果，如铁锅和铲子敲打出的与歌谣相应的节奏。

游戏2：动物玩偶们的独唱——用小玩偶来教宝宝学习音乐节拍

游戏方式：让宝宝选一个他喜欢的玩偶，你和他抱着各自的玩偶，在屋子里找个空阔的角落坐好。然后，建议宝宝说："让我们用歌声唤醒怀里睡着的小朋友。"你最好先选一些节奏缓慢柔和的歌曲，例如《小星星》，告诉宝宝也想出一首相似的歌曲，并小声唱出来。

——✁ 妈咪宝贝 ✁——

如果你的宝宝有以下特征，说明他可能是个音乐小天才哦！

❶ 聆听：喜欢聆听大自然的各种声音，能说出听到的是什么声音，能区分声音的不同之处并学着模仿。

❷ 闻乐起舞：听到喜欢的音乐就手舞足蹈，能跟上节拍；对旋律、音调和节奏有良好的记忆力，可以合着歌曲打拍子，有节奏感。

❸ 开口咏唱：时常哼唱儿歌、童谣，会模仿父母教的或电视、录音机里播放的歌曲。

❹ 和乐器一起玩：喜欢各式乐器玩具，对各类乐器有强烈好奇心，能用某种乐器做即兴表演。

❀ 如何培养宝宝学习舞蹈的兴趣

舞蹈是美的化身，是用形体表现的艺术造型。妈妈们都希望自己的宝宝能歌善舞，但仍有一些宝宝对舞蹈不感兴趣。怎样才能培养宝宝对舞蹈的兴趣呢？

❶ 妈妈最好自己也对舞蹈感兴趣。因为成人的举止、言谈、爱好，能对宝宝起到潜移默化的感染作用。

❷ 可以利用电视、网络、电影的传播媒介，多让宝宝看一些大型的舞蹈比赛节目，比如每年的少儿舞蹈大赛等。有意识地带领宝宝观看各种风格的舞蹈表演或者音乐演出，让宝宝从中感受到真实的舞蹈的优美，激发宝宝的舞蹈兴趣。

❸ 要经常播放一些优美、抒情、活泼的乐曲及宝宝喜爱的乐曲，让宝宝听一听，跳一跳。也可以采用一些有关小动物的乐曲，让宝宝伴随乐曲蹦蹦跳跳，感受一下乐趣。

❹ 召开家庭音乐会。比如过年过节大家聚会在一起，可以鼓励你的宝宝给大家表演节目。一方面可以提高宝宝对舞蹈的兴趣，另一方面大人可以与宝宝进行沟通。

——✁ 妈咪宝贝 ✁——

妈妈可以经常带宝宝参加一些集体活动，让宝宝感知艺术美，让优美的舞姿吸引宝宝。

❺ 根据宝宝的爱好，制作一些动物头饰、服装、道具等，让宝宝在愉快、欢乐、轻松的情景中，感受到舞蹈的高雅情趣。

🔥 如何培养宝宝画画的兴趣

❶ 给宝宝创造一个良好的画画环境。给宝宝准备好颜料和纸笔，任他去尽兴涂抹。幼儿学画的动机往往来源于模仿，父母常用纸画上些简单的图形，示意他们去表现，鼓励他们自己去画，并对他们的"成绩"给予肯定，在这种环境的熏陶下，宝宝自然喜欢画。

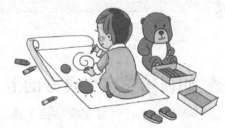

❷ 培养宝宝画画的自信心。对于宝宝绘画需要多鼓励，使他感到有能力画好，并经常把他画的画挂在墙上让大家观赏，宝宝的绘画能力被大人理解，受到重视，兴趣自然会越来越浓。

❸ 激发宝宝的画画欲望。宝宝最喜欢户外活动，为了满足他们这种愿望，可以把户外活动与画画结合起来。

❹ 在游戏中培养宝宝的画画兴趣。爱玩是宝宝的天性，让宝宝在娱乐、玩耍中学习美术知识和技能。例如在绘画"放风筝"时，让宝宝将画画在准备好的风筝上，然后到户外放风筝。

❺ 经常改变作画方式。单一的绘画方式，宝宝会感到厌烦，因此应注意不断改变画画的地点和宝宝作画的位置，来提高宝宝绘画的兴趣。

❻ 为宝宝提供多种画画工具。各种工具如漂亮的画画本、彩色铅笔、蜡笔、水彩笔、毛笔、油画棒以及各种颜料，引起宝宝画画的兴趣。

妈咪宝贝

宝宝的兴趣可能随时都会发生变化，如果宝宝突然不想画画了，妈妈不要勉强，他爱玩什么就让他玩。要记住，这个时期的宝宝，玩耍就是学习。

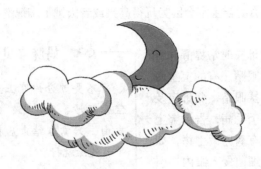

关注孩子的习惯与教养

🔹 如何培养宝宝良好的卫生习惯

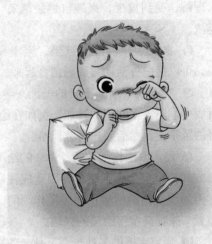

早晚刷牙：一旦宝宝学会了刷牙，妈妈就要督促宝宝每天早晚刷牙，慢慢地养成习惯就可以了。如果宝宝不喜欢刷牙，妈妈可以为宝宝制作一个刷牙日程表，每刷完一次牙就在日程表上贴一个可爱的贴纸，并根据宝宝完成的情况对宝宝进行表扬和奖励，使宝宝对刷牙保持浓厚的兴趣，逐步养成早晚刷牙的好习惯。

饭后漱口：除了培养宝宝早晚刷牙的习惯，妈妈还要教宝宝养成饭后漱口的好习惯。父母可以引导宝宝在饭后张大嘴巴照镜子，让宝宝清楚地看到牙缝里的食物残渣。然后再教宝宝如何漱口。

饭前便后要洗手：要宝宝养成饭前便后洗手的习惯，关键是父母要坚持让宝宝这么做，告诉宝宝这是生活中必须做的事情，父母自己也要这么做，宝宝自然会跟着模仿。有时候宝宝会因为玩得高兴或者太饿了忘记洗手，则需要父母及时提醒一下。

不揉眼睛：父母应时常提醒并督促宝宝不要用手揉眼睛。有的宝宝困了或累了习惯用手揉眼睛，父母应及时帮助宝宝改掉这个毛病，告诉宝宝每个人手上都会带有病原微生物，如果用手揉眼睛会让细菌侵入眼内，引

妈咪宝贝

不要过分讲究卫生，如果宝宝爱玩沙、玩泥巴，父母应给他自由，只需在结束后提醒宝宝洗手、洗澡就行。

起眼睛充血、感染等。

勤洗手：每天早、中、晚洗脸都要让宝宝洗手，有条件则每天要洗一次澡。因为人体不仅会积留灰尘，同时也为细菌滋生繁殖提供了场所，引起皮肤瘙痒而感染病菌。每晚睡觉前都要洗脚洗袜，鞋子也应4～5天换洗一次。

❀ 培养宝宝喜欢自己睡觉

妈妈对宝宝说："你已经长大了，应该自己睡在小床上，不能再和爸爸妈妈睡在一起了。"聪明的宝宝会反问妈妈："妈妈比宝宝还大呢，为什么不自己睡在一张小床上，却要爸爸陪着睡？"妈妈没有办法回答宝宝的问题，不解释不好，瞎解释也不好。所以，如果妈妈打算培养宝宝独睡一个房间，不要找这样的理由。妥当的方法是：

❶ 布置一个宝宝喜欢的房间，大房间并不适合宝宝住，小一点，增加宝宝的安全感。让宝宝参观，告诉宝宝这是他自己的房间。

❷ 刚开始可以在宝宝房间哄宝宝睡觉，宝宝睡着后，不要关灯，可安装一个3～6瓦的地灯，不影响宝宝睡眠，又能使夜间醒来的宝宝看到室内的东西。

❸ 给宝宝找个伴儿，可以是一只小熊，也可以是一个布娃娃或者是一个小枕头，给它起个名字，让宝宝哄着布娃娃睡觉。

❹ 宝宝和父母的房门都应该开着，当宝宝半夜醒来，需要找爸爸妈妈时，能够顺利地走到父母房间。

❺ 深更半夜发现宝宝来到父母房间，或站在那里看着你们，或索性上了床睡在妈妈身边，无论宝宝怎样表现，这时的父母都不该大惊小怪，也不能批评宝宝，把宝宝搂到你的怀里，继续睡觉。

❻ 不要答应让宝宝和爸爸妈妈

> **❧ 妈咪宝贝 ❧**
>
> 如果宝宝总是在半夜三更跑到父母房间，说明宝宝还不能接受独睡。继续让宝宝和父母睡在一起，过一段时间再考虑让宝宝独睡。

睡，等到宝宝睡着再把宝宝抱回他自己的房间。这样会让宝宝有不放心的感觉，有可能导致宝宝入睡困难，或在睡眠中被噩梦惊醒。

❀ 怎样让宝宝学会良好的就餐礼仪

文明的"吃相"应从小培养，从小纠正宝宝用餐的坏习惯，培养宝宝的用餐礼仪，是家庭教育中的重要课程之一。

在家进餐时

在宝宝渴望独立进餐时，父母应给予大力支持，并把下面的基本规则一点一滴地教给宝宝：

❶ 饭前一定要洗手。

❷ 在用餐过程中，必须保持桌面的整洁。

❸ 当与许多人一起用餐时，不能把自己喜欢的菜拖到自己面前。

❹ 细嚼慢咽，餐食在口中时不说话。

❺ 不能用手玩饭粒、饭团。

❻ 不要把吃不完的东西放回菜盘里。

❼ 吃东西、喝汤要不出声，不要发出"啧啧"的声响。

❽ 尽量避免打嗝，实在忍不住时，也应紧闭嘴唇尽量不要发出声音。

❾ 不翻拣盘中食物，筷子上沾有食物时不要夹菜。

❿ 吃饭时要量力而行，最好是能把碗里的饭吃完，不要剩饭。

⓫ 吃完饭要将残渣收拾在自己的碗里，座椅放正。

在外进餐时

带宝宝外出就餐应注意下面几个问题：

❶ 出去前，先跟宝宝说明要求，比如到餐厅不能大声喧哗等。

❷ 如果等待就餐的时间比较长，可以带他四处走走，看看餐厅周围的摆设或环境，让宝宝有点乐趣。

❸ 给宝宝准备一些不打扰别人的玩具，在就餐前或是他吃完饭但聚餐还没有结束时拿出来给他玩。以免宝宝觉得无聊而到处乱跑。图画书是最方便、最合适的玩具之一。

❹ 用餐时，别一口气就把宝宝喂饱，而是和大人进食的速度差不多，否则宝宝一饱就精力充沛，很难再坐得住。

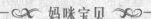

妈咪宝贝

平时可以和宝宝玩一些就餐游戏。如让宝宝和爸爸做客人，妈妈做餐厅的服务员。最后由服务员评选一位"最佳顾客"或是"最有礼貌的顾客"等。

宝宝喜欢要别人的东西怎么办

俗话说："别人家的饭菜香。"为什么宝宝总是爱要别人家的食物呢？宝宝常常要别人的东西，尤其是吃的东西，弄得妈妈很难堪。其实，宝宝要别人的东西是一种很普遍的现象。这主要是宝宝缺乏知识经验而好奇心又特别强所致，随着宝宝年龄的增长和知识范围的扩大，这种现象就消失了。

虽然说宝宝要别人的东西属正常现象，但妈妈绝不能因此而放任自流，等待这种现象的自然消失，而是要采取正确的态度和处理办法。

❶ 准备一些必需的食品。现实生活中，有些家庭一味强调不给宝宝吃零食，在这方面限制过严，增加了别人家的食品对宝宝的诱惑力，致使宝宝"眼馋""嘴馋"，形成不良习惯。同时，家人要把握住分寸，不能用零食替代主食，不能有求必应，无原则地迁就宝宝。

❷ 平时注意给宝宝讲道理，逐步让宝宝懂得这是"自己"的，那是"别人"的，自己的东西可以自己支配，别人的东西不能随便要、随便吃。即使在对方盛情难却的情况下，宝宝也要征得家人的同意，才能接受别人的食物。

❸ 出门前要先备好一些食物带在身边。如果宝宝讨要别人的东西吃，可以拿出准备好的食物说："妈妈这儿有，宝宝不能要别人的。"以此满足宝宝的需要。

> **妈咪宝贝**
>
> 如果宝宝看到别人吃东西，自己非要不可，妈妈可以跟宝宝说，带宝宝去家里拿或去超市买，然后带宝宝离开，以转移宝宝的注意力。

宝宝爱说脏话如何教育

告诉宝宝正确的表达方式

脏话通常是人们表达不满、否定和愤怒等负面情绪时使用的一种语言方式。宝宝在学会说脏话的同时也明白何时何地可以说这些话，所以在告诉他不能说脏话的时候，要同时说明如何用文明和正确的语言来表达自己的情绪和想法，比如可以说"你错了""我生气了""我不同意"，等等。

及时制止——冷处理

当宝宝骂人的时候，直接告诉宝宝，这不是好话，是骂人的话，你要这么说，爸爸妈妈不喜欢你，小朋友也不喜欢你。如果他还是继续骂人，你就不要响应他，既不要骂他也不要说他，你当没听到。因为你越说他他就越兴奋，就越喜欢在你面前说。反而你不理他、不响应他，久了他就觉得没意义，过段时间就会忘记的了。笔者也是用这种方法戒掉了自己女儿的一个粗口。

制定奖惩规则——学会检讨

可以和宝宝约定，假如他说脏话，会受到惩罚，比如停止游戏，今天不许看电视；而1周不讲脏话，则可以奖一个玩具。几周以后，宝宝的自我约束可能就会变成习惯，再也不讲脏话了。即使有时忍不住又骂人了，那也应当要求他学会检讨，让他明白这样的行为是要付出代价的。

> **妈咪宝贝**
>
> 注意，当宝宝突然冒出一句脏话时，要及时制止，千万不可因觉得好玩而大笑，否则宝宝会觉得他说脏话会引起大人的注意力，进而有事没事说几句。

❖ 当宝宝向你告状时，你应该怎么办

父母们，当有一天发现你的宝宝开始学会向你告状了，你应该感到欣喜，这表明，宝宝开始用他的小脑袋思考问题了。但是，也别忘了，一定要聪明理智地疏通排解。

❶ 以尊重、理解宝宝的态度认真倾听。当宝宝"告状"时，大人不应以"去，我忙着呢"或简单地应一句"知道了"这样的方法去对待，这对宝宝是不礼貌、不尊重的，会使宝宝更感委屈。大人应耐心倾听，并从宝宝的角度去尊重和理解他。

❷ 弄清事实，帮助宝宝寻求解决问题的办法。大人应弄清宝宝"告状"的原因，适当安慰宝宝。但不应完全相信自己宝宝的话，更不应找别的宝宝的父母争吵，应鼓励、启发自己的宝宝说出事情的过程，想想是谁的错，该怎样解决问题。

❸ 通过"告状"，了解自己宝宝的缺点。宝宝"告状"时说的别人的缺点，很可能也是他自身的缺点。大人应留心，并启发宝宝："××这样做不对，你应该怎样呢？"以帮助自己的宝宝从中吸取教训。

❹ 不要养成宝宝爱"告状"的习惯。宝宝"告状"是难免的，但遇到大事、小事都"告状"的宝宝就让人头疼。当宝宝"告状"时，应尽量鼓励宝宝自己解决问题，千万不要事

> **妈咪宝贝**
>
> 父母要在日常生活中多教宝宝辨别事情的大与小，对与错，什么事情该"告状"，什么事情不该等。

事包办，否则会养成宝宝的依赖心理，还会让宝宝只看到别人的缺点，看不到别人的优点。

🌸 宝宝太任性如何纠正

受"自我中心"心理的影响，学龄前宝宝往往倾向于从自己的需要和立场考虑问题，常体会不到他人的需要，往往表现得非常任性。

宝宝任性，不善解人意通常体现在：不管大人忙不忙，非要大人陪着玩；想要的东西非要得到，否则就闹个没完；总认为自己是对的，大人跟他讲道理没有用。

那么，如何纠正宝宝任性呢？

首先，面对宝宝的任性，父母应给予充分尊重和理解，不应简单地否定、批评宝宝。

其次，要引导宝宝分析事理，宝宝经常会提出一些在大人看来不合情理的要求，如果宝宝的要求是合理的，父母应履行职责，满足宝宝的需要。如果宝宝提出的要求不太合理，父母可暂时采取"冷处理"，大多数宝宝最终会放弃要求。

再者，要敢对宝宝说"不"。有的父母认为宝宝太小不懂事，对宝宝的要求总是百依百顺，从来不愿说"不"；有的父母经常会在宝宝的哭闹之下，放弃自己的立场，结果更加助长了宝宝的任性。

最后，父母在拒绝宝宝要求的时候，应耐心告诉宝宝自己的想法，并让他理解，爸爸妈妈很不喜欢宝宝用哭闹的方式解决问题，使宝宝逐渐学会讲道理。

〜❀ 妈咪宝贝 ❀〜

一般来说，宝宝的任性、不通情达理和父母的抚养方式有很大的关系。过分娇惯、迁就宝宝，往往会强化宝宝的利己心理，从而难以形成理解他人、为他人着想的习惯。

🌸 如何教育霸道的宝宝

现在许多父母把自己的宝宝看作"掌上明珠"，家人对宝宝是有求必应、百依百顺，特别是爷爷奶奶等长辈们更是对宝宝疼爱有加。这样做容易使宝宝潜意识中慢慢形成一种"众人为我"的心理优势，往往只注重自己的需要，很少主动去满足他人的需要，因此宝宝大都不喜欢谦让，甚至有些霸道。

日常生活中，父母应让宝宝意识到好东西不是宝宝一个人的，应该跟别人一起分享，还要照顾比自己小的弟弟妹妹，因为宝宝是大哥哥大姐姐。看电视时，宝宝往往喜欢霸占电视，这时父母应和宝宝商定，轮流看自己想看的节目，而不是一味地迁就宝宝；在小区里玩耍时，要教育宝宝先让给弟弟妹妹玩，或轮流玩耍，而不能自己一个人霸占位置，不让别人玩耍。这样做，能让宝宝意识到其他人的存在，淡化宝宝"众人为我"的心理。

此外，还要在日常生活中，多多培养宝宝的谦让行为。如让宝宝把蛋糕先送给爷爷奶奶吃；家里有小朋友来玩时，提醒宝宝把自己的玩具分给小朋友玩；公交车上别人给宝宝让座时，让宝宝观察一下，周围还有没有比他更需要坐的人……

当宝宝有谦让行为时，父母应及时给予鼓励"宝宝真懂事，学会照顾别人了！""做得真棒，真是我们的好宝宝！"通过父母的言语强化，宝宝会逐渐懂得怎样做是对的，怎样做是不受人欢迎的。

> **妈咪宝贝**
>
> 晚上睡觉讲故事时，可以给宝宝讲《孔融让梨》的故事，告诉宝宝："孔融把大的那个梨给自己的哥哥，所以，大家都喜欢孔融，宝宝也要像孔融一样哦！"

防止宝宝产生虚荣心

在家庭教育中，父母要注意避免下面几个问题，否则容易使宝宝产生虚荣心，对宝宝的健康成长危害很大。

❶ 常在别人面前吹嘘宝宝。父母过高地评价自己宝宝的发展水平，总觉得自己的宝宝最聪明，甚至有些分明是宝宝的缺点，也带着欣赏的口吻加以谈论。这样做会使宝宝从小养成自高自大的心态，想当然地以为自己是最棒的，长大后也总是希望自己什么都是最好的，助长了宝宝的虚荣心。

❷ 过分强化技能早期训练。过早地让宝宝学弹琴、画画、数数、识字等，不顾宝宝的兴趣、爱好、天赋和能力，什么都要宝宝学，什么时髦学什么。这种教育上的急功近利有害于宝宝的发展。

❸ 一味要求宝宝冒尖显眼。父母认为自己功名无望，把一切希望寄托在子女身上，总担心宝宝落后于人，

> **妈咪宝贝**
>
> 父母对宝宝的各方面情况必须进行全面分析、正确估计，在全面了解宝宝实际水平的基础上，提出合理要求，给出合理评价。绝不可一味要求宝宝什么都要比别人强，一味给予宝宝最好的。

特别注重宝宝的名次、分数。为了使宝宝出人头地，不惜动用各种奖惩手段，或是物质刺激，或是实行强迫学习。这些教育方式必然导致宝宝求胜心过强而难承受挫折。

❹ 过分表扬宝宝。在父母心中，自己的宝宝永远是最棒的，加上现在很多教育学者都在提醒父母要多表扬宝宝，于是很多父母就不论大事小事，有事没事，总喜欢夸赞宝宝。这样宝宝自然无法正确地评价自己，也想当然地以为自己是最棒的，什么都要最好的。

❥ 不要总让宝宝得"第一"

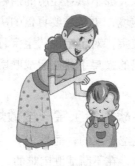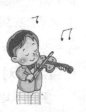

宝宝喜欢与别人竞争，妈妈也会借竞赛来激励宝宝，使其做事快一些、更好一些。然而，在竞赛中妈妈们发现自己的宝宝只爱赢，却输不起，一旦比不过别人，就很不开心，甚至大哭大闹："我不干，我不干。"于是，很多妈妈怕宝宝因此对游戏失去兴趣，就每次都让宝宝胜，满足他想得第一的心理。但你有没有想过，以后宝宝和别人竞赛时，别人还会让他赢吗？宝宝一直赢，某一天，老师宣布他输了时，他如何接受？

竞赛的目的无非是为了制造气氛，激发宝宝的好胜心，它本身不是目的。宝宝赢了可以树立自信心，输了应当学会面对败局。宝宝的态度来源于妈妈所示范的榜样，所以当妈妈"输"了的时候，别忘了总结一下教训："我怎么会输呢？让我想想看，哦，是不太专心的缘故。"潜移默化的结果是，当宝宝输了时也会考虑输的原因，无论是输是赢，大人都要示范乐观的态度：输赢乃兵家常事，重要的是下一次要吸取教训。

当然，父母在与宝宝玩游戏时，不要每次都故意输给宝宝，适当的时候玩一些输了也有奖励的游戏，奖励的前提是要宝宝总结出输的原因。通过这种办法，可以平衡宝宝"输不起"的心态。

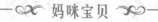

妈咪宝贝

教育宝宝要看每个宝宝的性情，如果你的宝宝喜欢争强好胜，平时就不要过多地表扬他，相反在恰当时候还要给他泼些冷水，让他接受一些挫折锻炼。

🔹 如何让宝宝变得坚强

在自尊、自信、坚强、自制、勇敢等诸多优良性格中，坚强应该算得上是最好的一种。性格坚强的人善于调动自己的积极性和主动性，使自己的大脑和身体都能够长期保持活跃状态，特别容易产生超乎寻常的高效率，在学习和工作中不断取得成功。

如果妈妈想让自己的宝宝将来取得很大的成就，就赶紧行动起来，好好培养一下宝宝坚强的性格吧！

帮助宝宝树立克服困难、走出逆境的信心

挫折是很多人都不愿意经历的痛苦体验。在遭遇挫折的时候鼓起勇气克服困难、走出逆境，更是需要百倍的决心和勇气。如果妈妈能在宝宝受到挫折的时候鼓励宝宝，对宝宝说"宝宝肯定行""妈妈相信宝宝是最棒的"，宝宝就会在妈妈的鼓舞下建立起战胜困难的信心和勇气，性格也会随之变得坚强起来。

让宝宝面对挑战，给宝宝一些锻炼的机会

坚强不是凭空产生的，而是在宝宝和困难做斗争，在不断战胜困难的过程中慢慢积累起来的。如果妈妈能在了解宝宝的基础上，有意识地让宝宝去面对一些经过努力可以克服的困难（如一个人到熟悉的小朋友家玩，和客人打招呼，在户外活动时自己翻越障碍，等等），就会使宝宝在克服困难的过程中体验到经过坚持而获得成功的喜悦，从而变得坚强起来。

> **🔹 妈咪宝贝 🔹**
>
> 身体虚弱的宝宝经常怕这怕那，对人和事积极不起来，性格就很难坚强起来。相反，宝宝的身体好，有朝气、有勇气，就容易培养出坚强的性格。所以，父母要增进宝宝的身体健康，培养宝宝积极乐观的心态。

🔹 怎么培养宝宝的责任感

一个两岁多的宝宝在妈妈的带领下逛百货商店，宝宝不小心摔倒了，妈妈马上说："都怪这地板太滑了！"而不是跟宝宝说走路要小心。这样宝宝从小就形成了一个思维习惯：遇到问题先从别人那里找原因，什么问题都是别人的错，从来不会反省自己是否有责任。

再看另一位母亲是如何教育他的宝宝的：有一天早上送宝宝上幼儿园，妈妈发现宝宝没带课本，在宝宝走之前只提醒了一句"再检查一下，看有没有忘

记的东西"，宝宝漫不经心地回答："没有！"背起书包就走了。妈妈也没有吱声。她是这样想的：你提醒他1次，那么以后就得100次、1000次地提醒，不如给他一个教训，让事实来教育他，使他有点切身感受。

父母们自己权衡一下，上面哪种教育方式对宝宝的健康成长更有利。

要想培养宝宝的责任感，就必须让他为做错的事负责，而不是父母替他去改正，或将责任怪罪到他人的身上，否则他永远也不知道自己错在哪里。比如，当宝宝打伤了别人，有的父母是这样处理的：对宝宝训斥一顿后，让宝宝离开，该干啥干啥去，由父母留下来处理问题。于是，宝宝没事了，什么责任都不用负，天大的责任由父母承担。父母又是道歉，又是赔偿。结果是大人操碎了心，磨破了嘴皮，宝宝却一点感觉也没有，下次呢，该错还错，该忘还忘。这样处理的后果实际上是在鼓励宝宝以后继续闯祸，因为他不需要承担任何责任。所以，宝宝做错了事时，要让宝宝亲自道歉，并得到相应的处罚，让宝宝记住以后不能再犯。

> **妈咪宝贝**
>
> 父母要从小就开始教育宝宝自己的事自己做，不要让大人代劳。自己的书包、书籍、玩具等物品自己整理，自己的房间自己打扫，自己的被褥自己收拾。

宝宝的破坏欲望强烈，怎么办

一位母亲，因为宝宝把自己刚买的1块金表当新鲜玩具摆弄坏了，狠狠地揍了宝宝一顿，并把这件事告诉了宝宝的老师。这位老师却幽默地回答说："恐怕一个中国的'爱迪生'被你毁掉了。"母亲不解其意。老师分析说："宝宝的这种行为是创造的一种表现，你不该打宝宝，要解放宝宝的双手，让他从小就有动手的机会。"

这个故事发生在半个世纪前，而那位老师，是上个世纪初我国著名教育家陶行知先生。

其实，宝宝爱"搞破坏"是天性使然，也是创造力萌芽的一种表现。

给宝宝适度的"破坏"空间，满足和培养宝宝的好奇心，在家庭教育中是一个极其重要的方面。其实，宝宝如果对某种物件产生兴趣，你不妨加以正确诱导，使宝宝在破坏的过程中认识到更多的知识。比如说，可以当着宝宝的面，把一只气球从空瘪的原状吹胀，再把气放掉，甚至拍破，还可以让宝宝自己试试，但要注意安全。再比如说，做父亲的可以和宝宝一起动手，把机械玩具拆开来，看一看玩具为什么会动，然后，再当着宝宝的面一一装好。当然，最好能让宝宝自己动手装，装不上时再帮助他。这样一来，既满足了宝宝的探索心理，又培养了宝宝的动手能力，一举两得，何乐而不为呢？

不过，在满足宝宝的破坏欲之后，父母要告诉宝宝，学会爱惜物品，有些东西破坏了就回不来了，有些东西破坏了能修好的要教宝宝自己修好。

> **妈咪宝贝**
>
> 对于这个时候的宝宝，父母无须买太过昂贵的玩具给他玩；对于一些弄坏了修不好的玩具，最好在游戏时间给宝宝玩，游戏结束后可以收起来。

怎样向宝宝灌输时间概念

在宝宝还没有明确的时间观念之前，父母可以用具体的事件来替代宝宝心目中比较模糊的时间。比如，早上可以是太阳出来，中午可以是太阳在头顶上，傍晚可以是天黑之前，晚上可以是天黑了。这样，宝宝就能理解时间推移的变化。此外，父母还可经常使用"吃完午饭后""等爸爸回来后""睡醒觉后"等话作为时间的概念传给宝宝。

如果宝宝对钟表感兴趣，父母可以用钟表来给宝宝灌输时间概念。比如，用形象化的语言告诉宝宝"看，那是表，那两个长棍混合在一起，我们就吃饭了，12点了……"给宝宝在手上面画个表，"宝宝几点了？我们该干什么了？"不断地这样问宝宝，让宝宝有看表的意识。

如果宝宝的理解能力够强，父母还可有意识地教宝宝认识时钟。

宝宝知道时间概念之后，父母就要教育宝宝做个守时的好宝宝。如上幼儿园不迟到，答应妈妈看电视只看多久就要做到等。另外，还要培养宝宝节省时间的习惯，常常在讲故事、做游戏等时间里告诉宝宝要抓紧时间，不能浪费时间。要善用智慧，讲究方法，日积月累，使宝宝形成规律、有效、稳定的时间观念。

> **妈咪宝贝**
>
> 培养宝宝的时间观念最重要的是要以身作则，言行一致，定下了规矩就不能借口特殊情况而变动。答应宝宝的事也一定要在说好的时间内做到，这样才能在宝宝心目中树立守时的观念。

🌑 从小教育宝宝懂"爱惜"

有的宝宝把吃不完的馒头、点心随手一扔，或故意把娃娃的胳膊拧坏；有的宝宝摇晃小树、践踏草地……这些现象，让人看了十分不舒服，而宝宝自己却满不在乎。造成这些现象的原因，是家庭教育中没有使宝宝养成"爱惜"的好习惯。良好的习惯，需要在日常生活中天长日久、耳濡目染地形成，应当注意到这些方面：

❶ 让宝宝从爱惜自己的玩具、图书做起。宝宝们喜欢各种玩具，父母在为宝宝购买玩具、图书后，必须教会宝宝玩具的玩法和保管的要求，督促宝宝在玩过后，把玩具、图书等整理好，放在固定的地方。

❷ 通过参观成年人劳动的过程，来培养宝宝爱惜劳动成果。如带宝宝参观服装厂，让宝宝看到漂亮的服装要经过多道复杂的工序才能制成；参观装修工人怎样粉刷墙壁。这样做可以让宝宝了解到每一件劳动成果都来之不易，宝宝就不会再往白色的墙上乱画。

❸ 以身作则。父母自己对一切物品都要很爱惜，不浪费粮食和水电，不乱扔书籍等，以给宝宝留下深刻的印象。

❹ 不要轻易满足宝宝的要求。不要宝宝要什么就给什么，否则会使宝宝对物品不爱惜或持无所谓的态度，觉得损失了也没关系。

> **🌸 妈咪宝贝**
>
> 如果宝宝不爱惜食物、玩具、图书等，可以通过讲故事等来讲明爱护物品的道理，同时延缓添置被损坏物品的时间，让宝宝充分体会到损坏东西后所带来的不便。

🌑 宝宝出现口吃怎么办

口吃，俗称"结巴"。90%有口吃的人是从两岁开始的，这时宝宝急于讲话，一时张口结舌，把要讲的话重复好几次，如果情绪紧张，这种情况不断发生就容易形成口吃。

宝宝出现口吃，父母不必过于着急，首先要分析口吃的原因，再逐步纠正。

❶ 在宝宝讲话时父母要耐心、和蔼地倾听，鼓励宝宝慢慢说，或先想好了再说，使宝宝养成从容不迫的讲话习惯。

❷ 当宝宝说话不清时，大人不要取笑他，以免宝宝紧张害羞，不能勇敢地学说话。

❸ 纠正不正确的语言习惯。大多数口吃的宝宝伴有不正常的姿势，人们

称这种姿势为口吃行为模式。因此，纠正口吃时应注意纠正口吃行为模式，必要时可对着镜子训练宝宝的讲话姿势。

❹ 培养宝宝的胆略、勇气和自信，鼓励宝宝多与小朋友及家人交流。多数宝宝练习朗诵、说儿歌、讲故事，使宝宝语言逐渐流利，口吃也随之纠正。

❺ 如果宝宝不想在生人面前说话，父母不要勉强，以免宝宝紧张时出现口吃，以后说话就会讲得不顺利。

❻ 父母跟宝宝说话也要清晰缓慢，切忌讲话太快、太突然，否则宝宝听不明白就会紧张，不知道怎么回答，容易引起口吃。

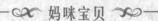

妈咪宝贝

宝宝过了两岁，说话顺利之后就不容易发生口吃，但是如果在两岁之内不能矫正，就会成为习惯而使口吃长久保持，这时就要找专业医生帮忙矫正了。

❀ 父母怎样处罚宝宝合适

及时惩罚

父母一旦发现宝宝的行为有错，只要情况许可就应立即予以相应的惩罚。如果当时的情境(如有客人在场或正在公共场所)不允许立即做出反应，事后则应及时地创造条件尽可能使宝宝回到与原来相似的情境中去，父母和宝宝一起回顾和总结当时的言行，使他意识到当时的错误行为，并明确要求他改正。

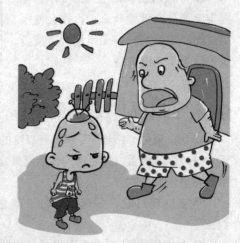

犯错要明说

当宝宝犯错时，父母要明确指出宝宝哪里错了，应该怎么做、达到什么要求或标准，否则有什么样的后果。如宝宝有乱丢东西、不爱整理的习惯，父母在惩罚时就应该让他自己收拾好东西、整理好玩具。父母千万不能含糊其词，甚至让宝宝"自己去想"。父母不明说，宝宝改错就没有目标，效果就不明显。

点到为止

有些父母教训宝宝喜欢没完没了，而且还时不时地喝问宝宝"我的话你听见了没有？"宝宝慑于父母的威严，为了免受皮肉之苦，只能别无选择地说"听见了"，其实他可能什么都没听进去或者根本就没听。宝宝之所以说知道了，只是顺着父母的意思，为了早点结束训斥。这样没有任何意义，只会让宝宝更加无视父母的教育。

罚了又赏要不得

有很多父母，当宝宝犯错后，爸爸刚刚惩罚过，妈妈一会儿又觉得心疼，马上给他一个糖果来安抚宝宝。这样做宝宝会很快忘记自己所犯的错，会使惩罚失去作用。

> **妈咪宝贝**
>
> 父母平时要就宝宝经常犯错的事情提醒宝宝，以后不能再犯类似的错误，让宝宝对自己犯的错加深记忆，防止再犯。

◆ 爸爸在教育宝宝的过程中有什么重要性

大量的心理学、社会学研究显示，父亲在家教中的重要作用是任何其他家人所不能替代的。因为父亲的逻辑思维和创造力、想象能力一般都优于母亲，他们与宝宝游戏时，善于变换花样，更能满足宝宝们的不同爱好和情趣的需要。而且，一些运动量较大的活动，如骑车、游泳等，有父亲陪伴和指导，宝宝就能玩得更积极、更科学和更安全。

父亲与宝宝的密切关系，还会影响宝宝将来的事业。在父亲的影响下，一般宝宝都有较强的上进心和工作能力。所以说，在养育宝宝的道路上，只有爸爸和妈妈一起关心培养宝宝，宝宝才能在人际交往、体能训练、智能开发、习惯培养等方面都发展得比较全面。

但是，有的宝宝不喜欢与爸爸接触，因为爸爸工作忙，陪宝宝的时间太少，或对宝宝太过冷漠或严厉。那么作为爸爸，应该做些改变，与宝宝多接触，多交流，每天不管工作有多忙、多累，都应该一回到家就抱抱宝宝，用手拍拍他、摸他，和他做一些简单的游戏。这样经常性的身体接触会使宝宝增加对爸爸的信任。久而之之，宝宝就会喜欢与爸爸亲近了。

> **妈咪宝贝**
>
> 爸爸通常是宝宝心中崇拜的对象，所以爸爸要尽可能地将好的一面展现在宝宝面前。乐观的生活态度，处理问题的冷静表现，对待别人的热情大度等，都是非常值得宝宝学习的。

❀ 宝宝发脾气时用什么方法处理

坚持原则，不放纵宝宝

在宝宝因为想得到一件东西而哭闹的时候，只要妈妈明白这件东西是宝宝不应该要的，就要坚持原则，不论周围发生什么情况，都不能向宝宝妥协。比如，带宝宝去购物的时候，如果宝宝对一件玩具爱不释手，闹着要妈妈买，妈妈可以温柔而坚定地告诉宝宝："这件玩具宝宝已经有了，不应该再买了。"还可以警告宝宝，如果宝宝再闹，就会带宝宝回家。如果宝宝还是哭闹不止的话，妈妈就干脆停止购物，直接带宝宝回家。

不予理睬或转移目标

如果不想很强硬地对待宝宝，妈妈可以用其他事情分散宝宝的注意力，使宝宝忘记继续哭闹，被妈妈引导到正确的方向上来。比如，宝宝想吃超市里的东西，但妈妈还没有付款，宝宝因为吃不到而大哭大闹时，妈妈可以帮宝宝擦擦眼泪，并故意用惊讶的语气对宝宝说："咦，宝宝的眼睛里怎么有灰啊？快别动，让妈妈给宝宝吹一吹。"或者干脆不理不睬，等宝宝哭累了，自然就停下来了。

如果宝宝因为想买一个新玩具而向妈妈哭闹，妈妈则可以说："宝宝，咱们来玩采购游戏好不好？宝宝扮演妈妈，去帮妈妈挑选要买的蔬菜和水果；妈妈扮演宝宝，去帮宝宝挑选玩具。怎么样？"当宝宝的注意力集中在购物上的时候，自然就会忘了哭闹。

> **妈咪宝贝**
>
> 单纯的说教很容易使宝宝厌烦，通过讲故事的方式教育宝宝则是最合适的。妈妈可以编一个"坏脾气宝宝"的故事讲给宝宝听，使宝宝对坏脾气造成的影响有个深刻的认识，并学会慢慢地克制自己的坏脾气。

❀ 宝宝嫉妒心强怎么办

有的宝宝嫉妒心很强，不喜欢听到老师或爸爸妈妈夸赞别人家的宝宝，甚至不喜欢爸爸妈妈亲近别人家的宝宝。对于这种情况，父母有必要纠正吗？

其实宝宝不喜欢家人和老师夸赞或喜欢别的宝宝是很正常的，如果宝宝表现得不是很明显，父母也没必要太在意，但若宝宝妒忌心太强，父母还是有必要注意下面几个问题：

❶ 父母如发现宝宝嫉妒心强，不要故意说："××比你强多了，你应该

向他学习。"这样做只会加深宝宝的嫉妒心，使宝宝产生敌意。正确的做法是，应该跟宝宝讲清楚，每个人都有长处和不足，并可分析宝宝的优点与不足。如果能学会经常这样去想问题，宝宝的嫉妒心理就会慢慢打消，变得能够客观地评价自我、评价别人。

❷ 可以鼓励宝宝多参加一些竞赛游戏，比如飞行棋、国际象棋等棋类游戏。对于嫉妒心强的宝宝来说，游戏的功能在于，能多一些体验成功与失败交织的矛盾感受。多经历一些这样的心理上的矛盾冲突，可以锻炼宝宝的心理自我调适机能。如果宝宝和小朋友玩，赢了比赛，父母可以在和宝宝一起开心的时候，多问问宝宝，为什么会赢，人会一直赢吗？宝宝输了后，父母不要表现出很难过的样子，应该尽量平静，让宝宝明白，比赛中输赢都很正常。输了可以再赢，赢了也可能再输。

> **🐚 妈咪宝贝 🐚**
>
> 父母平时也要注意自己的言行，因为成年人自己不自觉流露的嫉妒心，很容易感染宝宝。

🌸 宝宝的6种性格要从小抓起

性格品质决定人的命运，而人的优良性格是早期奠定的。在早期教育中，性格的培养应该放在首位。如果宝宝从小具有这6种性格品质，长大了其他优良品质都会自然派生出来。

快乐活泼：快乐活泼并不只是好动，而是指宝宝具有高度的主动性和积极性，包括思维活跃、勇于探索，并有较强的适应性，对周围的事情能够保持一种乐观的态度，对人非常热情，而且乐于与别人交往。

安静专注：不能安静专注的人难以成就大事，而专注的宝宝，即使是玩也能玩得专心，全身心地投入到玩耍中，得到最大的快乐和收获。

勇敢自信：性格是一种个性心理特点，畏首畏尾、缺乏自信、过分依恋亲人、在生人面前不敢说话等是性格软弱宝宝最突出的表现。所以，当你的宝宝有这类表现时，一定要重视并及时进行帮助、引导。

勤劳善良：从小会劳动的人以劳动为乐，也会关心人。大人回到家，宝宝帮你拿拖鞋，你的鼓励"宝宝真乖、真能干"是对他最好的肯定。从小关心家人和周围的人，这样的宝宝一定是个道德高尚的人。

独立精神：宝宝的独立性格应该表现在从小自己会睡、会坐、会玩；1岁以后可以自己吃饭，吃得好、吃得快；会走之后，能够自己做自己喜欢的事情等。

创造精神：表现在对新奇的事情爱看、爱听、爱摸、爱做、爱问、爱记；喜欢自己动手，想办法玩耍，搞小发明等。父母特别要注意培养宝宝的求异、逆向和发散思维。

妈妈应该每天和宝宝聊聊天

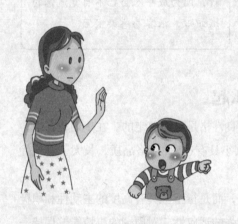

每天和宝宝聊聊天，可以更加了解宝宝的身心变化，可以减少两代人思想观念上的分歧，进而让宝宝和父母做朋友。最重要的是和宝宝聊天久了，会发现宝宝的心情变化，及时发现问题，及时解决。不过，和宝宝聊什么好呢？下面几个话题宝宝可能会比较感兴趣。

❶ 聊自己的童年往事。

讲一些自己值得骄傲的童年往事，宝宝会不知不觉被吸引，愿意与父母敞开心扉。聊着聊着，宝宝已把爸爸妈妈当知心朋友了，可以与爸爸妈妈无话不谈。与父母谈话的收获，是任何一个同龄者所不能给予的，让宝宝感觉到你们在和他分享他的喜怒哀乐。

❷ 今天发生了什么。

安排一个特殊的时间（如就餐或就寝时），和小孩谈谈这一天你干了些什么。宝宝年龄稍大时，问问他做了些什么，尽量帮助他回忆。如在上幼儿园，可以问问他在幼儿园都干了什么，老师有没有表扬自己，同学们怎么样等。这样做不仅可以强化亲子关系，还能培养语言技能，营造和睦的家庭氛围，增强记忆力，发展社交能力。

❸ 聊宝宝将来的愿望。

父母可以先讲讲自己小时候的愿望，现在的愿望。比如小时候想当警察，想当歌星，想等有钱了买很多布娃娃等，从而引导宝宝说出自己心中的愿望。这样可以帮助父母更了解宝宝的兴趣与爱好，并能及时采取相应的措施。

学会与宝宝平等沟通

两岁的宝宝已经有独立自主的意识，渴望被重视、被尊重，所以父母应该为此感到欣慰，并开始考虑是否该用更尊重的态度、更平等的方式与宝宝交流。不妨学学这几招：

耐心当听众

无论宝宝讲什么，父母都要表现出认真聆听的样子，让宝宝感觉到爸爸妈妈很喜欢听自己说话，以此激发宝宝的表达欲望。在宝宝漫无边际的讲述中，父母可以了解宝宝的真实想法，发现事情的真正原因，便于说服教育。所以，和宝宝交谈时，父母不要只注重自己怎样说，更重要的是学会聆听。

分享想法

有时候宝宝的心理能量也是不可小觑的，宝宝有时可以帮助父母解开心结。父母遇到烦恼的时候，不妨向宝宝坦露自己的想法，当然要用比较形象的方法说明，否则宝宝会听不明白。比如有一位母亲在工作单位挨了批评，回家间自己的宝宝："假如你做一件事情做了很多次就是做不好，妈妈骂了你，你会怎么想？"宝宝说："那我就再做，做好了妈妈就会表扬我的。"这样的回答，使这位母亲一下子感到心情舒畅、海阔天空。

共商家庭事务

如果家里想换一台新的彩电，不妨参考一下宝宝的意见。宝宝可能会拍手说："好啊！"也可能指着旧电视说："我喜欢这台。"如果家里正重新装修，父母忙着讨论每个房间的涂料颜色，这时候宝宝同样应当拥有发言权。宝宝可能会兴奋地说："我的房间要粉红色，爸爸妈妈的房间要淡淡的黄色……"

> **妈咪宝贝**
>
> 宝宝若不喜欢与大人沟通，父母也不要勉强，尽量学会融入他的生活中去。

♨ 如何回答宝宝提出的性问题

首先要肯定的是不能回避这个问题，应该给予他明确的答案，蒙混过关的想法是不可取的。父母的态度如果十分暧昧，吞吞吐吐地顾左右而言他会让宝宝产生不可捉摸的想法，从而越发对"性"感兴趣。尤其是两三岁的宝宝，他们已经能分辨出父母是否真诚地回答他的问题，如果他从父母的表情中看到的是谎言，纵然表现出听懂的样子，也会心存疑虑想去探个究竟。

有些父母认为宝宝还小，用不着给他讲解说明，这是一种不恰当的想法。父母可以用比喻或拟人的方式来讲解生命的起源以及男女之间的差别，以淡然的心态来面对，千万别强制不允许他提问，这种过敏行为反而会引起他的好奇心。许多大人存在着"性是不洁的东西，不应该让人知道"的观念。当电视里播出有关"性"的镜头时，许多父母拿起遥控器就转换频道，也不对宝宝做任何解释。其实没必要这样敏感，你可以用带宝宝去洗手等方式转移话题，如果他看到了也不必大惊小怪，以正常的心态来对待就可以了。

另外，父母在穿衣、更衣的时候，应注意到个人隐私的问题。而且父母本身的亲密关系和举动，也要有所避讳，以免宝宝错误联想，有样学样。

> **妈咪宝贝**
>
> 如果宝宝问："妈妈，我是从哪里来的？"此时你可以简单地回答宝宝："你是在妈妈肚子里面长大的。"其实，最重要的是让宝宝知道，你很愿意回答宝宝所提的问题。

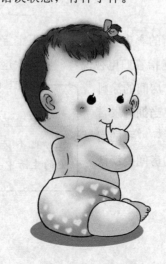